Parasitologia Básica

4ª edição

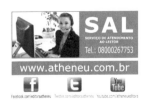

Parasitologia Básica

4ª edição

David Pereira Neves
Thelma de Filippis
Artur Dias-Lima
Welton Yudi Oda

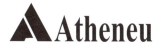

Rio de Janeiro • São Paulo
2020

EDITORA ATHENEU

São Paulo —	*Rua Jesuíno Pascoal, 30*
	Tel.: (11) 2858-8750
	Fax: (11) 2858-8766
	E-mail: atheneu@atheneu.com.br
Rio de Janeiro —	*Rua Bambina, 74*
	Tel.: (21)3094-1295
	Fax: (21)3094-1284
	E-mail: atheneu@atheneu.com.br

CAPA: *Equipe Atheneu*

PRODUÇÃO EDITORIAL/DIAGRAMAÇÃO: *Rosane Guedes*

CIP-BRASIL. CATALOGAÇÃO NA PUBLICAÇÃO
SINDICATO NACIONAL DOS EDITORES DE LIVROS, RJ

P244
4. ed.

Parasitologia básica / David Pereira Neves ... [et al.]. - 4. ed. - Rio de Janeiro : Atheneu, 2019.

    Inclui bibliografia
    ISBN 978-85-388-0934-0

    1. Parasitologia médica. I. Neves, David Pereira.

18-53680   CDD:616.96
                  CDU:616-022

Leandra Felix da Cruz - Bibliotecária - CRB-7/6135

07/11/2018   12/11/2018

NEVES, D. P.; FILIPPIS, T.; DIAS-LIMA, A.; ODA, W. Y.
Parasitologia Básica – 4ª edição

©Direitos reservados à EDITORA ATHENEU – São Paulo, Rio de Janeiro, 2019.

Autores

David Pereira Neves

Mestre em Parasitologia. Doutor em Ciências pela Universidade Federal de Minas Gerais (UFMG). Ex-Professor da Faculdade de Medicina e da Escola de Enfermagem da UFMG. Ex-Pesquisador do CNPq. Ex-Professor do Departamento de Parasitologia do Instituto de Ciências Biológicas (ICB) da UFMG, onde se aposentou. Ex-Professor de Parasitologia Médica da Faculdade de Saúde e Ecologia Humana (FASEH) – Vespasiano, MG.

Thelma de Filippis

Licenciatura em Ciências Biológicas pela Universidade Federal de Minas Gerais (UFMG). Mestre em Parasitologia. Doutora em Ciências pelo Departamento de Parasitologia do Instituto de Ciências Biológicas (ICP) da UFMG. Professora nos Cursos de Enfermagem e Medicina da Faculdade de Saúde e Ecologia Humana (FASEH) – Vespasiano, MG.

Artur Dias-Lima

Mestre em Entomologia pelo Instituto Nacional de Pesquisas da Amazônia (INPA-AM). Doutor em Biologia Parasitária pelo Instituto Oswaldo Cruz (IOC/Fiocruz). Professor Adjunto da Escola Bahiana de Medicina e Saúde Pública (EBMSP). Professor Pleno do Departamento de Ciências da Vida da Universidade do Estado da Bahia (DCV/UNEB).

Welton Yudi Oda

Mestre em Ecologia pelo Instituto Nacional de Pesquisas da Amazônia (INPA-AM). Doutor em Educação Científica e Tecnológica pela Universidade Federal de Santa Catarina (UFSC). Ex-Professor Adjunto do Departamento de Parasitologia da Universidade Federal do Amazonas (UFAM). Professor do Departamento de Biologia da UFAM.

Dedicatória

Ao Prof. Samuel Pessoa,
pelo seu legado à Parasitologia
e à Saúde Pública brasileira
e pelo arrojo na defesa
da justiça social em nosso País.

Agradecimentos

É realmente uma emoção muito grande quando ao concluirmos a escrita do livro, olhamos para trás, e percebemos quantas pessoas nos ajudaram nessa tarefa. E, repetindo Guimarães Rosa, podemos afirmar que "é no junto do que sabe bem que se aprende melhor".

Nos ajudaram muito nessa tarefa colegas e alunos diversos, que nos apresentaram sugestões, fizeram correções e nos estimularam a continuar nessa missão de auferir dos que sabem, os ensinamentos que precisam seguir adiante e servir de base para a tríade ensino, extensão e pesquisa. E, por isso, somos gratos aos especialistas que publicam, divulgando o fruto de seus trabalhos.

Nossos especiais agradecimentos à nutricionista Úrsula Pires dos Santos, pela contribuição no Capítulo 10 – *Verduras e Parasitoses* – e ao graduando do curso de medicina da FASEH, Rênier Zacaroni Barbosa Júnior, pela sugestão e revisão sobre o tratamento medicamentoso das parasitoses. À Dra. Laura Valéria Rios, pelas correções sugeridas. À colega Veruska Cavalcanti Barros, professora da Universidade Federal do Piauí, pelas sugestões e auxílio na formatação do texto. Desejamos também apresentar nossos agradecimentos à Editora Atheneu, ao oferecer todo o apoio da sua equipe, que novamente não mediu esforços para produzir o livro com todo esmero. Assim, a cada colaborador direto e indireto, nossos sinceros agradecimentos.

Apresentação

Meu caro leitor, ao iniciar esta apresentação, me passou pela mente um filme perfeito de quando, no início de 2003, a Professora Thelma de Filippis e eu começamos a pensar sobre a necessidade de se escrever este livro. Foram semanas de conjecturas e de organização de ideias, até montarmos o "esqueleto" do livro e decidirmos o conteúdo que deveria ter. As metas estavam claras: um livro objetivo, com muita informação, conciso, de fácil leitura e baseado nos conhecimentos clássicos e contemporâneos. Assim, conseguimos publicar a primeira edição. Quatro e oito anos depois fizemos a segunda e a terceira edição, acatando as sugestões de colegas e alunos.

E agora, o filme mostrou que o "roteiro" e o "conteúdo" estavam bons, mas careciam de ideias novas. Tivemos, então, imensa alegria quando dois conceituados parasitologistas aceitaram nossos convites para contribuírem com suas experiências e sapiências. Acredito que nessa quarta edição, com a participação dos Professores Artur Dias-Lima e Welton Yudi Oda, nossos objetivos iniciais ficarão completos. O filme agora me mostrou um futuro mais dinâmico, mais audacioso e com uma interação perfeita entre a ciência e a arte de ensinar, para despertar no aluno o gosto pelo estudo. Estudar é uma arte, que quanto mais se dedica a ela, mais empolgante é o resultado. E qual é esse resultado? É a satisfação completa do crescimento pessoal, acrescido da possibilidade de participar com nossa profissão para o crescimento da sociedade em que vivemos. Puxa vida, isso vale uma vida! É como se diz, para ver a luz no fundo do túnel é preciso atravessá-lo.

Em razão disso tudo, meus caros leitores, é com grande satisfação de nós quatro, David, Thelma, Artur e Welton, lhes entregamos com orgulho esta quarta edição de um livro atual, que teve início há cerca de 15 anos. Muito jovem, mas pronto para servir ao país!

Um grande abraço,

David Pereira Neves
Novembro de 2018

Sumário

Parte I – GENERALIDADES, *1*

1 História da Parasitologia, *3*
2 Ecologia Parasitária, *11*
3 Parasitismo: Conceitos Gerais, *19*
4 Classificação dos Parasitos e Regras de Nomenclatura, *25*
5 Ciclo Biológico e Reprodução dos Parasitos, *29*
6 Epidemiologia, Parasitologia e Profilaxia, *33*
7 Morbimortalidade em Doenças Parasitárias, *39*
8 Parasitoses em Idosos, Senescência e Imunossenescência, *43*
9 Parasitos e Imunologia, *47*
10 Verduras e Parasitoses, *51*
   História 1: Os Sete Cegos e o Elefante, *54*

Parte II – PROTOZOÁRIOS, 55

11 Protozoários, *57*
12 Amebíase, *61*
13 Giardíase, *69*
14 Balantidíase, *75*
15 Leishmanioses, *81*
16 Doença de Chagas, *91*
17 Malária, *99*
18 Toxoplasmose, *107*
19 Tricomonose, *113*
20 Protozooses Emergentes (*Blastocystis*, Coccídios, Microsporídios e *Babesia*), *117*
   História 2: O Homem, o Jovem e a Estrela do Mar, *122*

Parte III – HELMINTOS, *123*

21 Helmintos, *125*

22 Esquistossomose *mansoni*, *129*

23 Fascioliase, *139*

24 Teníase, *143*

25 Cisticercose, *149*

26 Hidatidose, *153*

27 Himenolepíase, *157*

28 Ascaridíase, *161*

29 Tricuríase, *167*

30 Enterobíase, *171*

31 Ancilostomíase e Necatoríase, *175*

32 Larva *migrans*, *181*

33 Estrongiloidíase, *183*

História 3: O Paciente, *188*

34 Filarioses, *189*

35 Outras Helmintoses, *195*

Parte IV – ARTRÓPODES, *199*

36 Artrópodes, *201*

37 Hemípteros, *205*

38 Dípteros: Nematocera (Mosquitos), *211*

39 Dípteros: Brachycera (Moscas), *221*

40 Ectoparasitos: Piolhos, Pulgas e Ácaros, *227*

Parte V – TÉCNICAS PARASITOLÓGICAS, *235*

41 Exames Parasitológicos, *237*

Exames de Sangue, *237*

Exames de Fezes, *239*

Bibliografia Consultada, *245*

Índice Remissivo, *247*

PARTE **I**

GENERALIDADES

História da Parasitologia

CAPÍTULO 1

Para contar a história da Parasitologia, ou seja, a história do estudo de parasitos, sobretudo protozoários e animais – mesmo quando a prática não se denominava assim e também quando estes seres não recebiam tais nomes – muitas vezes, a demarcação entre Parasitologia, Microbiologia, Micologia, Artropodologia, entre outras ciências, não parecerá tão clara. Em diversos cursos das áreas biológicas e da saúde, de instituições de ensino superior brasileiras, estes conteúdos são ministrados, majoritariamente, a partir de duas disciplinas: a Microbiologia e a Parasitologia. A primeira engloba os conteúdos relacionados a bactérias, fungos e vírus, enquanto a última ocupa-se de protozoários e metazoários. O título Biologia de Micro-organismos também é utilizado com frequência para designar esses temas.

Tal distribuição de conteúdos não é uniforme na Microbiologia, predominando temas relacionados a bactérias, em detrimento de fungos e vírus. Protozoários são considerados "Cinderelas" entre os parasitos, mas, no Brasil, possuem status distinto, tendo grande prestígio, já que o *Trypanosoma cruzi* foi o carro-chefe das investigações conduzidas por um dos mais importantes grupos de pesquisadores: os médicos-sanitaristas do Instituto de Manguinhos, atualmente Fundação Oswaldo Cruz, que contribuíram para o prestígio e reconhecimento internacional do Brasil no campo das pesquisas em Microbiologia e Parasitologia.

Os saberes relacionados a parasitos do homem são anteriores ao Renascimento. Há 3.000 anos antes de Cristo, o ensino da temática sobre as relações entre seres humanos e os parasitos inicia com os textos clássicos de médicos gregos, indianos, árabes ou chineses que possuíam, além do cunho informativo, uma função formativa para os médicos.

Nestes documentos clássicos, que incluem o Papiro de Éber, o *Corpus Hippocratorum*, escritos chineses, árabes (de médicos como Rhazes e Avicena), indianos e romanos, existem referências a sinais e sintomas de manifestações atribuídas a espécies que frequentemente parasitam o ser humano.

Embora os organismos microscópicos ainda não pudessem ser visualizados, tais registros clássicos indicam que tanto os médicos quanto a população em geral já estavam conscientes da presença, em humanos, de grandes parasitos, como *Ascaris lumbricoides*. Ademais, também conheciam o quadro etiológico de doenças causadas por micro-organismos como a malária, a sífilis e a lepra, por exemplo. Além disso, conheciam a fermentação, a formação do "lodo", entre outras. Como desconheciam os micro-organismos, os gregos, por exemplo, atribuíam a "miasmas" adquiridos em pântanos a causa das doenças infecciosas.

Durante esse período predominava a helênica *Teoria dos Miasmas*, referida por Hipócrates em *Ares, Águas e Lugares*. Este defendia que doenças como a malária, entre outras, eram obtidas a partir do contato com partículas exaladas de lugares como pântanos.

Desde a Antiguidade, acreditava-se no papel do meio ambiente na produção de endemias, muito embora não se conhecessem ainda os agentes biológicos envolvidos na produção de doenças infecciosas, já que aparelhos para a visualização de organismos microscópicos até então não haviam sido produzidos. Esta tendência, de valorizar o papel do meio ambiente na produção de endemias, inverteu-se após o advento da microscopia, a partir do qual a relação entre meio ambiente e doenças parasitárias parece ter sido esquecida.

O pensamento de um médico deste período ilustra o saber renascentista prevalecente nas primeiras universidades: Girolamo Fracastoro (1478-1553). Seu mais famoso trabalho foi um poema, publicado em três livros, denominado *Syphilis Sive Morbus Gallicus*, de 1530. Fracastoro foi mais famoso por suas qualidades literárias do que pelos méritos científicos. Apesar disso, foi neste famoso poema que o autor cunhou o termo "sífilis". Fracastoro foi um dos primeiros a sugerir que não eram os miasmas, mas "diminutos animais", os verdadeiros agentes causadores das doenças, divergindo assim, do pensamento corrente à época. Apesar da posição avançada, ao tratar de aspectos como o tratamento das doenças, por exemplo, Fracastoro não diferia substancialmente dos pensadores de seu tempo. Embora não seja uma doença investigada pela Parasitologia, é necessário fazer ainda,

ao menos dois registros sobre a sífilis, dado que constitui infecção emblemática para o entendimento da história daquilo que, mais tarde, seria denominada Parasitologia.

O primeiro refere-se aos escritos de Fracastoro, importantes para compreender que, neste período, nem mesmo um diagnóstico preciso poderia ser feito, por exemplo, distinguindo tricomoníase de sífilis ou de gonorreia. Por isso, muitas doenças venéreas eram chamadas de sífilis e tratadas de modo similar, com mercúrio, de modo empírico e assistemático.

O segundo motivo é apontado na historiografia apresentada pelo médico polonês Ludwik Fleck em sua obra *Gênese e Desenvolvimento de um Fato Científico*, em que adota a sífilis como exemplar para desenvolver sua sociogênese do conhecimento. Este motivo diz respeito ao *modus operandi* da Medicina Medieval, que misturava astrologia com terapêuticas precárias, desenvolvidas por médicos que ainda não conheciam a ciência. O "estilo de pensamento" médico medieval era influenciado pelos astros, como mostra o texto a seguir:

> *A maioria dos autores supõe que a conjunção de Saturno e Júpiter em 25 de novembro de 1484, sob o signo de Escorpião e na Casa de Marte, foi a causa do mal venéreo. O bom Júpiter sucumbiu ante os malignos planetas Saturno e Marte. O signo de Escorpião, ao qual estão submetidas às partes sexuais, explica porque foram os genitais o primeiro ponto afetado pelas novas enfermidades* (Bloch, 1901, p. 138).

Por isso, fez-se necessário aprofundar o conhecimento histórico sobre a sífilis, para compreensão dos saberes deste período. O que era esta doença para os médicos de então? Como era identificada nosologicamente? Havia um quadro de sinais e sintomas bem descritos para diferenciar a doença de outras doenças venéreas? A resposta é não. O termo sífilis era, inclusive, utilizado como mal venéreo por antonomásia e abarcava outras doenças como o cancro mole, a gonorreia e o linfogranuloma inguinal.

Além disso, segundo o autor, havia, neste caso, duas entidades nosológicas: uma delas era de caráter ético-místico, e a outra empírico-terapêutico, as quais eram ora concordantes, ora discordantes, mas ambas presentes em um mesmo período histórico. Nestes tempos, indica ainda o referido estudo, as dificuldades para o diagnóstico apresentavam-se também em outras doenças infecciosas. Sem agentes etiológicos definidos, o diagnóstico dessas doenças tornava-se confuso.

Apesar da influência de conhecimentos hoje considerados superstição na ciência moderna, alguns traços do pensamento deste período ainda permanecem. Lembra-se que a revolução científica vindoura, decorrente do uso de instrumentos óticos sofisticados, não introduziu os conceitos de infecção e doença infecciosa, já existentes na medicina antiga. A microscopia significou *a introdução de uma tecnologia que permitiu produzir evidências irrefutáveis da etiologia infecciosa das doenças endêmicas e epidêmicas*.

Usa-se o termo "Paradigma da Microbiologia" para designar esta nova ciência que despontava com o advento da microscopia. Neste período histórico, a existência dos micro-organismos era questionada e a invenção do microscópio, atribuída a Leeuwenhoek, no final do século XVII, contribuiu para a superação desta problemática. Esta transformação não foi imediata e a visualização destes micro-organismos não foi suficiente para provar sua capacidade de infectar e causar doenças aos seres humanos, pois, para muitos cientistas à época, isto contrariava a "Teoria da Geração Espontânea".

Além da visualização dos micro-organismos, tal tecnologia contribuiu também para ampliar-se o conhecimento sobre os mecanismos de transmissão e ciclos biológicos de certos parasitos macroscópicos, como os grandes vermes, já que os ovos e larvas destes eram desconhecidos, por também possuírem dimensões microscópicas.

Paradigma da Microscopia*

Viu-se que a superação da visão mística por outra de base empírica ocorreu a partir de inovações nos instrumentos óticos disponíveis. Neste período, perceberam-se tais mudanças ainda fora das instituições universitárias, não incorporadas aos saberes acadêmicos.

Como afirmado anteriormente, no caso das bactérias, a prova de sua existência não significou uma imediata vinculação destas com a produção de doenças. Apesar das investigações sobre certas "partículas infectantes", realizadas por Semmelweiss e do bem sucedido uso de antissépticos por Lister, foi a descoberta de Robert Koch, sobre o papel do bacilo da tuberculose na produção desta etiologia, o primeiro dado incriminando um micro-organismo patogênico, conforme será mostrado também na Tabela 1.1.

A construção da tabela foi fundamental para uma melhor compreensão destes fatos científicos que, embora, não se encontravam organizados de modo a possibilitar que o leitor tivesse uma visão panorâmica privilegiada destes eventos. A sistematização permitiu compreender com maior clareza de que modo se deu a *extensão* destes conhecimentos, de seus impactos sociais, dos processos históricos de organização das sociedades científicas e dos veículos de divulgação destes. Além disso, no caso do Brasil, sequer foram encontrados estudos, que tratassem, de modo sistemático, destes acontecimentos.

Além dos achados de Koch, adicionalmente, foram necessários os experimentos de Louis Pasteur e o desenvolvimento de

---

*Adaptado da expressão "Paradigma da Microbiologia", usada por Silva (2000) para evitar confusões com a área da Microbiologia, dado que o uso da expressão é mais abrangente e refere-se a organismos microscópicos.

PARTE I – GENERALIDADES

| Tabela 1.1. Alguns dos principais fatos científicos no campo da Parasitologia ||
Data	Acontecimento
Final do séc. XVI	Robert Hooke desenvolve instrumentos óticos com aumento de 3 × 500.
Séc. XVII	Início da Helmintologia (coincidente com a reemergência da ciência e da escolarização durante o Renascimento).
Final do séc. XVII	Primeiras observações microscópicas de fungos, protozoários e vermes.
1676	Leeuwenhoek publica observações microscópicas no Soc. Philosophical Transactions.
1745	Needham e Buffon oferecem provas "científicas" da geração espontânea.
1746	Experimento de Spalanzani contesta a Teoria da Geração Espontânea.
1796	Jenner realiza os primeiros experimentos com imunização.
Séc. XVIII	A biologia dos helmintos é aprofundada graças à microscopia.
1829	Fundação da Sociedade de Medicina e Cirurgia, no Brasil.
1837	Schwann mostra que pedaço de carne em garrafa fechada não sofre ação de bactérias (usa também fermento e garapa para testar ação de fungos).
1840	Semmelweiss adota primeiras medidas antissépticas.
1849	Cohn introduz primeiros corantes na microscopia.
1800-1850	Novos achados na Helmintologia. A Protozoologia eclode.
1850	Início da Parasitologia nos Estados Unidos.
1858	Pouchet rebate Schwann; diz que O_2 é necessário à geração espontânea.
1860	Estabelecem-se os fundamentos da Parasitologia enquanto ciência.
1861	Pasteur realiza experimento com seus frascos de pescoço de cisne.
1865	Pasteur conclui que doenças infecciosas são transmitidas pelo ar.
1866	Fundação da Gazeta Médica da Bahia, publicação da Escola Tropicalista Baiana.
1882	Metchnikoff faz primeiras observações sobre imunidade celular.
1882	Koch descobre bacilo da tuberculose. Tal descoberta vincula, definitivamente, as bactérias às infecções por elas causadas.
Anos 1880	Escola Tropicalista Baiana ganha projeção.
1850-1900	Protozoologia e Helmintologia produzem inúmeras pesquisas. Vetores são descritos.
1900-1910	Fundadas diversas instituições de pesquisa em Parasitologia e Medicina Tropical, além dos primeiros periódicos, inclusive no Brasil. Primeiros quimioterápicos.
1905	Bastian, defensor da Teoria da Geração Espontânea publica *The Evolution of Life*.
1907	Cruz recebe a medalha de ouro pela sua atuação em Manguinhos, durante o 14º Congresso Internacional de Higiene e Demografia, em Berlim.
1907-1912	Chagas descobre o *Trypanosoma cruzi*, a doença e os vetores triatomíneos.

Tabela 1.1. Alguns dos principais fatos científicos no campo da Parasitologia

Data	Acontecimento
1908	Instituto de Manguinhos recebe o nome de Instituto Oswaldo Cruz.
1910	Ruffer encontra vermes em múmias. Início da Paleoparasitologia.
Anos 1910	Diversas espécies de protozoários e helmintos são descritas em países da África, América do Sul e Ásia.
Anos 1920	Pesquisas envolvendo parasitos em países pobres elucidam aspectos da biologia destas espécies e da patogenia das doenças humanas.
1921	Registrados primeiros casos autóctones da esquistossomose no Brasil.
1928	Fleming descobre a penicilina.
Anos 1930	Década dos quimioterápicos.
1952	Fundação da American Society of Parasitology.
Anos 1960	Koberle descobre ligação entre *T. cruzi* e principais sintomas em humanos.
1963	Fundação da Sociedade Brasileira de Medicina Tropical.
1965	Fundação da Sociedade Brasileira de Parasitologia (SBP).
1972	Criação da Revista de Patologia Tropical, publicação da SBP.
1979	Ashford encontra coccídeos em pacientes com HIV.

sua "Teoria do Germe", no final do século XIX, para que a dinâmica de transmissão de doenças infecciosas fosse elucidada. A referida Teoria do Germe vem sacramentar uma visão de causação biológica da doença gestada desde há muito. Este novo paradigma estruturou ao menos dois grandes modelos explicativos, duas tendências: os contagionistas e os não contagionistas. Da junção destas duas tendências teóricas aparentemente antagônicas, nasce o higienismo, pensamento social hegemônico em muitos períodos históricos, que influenciou políticas públicas, reformas urbanas e sanitárias.

Outra iniciativa fundada a partir dos achados pós-microscopia foram os experimentos visando à produção de vacinas. Assim, com a invenção do microscópio e dos experimentos de Pasteur, com o novo Paradigma da Microscopia, foi possível a ampliação do conhecimento acerca da fisio-logia, ecologia e sistemática de importantes parasitos humanos (incluindo-se trajetos no organismo do hospedeiro e a descoberta da participação de seus vetores) e de novos modos de tratamento para muitas das doenças causadas por eles.

Em breve período de tempo, esta nova ciência começa a congregar pesquisadores em torno de instituições, como sociedades, associações e institutos. Na França é inaugurado, em 1888, o Instituto Pasteur, além de uma série de outras instituições nacionais em países da Europa e da África. Em 1927 é fundada a União Internacional de Sociedades Microbiológicas, congregando as entidades nacionais de todo o mundo e, apesar do pioneirismo de diversos pesquisadores brasileiros como os do Instituto de Manguinhos, a Sociedade Brasileira de Microbiologia iniciou suas atividades somente em 1956.

A produção destes conhecimentos e sua veiculação na formação de profissionais de saúde, como se viu, não ocorre ainda na esfera das instituições de ensino superior, mas em instituições de pesquisa e sociedades científicas. No Brasil, a Sociedade de Medicina e Cirurgia, fundada em 1829, representou experiência vanguardista, já que precede a organização de outras importantes sociedades científicas, nos campos da Microbiologia e da Parasitologia, em outras partes do mundo. A Escola Tropicalista Baiana, que possui, entre seus membros, iminentes parasitologistas como Otto Wucherer, é vanguarda também, em território nacional, na divulgação dos conhecimentos produzidos neste círculo, ao fundar, em 1866, a Gazeta Médica da Bahia, publicação da Escola Tropicalista Baiana.

Apesar de ocorrer fora de instituições de ensino, estes novos conhecimentos e práticas, que em curto período de tempo seriam aplicados massivamente em todo o mundo, demandaram processos de circulação destes saberes, tanto internamente ao círculo dos cientistas quanto em outras esferas da sociedade. Dentre os mecanismos implicados na circulação interna e divulgação destes novos saberes, estão as discussões ocorridas no interior das sociedades científicas e a criação de revistas especializadas, ao longo do século XIX.

Uma das consequências do *boom* de acontecimentos neste campo foi o fato desta ciência emergente ter supervalorizado a participação dos micro-organismos na produção das doenças e se desenvolvido edemaciada pelos conteúdos acima descritos, que passaram a compor quase a totalidade do corpo de conhecimentos deste campo.

O advento da microscopia parece, gradativamente, por fim ao conceito de *miasma* e ao *higienismo* ou, ao menos, à ideia sobre a influência do ambiente na etiologia das doenças, vigente até cerca de 1.700. Assim, *a bacteriologia veio liberar a medicina dos complexos determinantes econômicos, sociais e políticos que a impediam de desenvolver-se cientificamente*. Autores deste período diziam que "agora a medicina não precisaria mais perder tempo com problemas sociais". Deste modo, ao invés da Microbiologia tornar-se um importante instrumento para apoiar as explicações dadas pela Medicina Social, ela passa a significar uma ruptura com todo o conhecimento anterior.

Os saberes das Ciências da Saúde estruturaram-se objetivando identificação e combate de doenças em detrimento da subjetividade do doente. O surgimento destes saberes produziu transformações nos campos das Ciências da Saúde e da História Natural, constituindo fato científico sem precedentes neste campo do conhecimento. Apesar disso, conforme afirmado anteriormente, o surgimento desta ciência não precedeu o estudo dos vermes ou helmintos que, por seu porte macroscópico, parcialmente, independiam dos instrumentos óticos. Estes animais eram estudados por zoólogos desde o século XVII.

Fungos filamentosos e protozoários também eram estudados antes da invenção dos microscópios, embora tais estudos tenham permanecido desconhecidos até o desenvolvimento da Microbiologia. Organismos microscópicos, por sua vez, tiveram seu status taxonômico definido algum tempo depois das primeiras observações e do surgimento da Microbiologia. Deste modo, qualquer micro-organismo – protozoário, bactéria ou fungo – era estudado indistintamente pelos pesquisadores microscopistas.

O primeiro registro do uso do termo protozoário, por exemplo, é atribuído a Goldfuss, só em 1817. Atualmente, protozoários e fungos são estudados também por microbiologistas, mas os primeiros são estudados, majoritariamente, por parasitologistas, enquanto os outros compreendem o objeto de estudos da Micologia.

O surgimento da Parasitologia ocorre em fins do século XVII a partir de uma precursora: a Helmintologia. As primeiras sociedades de parasitologistas iniciaram em período posterior às sociedades de microbiologia. A Sociedade Helmintológica de Washington foi fundada em 1910, a Sociedade Americana de Parasitologistas data de 1924, a Alemã é fundada em 1960, a Britânica e a Francesa em 1962, e a Federação Mundial de Parasitologistas iniciou somente em 1960, na Polônia. A Sociedade Brasileira de Parasitologia (SBP) foi fundada em 1965.

Apesar disso, muitos estudiosos desta área já atuavam previamente na área da Medicina Tropical, cujas origens se confundem com a própria Parasitologia. Deste modo, pode-se, sob risco, dizer que as impopulares medidas adotadas pelos médicos-sanitaristas de Manguinhos no início do século XX, que culminaram na Revolta da Vacina, bem como a tradicional quimioterapia massiva, características da Parasitologia, constituem consequência desta aproximação com a medicina tropical.

Diferente da geografia médica que já foi chamada de geografia dos dominadores e somente mais tarde chamou-se geografia tropical, na saúde pública a chamada Medicina Tropical, apesar de feita por médicos militares, nunca se assumiu como medicina colonial. Deste modo, ao buscar atacar doenças supostamente características de áreas tropicais, a Medicina Tropical deixa de combater as reais causas destas doenças: fatores relacionados com a extrema pobreza à que estão submetidas as populações em áreas endêmicas.

A Medicina Tropical fundou suas primeiras sociedades científicas na primeira década do século XX. A Sociedade Americana de Medicina Tropical e Higiene data de 1903 e a Sociedade Internacional de Medicina Tropical foi fundada em 1907, sendo que no Brasil esta área somente passou a contar com representação oficial na década de 1960, com a Fundação da Sociedade Brasileira de Medicina Tropical.

A história da Parasitologia é singular e, apesar de não ser marcada por grandes eventos, desenrolando-se nos laboratórios das universidades, na grande maioria das vezes em condições precárias, nos dias atuais é possível dizer que – ao menos no que tange ao espaço conquistado no meio acadêmico – parece ter se igualado em importância à Microbiologia; esta sim, uma ciência cuja história é marcada por grandes eventos, grandes revoluções e cientistas consagrados, como Pasteur e Koch, por exemplo.

A Parasitologia desenvolveu-se entrelaçada com a Medicina Tropical e, assim, grande parte da influência dos zoólogos naturalistas que, em seus primórdios, estudavam os vermes, acabou sendo substituída pela tradição médica.

Ressalte-se, por fim, a contribuição de iminentes parasitólogos brasileiros, como Samuel Pessoa, Amilcar Vianna Martins, Gaspar Viana, Moacyr Gomes de Freitas e Joaquim Eduardo de Alencar, além da existência de inúmeros cursos de pós-graduação em Parasitologia no país, dentre os quais destacam-se o Programa de Pós-graduação em Biologia Parasitária do Instituto Oswaldo Cruz e o Programa de Pós-graduação em Parasitologia da Universidade Federal de Minas Gerais.

Ecologia Parasitária

CAPÍTULO 2

Ao final do século XIX e início do século XX a parasitologia era uma ciência nova, preocupada em descrever a morfologia do agente etiológico, sua biologia, forma de transmissão e a patogenia. Assemelhava-se mais a uma zoologia parasitária. Já a partir da primeira década do século XX até as décadas de 1970 e 1980, a parasitologia se desenvolveu muito, conhecendo-se em detalhe a morfologia, a biologia, a fisiologia, a nutrição, a patogenia, os métodos de diagnóstico, a epidemiologia, a profilaxia e a terapêutica mais eficaz para cada parasito. De 1990 até 2013, a parasitologia avançou mais, passando a utilizar ferramentas complementares como a bioquímica, a ultraestrutura, a genética, a biologia molecular e a relação parasito/hospedeiro (imunologia, patogenia), objetivando aperfeiçoar o diagnóstico, a profilaxia, a terapêutica e o possível desenvolvimento de vacinas. Ou seja, de seus primórdios até os dias atuais, a ciência parasitológica (ou ciências parasitológicas?) tem sido um campo enorme e interessante para pesquisas, buscando aprimorar o conhecimento e o bem estar humano.

Mas o ser humano, sob o ponto de vista biológico é apenas mais uma espécie nessa intrincada e espetacular comunidade biológica, onde cada espécie participa por inteiro na "rede da vida". Nossa espécie é parcialmente capaz de controlar o meio ambiente, mas somos totalmente dependentes dele. Sem o equilíbrio das demais espécies, sem uma boa qualidade do ar, da água e do solo, não sobrevivemos. E se nossa ação antrópica for por demais acentuada (como na realidade tem sido), iremos provocar desequilíbrio ambiental e social, os quais irão afetar a saúde da natureza. Em consequência, afetarão a saúde pública em geral e as parasitoses em particular.

Dentro desse raciocínio poderíamos comparar a Terra com uma espaçonave, na qual tudo é feito dentro de um espaço reduzido, nada pode ser desperdiçado e nem é possível jogar lixo para fora. E assim poderíamos dizer que vivemos na "Espaçonave Terra", um ambiente fechado, restrito, composto por milhares de componentes muito frágeis, mas cujo conjunto equilibrado se torna forte e regenerador. Dentro de uma espaçonave, cada astronauta tem uma função clara e decisiva, complementando as dos demais tripulantes. Por isso são iguais, têm o mesmo valor ecológico e logístico. Na Espaçonave Terra, cada cidadão, cada componente da biodiversidade tem que ser tratado como uma unidade igualitária, cujas ações têm efeito global. Por isso, sua majesta-

PARTE I – GENERALIDADES

de, o ser humano, precisa compreender que quanto maior sua atividade desestabilizadora sobre o meio ambiente, mais curta será a duração da vida por aqui. Afinal, somos o único animal capaz de decidir ou corrigir nosso próprio destino e o dos demais seres vivos. Diante disso tudo, vemos como é importante conhecer a dinâmica da ecologia humana e das doenças parasitárias.

Conforme foi dito acima, o ser humano faz parte da natureza, compondo uma ordem natural da vida, a qual é regida por leis responsáveis por sua manutenção e equilíbrio há vários milhões de anos. Essas leis podem ser assim enunciadas:

- **Interdependência:** existe uma permanente interdependência dos seres vivos (bióticos) e não vivos (abióticos).
- **Reciclagem:** a reciclagem dos componentes bióticos e abióticos é permanente e contínua, permitindo a circulação e renovação da vida (conforme já disse Lavoisier [1743/1794]: "na natureza nada se cria, nada se perde, tudo se transforma").
- **Pressão evolutiva:** há uma permanente pressão evolutiva sobre os seres vivos, possibilitando a formação, a adaptação e a sobrevivência das espécies.

Essas três leis regem o planeta Terra desde tempos imemoriais, cujo conjunto tem por objetivo manter os ciclos da vida e alcançar a sinergia vital, definida como o relacionamento das espécies para promover a manutenção da vida.

Nós humanos, possuidores de inteligência, emoções e criatividade ilimitadas, somos integrantes ativos dessa sinergia vital e, por isso, também dependentes das leis que regem a Natureza. Por outro lado, somos capazes de utilizar os recursos naturais para construir nossas sociedades, nossos exércitos, nossas religiões. Ao longo de nossa história, evoluímos de famílias isoladas para tribos, cidades, nações e agora nos tornamos globalizados. Tudo isso dentro de um processo evolutivo da civilização por nós criada, porém irresponsavelmente dilapidando nossos recursos naturais e colocando em risco nossa própria espécie e as demais, componentes dessa fascinante biodiversidade interligada e interdependente.

Sob o ponto de vista da saúde pública no geral e da parasitologia em particular é importante enfocar nossa relação com o meio ambiente. A saúde pública e individual, em verdade, são os bens maiores de uma sociedade, pois com saúde somos capazes de grandes realizações e de vivermos felizes.

Pelo exposto, pode-se ver a enorme importância do que hoje denominamos "ecologia médica" para os profissionais da saúde. Não podemos mais nos dedicar apenas ao tratamento das doenças; precisamos conhecer a fundo as causas delas para promovermos a verdadeira profilaxia. Assim, epidemiologia e ecologia médica têm que atuar juntas para entender os componentes bióticos e abióticos (ambientais e sociais) para a existência da doença e, então, promover o tratamento e a profilaxia. Essa é, em verdade, uma visão holística da sociedade e do mundo em que vivemos para se alcançar a "saúde única", a qual deverá buscar a saúde humana, animal e ambiental, de maneira conjunta. Essa é uma proposta em desenvolvimento em diversos países e busca construir uma nova ordem nas sociedades para se alcançar o equilíbrio do planeta.

A saúde é, portanto, decorrente de três fatores básicos: 1) genéticos; 2) interação humanos/meio ambiente; 3) cuidados pessoais e sociais com a alimentação e atividades físicas. Esse meio ambiente é amplo, abarcando aqui a natureza e o meio social prevalente: família, cultura, tipo de comunidade, qualidade e quantidade do alimento e da água, tipo da habitação, condições sanitárias vigentes, migrações, urbanização e estímulos para se praticar atividades físicas frequentes. São os determinantes sociais em saúde. De acordo com definição da Organização Mundial de Saúde (OMS), os determinantes sociais da saúde estão relacionados às condições em que uma pessoa vive e trabalha. Também podem ser considerados os fatores sociais, econômicos, culturais, étnicos/raciais, psicológicos e comportamentais que influenciam a ocorrência de problemas de saúde e fatores de risco à população, tais como moradia, alimentação, escolaridade, renda e emprego.

Com relação aos aspectos genéticos, só nas últimas décadas fomos capazes de elucidar sua importância, conhecer o genoma humano e as possíveis medidas profiláticas e terapêuticas cabíveis em cada situação.

Quanto à interação humanos/meio ambiente, nos interessa de perto o grau e a qualidade dessa convivência/interação, pois é a partir daí que ocorrem as possibilidades de sermos atingidos por diferentes agentes etiológicos que estão a nos rodear: vírus, bactérias, fungos, protozoários, helmintos, artrópodes. Por isso, em ambientes de baixas condições sociais e sanitárias, as doenças estão presentes por ignorância ou por desleixo do próprio cidadão, que por sua vez se torna ainda mais vulnerável no caso de subalimentado. Por isso podemos afirmar que usualmente os agentes etiológicos estão ao nosso redor porque deixamos, ou em outras palavras: as doenças são feitas pelos próprios humanos (*man made disease*).

Ampliando essa constatação, podemos afirmar que outras pragas (corrupção política e empresarial, analfabetismo, desnutrição, fanatismo religioso) imperam nesses ambientes frágeis, porque o cidadão se acomoda, se aliena, se torna submisso e omisso. Em verdade, sabe-se que são nos momentos difíceis que pessoas corajosas e lúcidas se desligam desse processo alienante e buscam novas modalidades de ação e de vida, conforme podemos constatar pelo trabalho de dezenas de organizações de proteção à natureza e às comunidades. Além disso podemos anunciar uma cruel advertência: quando a busca incessante do lucro e do poder tiverem destruído nossas sociedades,

alguns podem pensar que foi castigo, mas infelizmente pode-se afirmar: não foi castigo, foi insensatez humana.

Por tudo isso é que o estudo da ecologia se torna tão importante, pois juntamente com os conhecimentos da epidemiologia poderemos realizar a proteção ambiental e a profilaxia das doenças para alcançar a saúde única do planeta. O caráter multifatorial dos problemas de saúde demandam estratégias para reduzir a exposição aos fatores de risco presentes no ambiente em desequilíbrio. O que se observa atualmente no processo saúde/doença é a separação prática entre o meio ambiente e a saúde humana, com os profissionais de saúde e as políticas públicas, em geral, se limitando principalmente ao tratamento e aos cuidados dos doentes, ficando a prevenção e educação em saúde, geralmente, em segundo plano. São necessárias, portanto, abordagens e atitudes para a promoção de saúde, qualidade de vida e prevenção de enfermidades associadas ao meio ambiente. O ser humano não está isolado do meio ambiente, mas é parte integrante deste. Sua saúde depende exclusivamente dessa relação direta. É preciso difundir conhecimentos e estratégias estudados na ecologia médica. Quando a população compreende o processo saúde/doença, aceita, utiliza e participa deste de forma efetiva e positiva.

O que é, então, ecologia? Foi o naturalista alemão Ernest Haeckel, em 1866, quem criou a palavra ecologia (do grego, *oikos* = casa + *logos* = estudo), significando o estudo das relações dos seres vivos entre si e o meio ambiente. Epidemiologia significa o estudo dos fatores responsáveis pelo surgimento e manutenção de um evento (doença, acidentes, etc.) e será estudada no Capítulo 6.

Pelo exposto acima, percebe-se a importância da interação entre as condições ambientais, sociais e as doenças parasitárias. Para completar essas informações é necessário conceituar alguns termos usados na ecologia geral e diretamente relacionados com a ecologia parasitária:

PARTE I – GENERALIDADES

Ecossistema

Esse termo foi criado em 1935 por A. G. Tansley, significando a unidade funcional básica da ecologia. Isto é, ecossistema representa uma comunidade ecológica ou um ambiente natural onde haja um estreito relacionamento entre as várias espécies animais, vegetais e o meio físico. Portanto, ecossistema é um ambiente diferenciado, no qual estão inter-relacionados os componentes vivos (bióticos) e os não vivos (abióticos).

Os ecossistemas são a consequência dos longos processos geológicos e evolutivos, levando a adaptação entre os seres vivos e o ambiente físico ali existente. Os seres vivos, dotados de autorregulação e capazes de resistir, dentro de certos limites, às modificações ambientais e às bruscas variações de densidade em decorrência das alterações físicas (clima, pluviosidade, terremotos, vulcões), representam a sinergia vital desse ecossistema. Bons exemplos de ecossistema são: o mar, as florestas, o cerrado, grandes lagos, geleiras, desertos, campos de altitude, savanas, brejos. (Biogeocenose é sinônimo de ecossistema.)

Nível Trófico

Em verdade, em um ecossistema a complexa interação entre os organismos e o ambiente físico funciona como uma potente máquina termodinâmica, na qual o fluxo de energia segue a cadeia alimentar: vegetais, a partir da fotossíntese, captam e transformam a energia solar, que daí passa para os animais herbívoros (consumidores primários) e desses para os animais carnívoros (consumidores secundários e terciários). O conjunto de plantas e animais compõem uma comunidade biológica, na qual cada faixa da cadeia alimentar (vegetais, animais herbívoros e animais carnívoros) representa um nível trófico, formando uma pirâmide. Nessa pirâmide a base vegetal é maior, decrescendo para o topo, onde se encontram os animais carnívoros terciários (inclusive nossa espécie).

Entre algumas parasitoses, a transferência de energia do hospedeiro para o parasito (*Ascaris lumbricoides*, *Ancylostoma* sp, *Taenia* sp, etc.) é tão grande que ele se torna um espoliador, provocando a debilidade do paciente. Esses parasitos se encontram no nível trófico mais elevado.

Clima

Um fator que tem grande importância na formação, no equilíbrio e na manutenção de um ecossistema é o clima. Ou seja, o clima afeta profundamente a distribuição e a evolução das espécies animais e vegetais em um ecossistema. E o que é clima? É o conjunto de fenômenos meteorológicos (temperatura, umidade relativa do ar, insolação, chuvas, ventos, pressão atmosférica), que são mais ou menos uniformes e repetitivos nas diferentes estações do ano, em uma região. Portanto, o clima exerce grande influência na distribuição e capacidade reprodutiva de diversos parasitos, razão pela qual, nos climas quentes, os ciclos de vida dos parasitos (e de vários outros seres vivos) são mais curtos. Mas não podemos esquecer que dentro de uma cidade a prevalência das parasitoses é sempre maior em ambientes com baixas condições sanitárias e sociais. Um exemplo importante de como o clima pode influenciar na doenças parasitárias é o exemplo do fenômeno *El Niño*, que agrava as secas no Nordeste brasileiro e o calor intenso na Amazônia. A seca prolongada leva as pessoas a migrarem para as periferias de grandes cidades, o que comprovadamente aumenta a incidência de leishmaniose visceral nos anos deste fenômeno, no Brasil como um todo. O aumento nas temperaturas amazônicas provoca extremos de estiagem e inundação, alternando, ao longo do ano, períodos de pouca disponibilidade de água potável e de enchentes que carreiam, para junto da população, fezes e outros contaminantes.

Bioma

É a cobertura vegetal extensa e uniforme, facilmente identificável, formada pela atuação recíproca entre clima, solo e os demais seres vivos ali existentes. É importante destacar que essa cobertura vegetal está em estado de clímax, em equilíbrio com as outras formas de vida. Exemplos: o deserto, a floresta tropical, a floresta decídua, o cerrado, as savanas, a tundra etc.

Biota

É o conjunto dos componentes vivos de um ecossistema.

Biocenose

São as populações de uma ou mais espécies que vivem em determinado biótopo, mantendo certa interdependência. Uma biocenose típica é a interação do *Trypanosoma cruzi*, o barbeiro, a cafua (ou casa de pau-a--pique) e os humanos.

Biótopo, Ecótopo ou Hábitat

Local ou ambiente geográfico onde determinada espécie vive; ou seja, é o abrigo físico de determinada espécie, o qual mantém condições uniformes e constantes. Usualmente, emprega-se biótopo e ecótopo para abrigos no ambiente (caverna, brejo, topo de uma árvore etc.) e hábitat para abrigos dentro do hospedeiro (intestino, sangue, fígado etc.).

Ecótono

É a região de transição entre dois ecossistemas ou biomas. Como exemplos temos: as margens de uma lagoa, os limites de uma floresta, as restingas nos limites de praias e o terreno adjacente.

Nicho Ecológico

É a atividade ou função que uma espécie exerce dentro de seu ecótopo, biótopo ou hábitat. Por exemplo: o intestino delgado humano é o hábitat de dois helmintos, com nichos (funções) distintas: o *Ascaris lumbricoides* absorve açúcares, cálcio, fósforo e carboidratos, espoliando o hospedeiro; o *Ancylostoma duodenale* consome sangue, oxigênio e ferro do hospedeiro.

Potencial Biótico

É a capacidade reprodutiva de uma espécie. Assim, a *Musca domestica* tem um potencial biótico elevado, já na *Dermatobia hominis* é bem menor.

Cadeia Alimentar

Para se conhecer e entender bem um ecossistema há de se estudar sua anatomia e fisiologia. Assim, em todo ecossistema encontramos os seguintes elementos componentes da cadeia alimentar:

- **Autotróficos:** são os seres capazes de fixar energia solar e sintetizar alimentos a partir de CO_2 e nitrogênio. São também denominados elementos produtores (vegetais, algas – numa coleção hídrica esses elementos autotróficos compõem o fitoplâncton).
- **Heterotróficos:** são os seres que utilizam as substâncias orgânicas produzidas pelos seres autotróficos. São os elementos consumidores, os quais podem ser de três tipos: 1) consumidores primários (os que se alimentam de vegetais, desde os componentes do zooplâncton – em coleções hídricas – até os grandes herbívoros); 2) consumidores secundários (são os carnívoros que se alimentam de herbívoros); 3) consumidores terciários (são o topo da cadeia alimentar, representados pelos animais que comem outros carnívoros, como algumas aves de rapina, serpentes etc.).

– **Decompositores:** são principalmente fungos e bactérias que, ao se alimentarem de seres vivos mortos, fazem voltar à circulação os compostos orgânicos e inorgânicos anteriormente compondo os seres vivos. É uma parte fundamental da reciclagem.

Portanto, a cadeia ou rede alimentar é complexa, permitindo a transferência de energia, isto é, desde os produtores primários a partir da fotossíntese até os consumidores terciários.

Muitas parasitoses são decorrentes do comportamento dos elos da cadeia alimentar, especialmente através da ingestão de alimentos crus de origem animal e vegetal ou da interação nossa com o meio ambiente que nos cerca. Como nós sabemos disso e podemos cozer os alimentos, dependendo do hábito cultural de um povo ou de uma família, pode haver maior prevalência de alguma parasitose.

A partir desses conceitos e exemplos, pode-se explicar a diferente distribuição dos parasitos nas diversas regiões da Terra. Por outro lado, em decorrência da facilidade e velocidade dos transportes aéreos e marítimos, aliado à intensidade e mobilidade humana, animal e vegetal, muitos parasitos se dispersaram, se fixando em regiões distantes de sua origem e se adaptando ao novo ambiente e clima. Em nosso país, que tem grande extensão territorial, com ecossistemas diversos, a forte migração interna (cerca de 20% da população é migrante) e o turismo podem promover a dispersão de diversas parasitoses, como malária, esquistossomose e leishmaniose.

Focos Naturais e Artificiais das Parasitoses

Segundo a Teoria dos Focos Naturais, enunciada pelo russo Pavlovsky, para que uma determinada parasitose se instale numa região e se propague, há necessidade da existência de condições indispensáveis exigidas pela espécie do parasito. Essas condições compõem, nesta teoria, o foco natural da doença, representado pelo biótopo (local) e pela biocenose (hospedeiros vertebrados, invertebrados, vetores). A partir das inúmeras transformações ambientais produzidas pelo homem, estudiosos da chamada Geografia Médica, como Pierre George e Olivier Dolfus, passaram a compreender, com a perda dos hábitats naturais decorrentes da crescente industrialização e da mecanização da agricultura, que eram, agora, outros fatores, como a pobreza e a falta de saneamento básico, as condições para o estabelecimento das parasitoses.

Assim, um grande número de parasitoses (e outras doenças) humanas, animais ou vegetais existem em maior ou menor prevalência numa região, em decorrência das baixas condições sanitárias e nutricionais aí vigentes, tais como: tipo de moradia (ou das instalações para os animais e plantas), forma de escoamento dos dejetos, insolação e ventilação adequados, qualidade e quantidade da água fornecida, promiscuidade, coleta e tratamento do lixo etc., ou seja, a presença ou ausência de uma parasitose é muito mais dependente da ação humana (cuidados sanitários) do que do clima. Este pode abreviar ou retardar o ciclo biológico do parasito, mas os demais fatores dependem de nós mesmos e das lideranças locais (e não do governo): cada cidadão tem que ser responsável pelo seu bem-estar.

Em razão do que foi dito neste capítulo, não concordamos com a expressão "doença tropical". Por que não se diz também "doença do frio"? Porque a expressão "doença tropical" foi criada de forma pejorativa pelos países europeus conquistadores da África, Ásia e Américas. Nesses continentes, dentro de uma mesma região ou cidade com o mesmo clima, por que certas parasitoses só ocorrem na periferia, junto das populações mais pobres? O clima aí é diferente ou as condições sociais e sanitárias são precárias?

Assim, ao invés de se dizer doenças tropicais o certo é dizer "doenças da pobreza".

Portanto, para que ocorra a parasitose (ou doença), há necessidade de algumas condições básicas para a existência do foco natural, quais sejam:

- Presença simultânea do agente etiológico, de hospedeiros suscetíveis e de vetores adequados.
- Densidade populacional de hospedeiros e vetores suficiente para a dispersão do parasito.
- Condições ambientais (naturais ou sociais) favoráveis para a proliferação dos fatores acima.

Portanto, o foco natural de uma doença é um conjunto de fatores sociais e ambientais que permitem simultaneamente a existência, em quantidade e proximidade, dos elos da cadeia necessária para a vida e a dispersão do agente etiológico. Assim, o desânimo, o desleixo, a submissão, o desinteresse e a apatia são "os pais e as mães" dos parasitos. Já o cuidado das pessoas com sua higiene pessoal e coletiva, a preservação ambiental onde vivem, a participação, o entusiasmo e o espírito de luta são os fatores decisivos para a profilaxia das parasitoses e o crescimento saudável individual e coletivo.

Parasitos de Animais Domésticos e Silvestres

Tanto os animais domésticos como os silvestres podem albergar inúmeras espécies de parasitos. Usualmente, os animais domésticos são parasitados por menor número de espécies, mas cada uma delas pode alcançar números elevados, provocando a morte do animal. Já nos animais silvestres podem ocorrer um número maior de espécies, porém em quantidade menor e raramente provocando a morte do hospedeiro. Essas diferenças são devidas a dois fatores básicos: 1) os animais domésticos, usualmente, vivem confinados em ambientes restritos por longos anos, onde ovos, larvas, cistos e oocistos se concentram, atingindo os hospedeiros com facilidade; 2) os animais silvestres presentes no ambiente natural equilibrado vivem dispersos, dificultando o encontro com as formas infectantes das diversas espécies de parasitos que podem atingi-los.

Por outro lado, com a maior facilidade de transporte, de turismo e de comércio clandestino de animais, algumas doenças de animais silvestres podem atingir humanos, causando novas zoonoses (doenças que podem acometer animais e humanos). Essas zoonoses, por serem desconhecidas ou pouco estudadas, demandam pesquisas para seu conhecimento e profilaxia.

Conclusão

Em decorrência do exposto neste capítulo, pode-se ver o quanto é importante o conhecimento da ecologia e da epidemiologia, pois uma completa a outra e permite o conhecimento da dinâmica das doenças parasitárias.

CAPÍTULO 3

Parasitismo: Conceitos Gerais

Neste capítulo serão abordados os atuais conceitos da interação ou associação entre dois seres vivos, incluindo aí o parasitismo. Complementando essas informações mostraremos as adaptações ocorridas nos parasitos, a ação do parasito sobre o hospedeiro, o que é um foco natural de parasitoses e a relação entre o número de parasitos e os demais seres vivos que ocorrem no meio ambiente. Esse conjunto de informações nos dá uma ideia real sobre o parasitismo e o meio que nos cerca.

Parasitismo

Podemos afirmar que a evolução é a marca da vida, é a marca da natureza. Assim, ao longo dos bilhões de anos que a vida existe na Terra, a interação ou a associação entre os seres vivos ocorreu de formas diferentes, favorecendo o equilíbrio e a sobrevivência das espécies, determinando associações nos mais variados graus, o que promoveu grande controvérsia dos pesquisadores na avaliação desses fenômenos.

Em 1879, o micólogo alemão Anton de Bary, criou o termo simbiose (*syn* = junto + *bio* = vida + *osis* = condição), com um significado amplo para a associação de dois organismos de espécies diferentes. Entre-tanto, a interpretação desse conceito gerou muitos erros por parte de diversos pesquisadores. Em 1937, a Associação Americana de Parasitologistas reestudou o trabalho original de Bary e esclareceu as dúvidas, estabelecendo uma terminologia mais correta e internacionalmente aceita.

Verificou-se também que as associações entre dois organismos de duas espécies diferentes ocorrem motivadas principalmente pela busca de alimentos e de abrigo, apresentando, por isso, diferentes graus de interação física e do metabolismo das espécies envolvidas. Ou seja, todos os tipos de associação seriam formas especiais de simbiose.

Em vista disso, atualmente, conceitua-se simbiose como a associação íntima de dois organismos de espécies diferentes. E as espécies envolvidas são denominadas simbiontes.

Dentro dessa linha de pensamento, as associações podem variar desde a forésia até o parasitismo, as quais serão conceituadas em seguida:

– **Forésia:** associação de duas espécies, em que uma delas fornece transporte para a outra. Exemplo: o transporte de ovos da mosca berneira *Dermatobia hominis* depositados no abdome de outras moscas ou mosquitos; o peixe-piolho (rêmora), que se fixa na superfície de tubarões, alimentando-se dos restos dos peixes ingeridos pelo tubarão.

– **Comensalismo:** quando na associação de duas espécies não há dependência metabólica entre elas, pois a espécie comensal ingere e digere o alimento independentemente do hospedeiro, e esse assegura melhores condições de nutrição e sobrevivência para a espécie comensal. Ou seja, a espécie comensal não provoca danos no hospedeiro. Exemplo: a *Entamoeba coli* vivendo no intestino grosso humano.

– **Mutualismo:** quando, na associação de dois organismos de duas espécies, as duas se beneficiam. Exemplo: a associação entre afídeos (pulgões) e formigas, em que os pulgões secretam alimento para as formigas e essas defendem os pulgões. Associação de fungos micorrízicos nas raízes de vegetais, que assim aumentam a capacidade de absorção de nutrientes (nitrogênio, fósforo e potássio; essa associação mutualística funciona com um adubo biológico e carece de mais pesquisas).

– **Parasitismo:** quando a associação de duas espécies diferentes é mais íntima e duradoura, havendo uma dependência metabólica da espécie menor (o parasito) em relação à espécie maior (o hospedeiro) e ocorrendo unilateralidade de benefícios. Exemplo: o *Ascaris lumbricoides* ou o *Ancylostoma duodenale* espoliando nutrientes no intestino delgado humano.

Por definição, parasito é um ser vivo de menor porte que vive associado a outro ser vivo de maior porte (hospedeiro), sempre dependendo deste para seu abrigo, alimentação e reprodução. A etimologia nos mostra que parasito é uma palavra de origem grega e significa "organismo que se nutre à custa do outro".

Existe alguma controvérsia associada ao gênero dessa palavra, porém respeitando sua etimologia, achamos mais correto escrevê-la no masculino, ou seja, parasito.

Adaptações dos Parasitos

Durante o processo evolutivo das espécies, os parasitos sofreram várias alterações na sua morfologia e na sua biologia, garantindo assim melhor eficiência (abrigo, metabolismo, escape do sistema imune e reprodução) dentro do hospedeiro.

Adaptações Morfológicas

Essas adaptações podem ser descritas como alterações de forma, buscando melhor ajuste do parasito dentro do hospedeiro. Elas são denominadas regressivas (quando há perda ou atrofia de órgãos locomotores, digestivos etc.) e hipertróficas (quando algum órgão ou organela se desenvolveu para melhor se reproduzir ou fixar-se no hospedeiro).

Adaptações Biológicas

Essas adaptações são muito interessantes, especialmente as ligadas à reprodução, como a esquizogonia (sucessivas divisões nucleares por mitoses, como ocorre no *Plasmodium*) ou a poliembrionia (reprodução de formas jovens, como ocorre no esporocisto do *Schistosoma*), resultando em dezenas ou centenas de novas formas filhas ou, ainda, a ampliação da capacidade reprodutiva, produzindo, a cada dia, milhares de ovos férteis. Essas ampliações reprodutivas ocorrem, pois durante as diversas evolutivas, grande parte das formas perecem (por mecanismos diferentes) necessitando haver grande número delas para garantir a perpetuação da espécie. Outras adaptações biológicas são os tropismos (quimiotaxia, termotropismo, hidrotropismo, geotropismo), os mecanismos de resistência ou escape ao sistema de defesa do hospedeiro e ainda relativo à nutrição, onde, com frequência, o parasito utiliza o alimento já processado pelo hospedeiro.

Tipos de Parasitos

Nesse item daremos alguns conceitos de termos muito usados em parasitologia:

- **Parasito obrigatório**: quando a espécie do parasito não consegue prescindir de um hospedeiro para sobreviver. Como exemplo, temos todos os parasitos largamente conhecidos: *Leishmania, Trypanosoma, Ancylostoma, Ascaris, Pediculus* etc.

- **Parasito facultativo**: são espécies de vida livre, mas que, eventualmente, entrando em contato com um hospedeiro, podem parasitá-lo. Exemplo: larvas de moscas Sarcophagidae, que podem viver em matéria em decomposição, assim como em feridas necrosadas; as amebas de vida livre – *Acanthamoeba, Naegleria* – que podem atingir humanos.

- **Parasito temporário**: quando o parasito permanece apenas pouco tempo em contato com o hospedeiro. Exemplo: os insetos hematófagos.

- **Parasito acidental**: quando um parasito atinge um hospedeiro diferente do seu usual, no qual pode até se desenvolver, porém só o atinge raramente. Exemplo: *Lagochilascaris*, que é um parasito de felinos e raramente atinge humanos.

- **Parasito oportunista**: quando um parasito vive em estado de latência ou de resistência dentro de um hospedeiro, mas havendo uma oportunidade (deficiência do sistema imune, por exemplo), o parasito se reproduz intensamente. Exemplo: *Pneumocystis carinii, Toxoplasma gondii*.

- **Parasito estenoxeno**: são os que atingem apenas uma espécie de hos-

pedeiro ou espécies muito próximas (esteno = estrito + xeno = estranho, hospedeiro). Exemplo: *Ascaris lumbricoides, Plasmodium vivax*.

- **Parasito eurixeno**: são os que ocorrem em diversas espécies de hospedeiros, se desenvolvendo normalmente em qualquer deles (euri = largo, amplo). Exemplo: *Toxoplasma gondii, Trypanosoma cruzi*.

- **Parasito monoxeno**: são os que necessitam de apenas um hospedeiro para completar seu ciclo biológico (mono = um), não necessitando de hospedeiro intermediário; apesar desse conceito se assemelhar a "estenoxeno", a diferença é que os monoxenos não necessitam de hospedeiro intermediário e os estenoxenos podem ter hospedeiro intermediário. Exemplo: o *A. lumbricoides* é estenoxeno por atingir apenas um hospedeiro (os humanos) e é monoxeno por não necessitar de hospedeiro intermediário; já o *P. vivax* é monoxeno por atingir apenas humanos, mas é heteroxeno por necessitar de hospedeiro intermediário (mosquitos).

- **Parasito heteroxeno**: são os que necessitam de hospedeiro intermediário para completar seu ciclo biológico. Exemplo: *Trypanosoma cruzi, Schistosoma mansoni*.

- **Parasito autoxeno**: são os que apresentam todas as formas evolutivas em um único hospedeiro. Exemplo: *Sarcoptes scabiei*.

- **Endoparasito**: são os que vivem "dentro" do corpo do hospedeiro. Nesse caso, dizemos que há uma infecção. Exemplo: *A. lumbricoides, Giardia lamblia*.

- **Ectoparasito**: são os que vivem na pele do hospedeiro. Nesse caso, dizemos que há uma infestação. Exemplo: pulgas, piolhos, sarnas.

PARTE I – GENERALIDADES

– **Zoonose:** são as doenças (parasitárias ou não) cujo agente etiológico pode circular entre humanos e animais. Exemplo: a toxoplasmose, a doença de Chagas, a febre amarela (vírus).

– **Antroponose**: doenças exclusivamente humanas. Exemplo: a filariose bancroftiana, a necatorose, o dengue (vírus).

– **Enzoose:** doença exclusiva de animais. Exemplo: peste suína (vírus), *Dioctophime renale*, parasitando rim de lobos e cães.

– **Reservatório** (ou fonte de infecção) é uma pessoa, animal, planta, solo ou objeto onde o agente etiológico é capaz de se reproduzir e atingir novo hospedeiro. Muitas vezes o reservatório pode não apresentar danos ou sintomas da doença, pois existe um equilíbrio imunológico entre o hospedeiro e o agente etiológico.

Ação do Parasito sobre o Hospedeiro

O parasito é considerado o organismo agressor e o hospedeiro (uma pessoa, um animal, uma planta) é o organismo agredido. Nessa relação, pode haver ou não doença, pois para o parasito viver, é importante que sua agressão, isto é, a doença por ele provocada, seja branda, pois, caso contrário (se a doença for grave), poderá matar o hospedeiro e, então, o parasito também morrerá. Por isso, o mais frequente, é parasito e hospedeiro viverem em equilíbrio, sem provocar doença grave. Esse equilíbrio geralmente é mantido pela ação do sistema imune (defesa) do hospedeiro, que não permite que o parasito se expanda ou se multiplique de maneira acelerada (imunidade concomitante). Deve-se lembrar que se denomina portador assintomático o paciente que apresenta uma convivência equilibrada entre ele e o parasito.

Assim, as formas de ação do parasito sobre o hospedeiro podem ser: mecânica (é a ação do parasito sobre um órgão, podendo ser obstrutiva ou de compressão); espoliativa (quando o parasito retira nutrientes do hospedeiro); traumática (quando o parasito promove traumas durante sua fixação ou migração no hospedeiro); tóxica ou imunogênica (quando produtos do metabolismo do parasito são tóxicos ou estimulam o sistema de defesa do hospedeiro).

Sabe-se hoje que nem sempre é o parasito o responsável pelas patologias encontradas no paciente, pois podem ser causadas pela ação da resposta do sistema imune inato que agride o próprio hospedeiro. É o que ocorre em pacientes com malária, leishmaniose, doença de Chagas ou esquistossomose.

Parasitos e Organismos Úteis

É de fundamental importância ressaltar que, das milhares de espécies de seres vivos existentes no planeta, apenas algumas centenas são nocivas ou podem provocar doenças em humanos, animais e vegetais. Portanto, em sua quase totalidade, os seres vivos são úteis porque sustentam a vida, em outras palavras, são a própria vida (lembre-se das três leis fundamentais que regem a vida, mostradas no Capítulo 2, e que compõem o que denominamos sinergia vital) (Figura 3.1). Isto porque participam ativamente da reciclagem, da polinização, da cadeia alimentar etc., razão pela qual se pode afirmar que nós humanos não existiríamos se também não existissem as demais espécies. Mas, geralmente (e infelizmente), nem tomamos conhecimento das milhares de espécies úteis que existem ou, pior ainda, apenas conhecemos as espécies nocivas, que estão sempre nos rodeando... Dessas, conhecemos o nome e o endereço completos...

Mas por que isso? Por duas razões: uma porque nos ambientes ou regiões onde predominam baixas condições sociais e

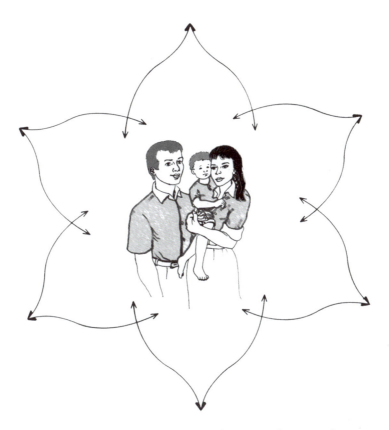

Figura 3.1. A roda da vida: interação entre o meio ambiente e os humanos. As ações e as reações são recíprocas entre a natureza, o indivíduo, a comunidade, a saúde, o trabalho, o lazer e a espiritualidade, pois cada elemento sofre e exerce influência sobre os demais. *(Desenho original de D. P. Neves e Anamaria R. A Neves.)*

sanitárias, os parasitos são mais numerosos, pois encontram aí um "meio de cultura" favorável para eles; outra porque se repete aqui o que dissemos no início deste livro: a imprensa, para assustar e dominar a população, só divulga notícia ruim e não fala nada sobre as espécies úteis! É verdade que as espécies nocivas estão perto de nós porque deixamos, mas se soubéssemos das espécies úteis, poderíamos, então, providenciar um "meio de cultura" mais favorável para essas.

O tipo de sociedade organizado e as condições ambientais alteradas por nós é que irão permitir a proximidade ou o afastamento das espécies nocivas. Assim, podemos dizer que as doenças parasitárias são feitas por nós mesmos (*man made disease*)...

Por isso, sem sombra de dúvida, cabe a cada um de nós atuar e batalhar na construção de uma sociedade harmônica, limpa, respeitadora da natureza e com uma estrutura favorável para nós e não para os parasitos...

CAPÍTULO 4

Classificação dos Parasitos e Regras de Nomenclatura

Conforme a definição comentada anteriormente, todo e qualquer ser vivo pequeno que provoque doença em pessoas é um parasito, independentemente de ser vírus, bactéria, fungo, protozoário, helminto (verme) ou artrópode (carrapatos ou insetos). Mas ficou convencionado que em parasitologia só estudamos os protozoários, os helmintos e os artrópodes; os demais seres vivos são estudados em outras especialidades.

Assim, os parasitos que iremos estudar são agrupados da seguinte forma:

– **Protozoários:** são organismos unicelulares eucariotas (isto é, formados por uma única célula, que contém diversas organelas vitais e especializadas, apresentando um núcleo diferenciado rodeado por uma membrana), representados por amebas, tripanossomas, leishmânias, plasmódios, toxoplasma.

– **Helmintos**: são organismos pluricelulares (isto é, com muitas células), apresentando aparelho digestivo, reprodutivo etc., conhecidos como vermes, representados por esquistossomas (xistossomas), tênias, lombriga, ancilóstoma.

– **Artrópodes**: são os insetos e os carrapatos (isto é, organismos pluricelulares), apresentando patas articuladas, corpo cobertos de quitina e apresentando aparelho digestivo, aparelho reprodutor, sistema circulatório etc. e representados pelas moscas, mosquitos, barbeiros, piolhos, sarnas, carrapatos, aranhas, escorpiões.

Esse agrupamento dos parasitos mostrado anteriormente é apenas uma forma simplificada de apresentar os organismos que serão estudados neste livro, pois, em verdade, a classificação dos seres vivos tem passado por grandes modificações. A interdependência e a reciclagem entre os minerais, vegetais e animais são a marca da vida. Sem essa permanente integração e parceria não haveria vida continuada no planeta. Mas o número de formas vivas é imenso e, à proporção que os estudos vão se aprofundando, as classificações, ou seja, os agrupamentos dos seres vivos vão se modernizando. Assim, há cerca de 50 anos tínhamos apenas dois reinos (animal e vegetal); depois passamos para cinco reinos (Monera, Protista, Plantae, Fungi e Animalia).

Segundo Cavalier-Smith (2004), os seres vivos devem ser agrupados em seis reinos,

PARTE I – GENERALIDADES

divididos em dois grandes "impérios". Essa classificação decorreu de estudos da sequência de DNA, a qual é a seguinte:

1) Império procariota: reino Bacteria.

2) Império eucariota: reinos Protozoa, Animalia, Fungi, Plantae e Chromista.

No reino Protozoa existem três filos que nos interessam: Sarcomastigophora, Apicomplexa e Ciliophora. No reino Animalia temos os seguintes filos de interesse: Platyhelminthes, Nematoda, Arthropoda e Mollusca.

Nota: eucariotas são organismos que apresentam organelas membranosas e o DNA está contido em cromossomos intranucleares; procariotas são organismos que não possuem núcleo diferenciado e o DNA permanece mergulhado no citoplasma.

Classificação e Categorias Taxonômicas

Conforme foi dito no item anterior, a classificação dos seres vivos atualmente foi feita a partir de estudos da sequência de DNA, mas duas maneiras bem distintas foram usadas com esse objetivo. A mais antiga era baseada nos trabalhos de Carl von Lineu (1707-1778), e outra que lhe sucedeu obedeceu aos trabalhos do entomólogo alemão Willi Hennig (1913-1976). Essa é "baseada no conceito de que existe uma história única da evolução da vida em nosso planeta e que a classificação deve refletir como as espécies foram surgindo ao longo do tempo". Ou seja, a similaridade entre os seres vivos é o resultado da ramificação e da diversificação do processo evolutivo, no qual há um parentesco evolutivo entre as espécies, pois todos vieram de um ancestral comum. "Assim, nós humanos compartilhamos um ancestral comum exclusivo com todos os outros mamíferos. Os mamíferos, por sua vez, compartilham um ancestral exclusivo com todos os vertebrados, e assim por diante."

Dessa forma, "em vez de classificar os seres vivos apenas pelas suas semelhanças morfológicas, os sistematas dessa época passaram a buscar as características únicas que são compartilhadas por esses organismos". Para isso, a genética, a paleontologia e a bioquímica são ferramentas de grande importância. Essa sistemática, denominada filogenética ou cladística, é fortemente integrada à biogeografia, que tenta explicar a história evolutiva dos seres vivos junto com a história geológica da Terra, fazendo da biogeografia uma das mais fascinantes áreas de pesquisa em evolução e biologia. "Como se pode ver, nada justifica a visão estereotipada de que sistemática e taxonomia só lidam com nomes e classificações."

Essa classificação é denominada sistemática filogenética ou cladística, e tem sido usada com grande valia para esclarecer as dúvidas sobre o posicionamento correto de gêneros e espécies cuja identificação apenas pela morfologia (de Lineu) gerava grandes dúvidas. Cladística é o método de análise das relações evolutivas entre grupos de seres vivos, visando elucidar sua genealogia, agrupando os organismos conforme suas relações evolutivas (parentesco evolutivo), destacando-se os caracteres primitivos e os caracteres derivados e, a partir desses dados, são construídos os diagramas filogenéticos ou cladogramas, que muito auxilia na visão de conjunto do grupo estudado.

Em decorrência dessas novas formas de classificação, hoje existe um consenso de que as categorias taxonômicas de Lineu (filo, classe, ordem, subordem etc.) perderam sentido. Entretanto, como a classificação de Lineu ainda é largamente empregada e fácil de ser compreendida, a mostraremos em seguida.

Assim, segundo Lineu, para se realizar a classificação dos organismos, é preciso agrupá-los conforme sua morfologia, comparando as características de semelhança. Ao agrupá-los (ou separá-los) estamos fazendo a sistemática dos organismos, que obedece a certas regras, denominadas taxonomia. Definindo melhor, temos:

- **Classificação** é a colocação de um ser vivo dentro de uma categoria hierárquica.
- **Sistemática** é o estudo científico deste ser vivo, verificando sua relação com os demais.
- **Taxonomia**, é o estudo teórico da classificação, incluindo aí as regras de nomenclatura e a colocação do organismo dentro dos diversos *taxa* (singular é "táxon") que compõem a classificação (ordem, família, gênero, espécie).

Assim, para se fazer uma classificação, deve-se seguir uma sequência de sete *taxa*, na qual "reino" é um grupo de filos, "filo" é um grupo de classes; "classe" é um grupo de ordens, e assim sucessivamente.

Os sete *taxa* principais são: reino, filo, classe, ordem, família, gênero e espécie; alguns *taxa* podem apresentar desdobramentos (por exemplo, superfamília, subgênero etc.) para facilitar a classificação do parasito. Para permitir o entendimento entre os especialistas, determinou-se que alguns *taxa* possuem terminações (sufixos) definido. Dessa forma, mostrando como exemplo o gênero *Oxyuris*, um parasito de equinos, teremos a seguinte classificação desse helminto:

Ordem:	acrescenta-se a terminação ida	Oxyurida
Subordem:	acrescenta-se a terminação ina	Oxyurina
Superfamília:	acrescenta-se a terminação oidea	Oxyuroidea
Família:	acrescenta-se a terminação idae	Oxyuridae
Subfamília:	acrescenta-se a terminação inae	Oxyurinae
Tribo:	acrescenta-se a terminação ini	Oxyurini

E o que é um gênero, uma espécie, uma subespécie e uma variedade? São categorias taxonômicas com os seguintes significados:

- **Gênero**: categoria taxonômica que reúne um grupo de espécies semelhantes filogeneticamente; o nome da família é designado a partir de um gênero (ver exemplo de *Oxyuris*, citado anteriormente).
- **Espécie**: indivíduos que apresentam o mesmo patrimônio genético, que se assemelham tanto entre si quanto com os ascendentes e os descendentes.
- **Subespécie**: indivíduos que pertencem a uma determinada espécie, porém apresentam alguma pequena diferença quanto, por exemplo, ao comportamento, que se perpetua nas gerações seguintes. Exemplo: *Anopheles albitarsis albitarsis* (silvestre) e *A. albitarsis domesticus* (domiciliar).
- **Variedade ou raça**: quando indivíduos de uma determinada espécie apresentam diferenças genotípicas e fenotípicas, fisiológicas ou comportamentais, apesar de serem semelhantes. Exemplo: *Sarcoptes scabiei*, variedade *suis* (sarna de porco) ou variedade *canis* (sarna de cão).
- **Cepa**: não é uma categoria taxonômica, mas significa um grupo de descendentes com um ancestral comum e que compartilham semelhanças morfológicas ou fisiológicas. Uma colônia ou um grupo de parasitos, variantes de uma mesma espécie e de características especiais. São usualmente originadas de um hospedeiro, de um foco ou região conhecida e que, para experimentos, são mantidas em laboratório. Variam quanto a virulência e infectividade, por exemplo.

Regras de Nomenclatura Zoológica

Para facilitar os estudos e a comunicação sobre os seres vivos, os mesmos foram agrupados segundo características de semelhança, isto é, seguem uma "classificação"; ao ser "classificado", ele deve receber um nome, o qual deve obedecer às "regras de nomenclatura". Essas regras de nomenclatura são usadas no mundo todo, o que permite a padronização da grafia e facilita o entendimento internacional.

Essas regras de nomenclatura têm como ponto de partida a décima edição do *Systema Naturae*, de Carl von Lineu (Linnaeus, 1758), e as principais são:

1. A nomenclatura das espécies deve ser latina e binominal, ou seja, a espécie é denominada por duas palavras: a primeira representa o gênero (deve ser escrita com letra inicial maiúscula) e a segunda representa a espécie (deve ser escrita com letra inicial minúscula). Essas duas palavras não possuem acento e devem ser grifadas (um grifo para cada palavra) ou escritas em itálico. Exemplo: *Trypanosoma cruzi, Ascaris lumbricoides.*

2. A espécie quando vai ser descrita deve receber um nome simples, homenageando uma pessoa ou apresentando alguma característica importante; quando for homenagear um homem, acrescenta-se um "i" ao nome dele, e um "ae" quando for mulher. Exemplos: *cruzi, mariae.*

3. Quando a espécie possui subgênero, este virá interposto entre o gênero e a espécie, separado por parêntesis. Exemplo: *Anopheles (Nyssohrhynchus) darlingi.*

4. Quando se vai escrever o nome de uma espécie pela primeira vez em um texto, ela deve ser seguida pelo nome do autor, com a data. Exemplo: *Ascaris lumbricoides*, Linnaeus, 1758.

5. Lei da prioridade: o nome científico de uma espécie (gênero e espécie) dado pela primeira vez terá prioridade a algum nome posteriormente dado ao mesmo organismo. Caso, após a descrição original, descubra-se alguma impropriedade na identificação do organismo, a mesma virá com a designação nova, seguida do nome do autor antigo, porém escrito entre parêntesis e do nome do autor novo, fora de parêntesis. Exemplo: *Neoascaris vitulorum* (Goeze, 1782), Travassos, 1927.

Denominação das Doenças

A denominação das doenças causadas por parasitos pode ter duas formas. Segundo a Classificação Internacional de Doenças (CID), estabelecida pela Organização Mundial de Saúde (OMS), deve-se acrescentar o sufixo "íase" ao nome do agente etiológico, resultando: giardíase, leishmaníase, esquistossomíase, ancilostomíase etc. Já obedecendo à forma vernacular de formar palavras, deve-se acrescentar o sufixo "ose" ao nome do agente etiológico, resultando: leishmaniose, esquistossomose, ancilostomose etc. Porém, em decorrência da melhor eufonia, seguiremos a pronúncia mais agradável, usando ora um sufixo, ora outro, resultando: giardíase, leishmaniose, toxoplasmose, teníase, cisticercose etc.

Ciclo Biológico e Reprodução dos Parasitos

Denomina-se ciclo biológico, ou ciclo vital, às diversas fases e etapas que um parasito passa durante sua vida. Em outras palavras um conjunto de transformações que passa o organismo para assegurar sua sobrevivência e existência. Em verdade, a diversidade de ciclos biológicos é uma forma do parasito garantir sua reprodução e sua dispersão, havendo, algumas vezes, necessidade da interferência de hospedeiro intermediário para o seu sucesso reprodutivo. É importante lembrar, que a presença ou não de um hospedeiro intermediário pode promover a dispersão, delimitar ou impedir a presença de um parasito em determinada região. Assim, a *Fasciola hepatica*, um parasito de origem europeia, disseminou-se no mundo todo porque encontrou um hospedeiro intermediário (molusco do gênero *Lymnaea*) nos diversos continentes. Por outro lado, a *Loa loa*, um filarídeo humano africano, aqui na América não se fixou porque não se adaptou aos nossos tabanídeos (mutucas). O *S. haematobium* e o *S. japonicum* aqui também não ocorrem pela ausência dos seus moluscos vetores. Também, internamente, se pode ver que a presença do *Anopheles darlingi* em Minas Gerais, por exemplo, permite que ocorram surtos esporádicos de malária originada de indivíduos parasitados vindos da Amazônia.

Tipos de Ciclo Biológico

Pelo que foi dito, pode-se ver que o ciclo biológico dos parasitos pode ser de dois tipos:

- **Ciclo monoxênico:** quando em seu ciclo biológico, o parasito só utiliza um hospedeiro, ou seja, o hospedeiro definitivo. Exemplo: o *Ascaris lumbricoides*, a *Entamoeba histolytica*.
- **Ciclo heteroxênico:** quando em seu ciclo biológico, o parasito utiliza e necessita de um segundo hospedeiro, no caso, o hospedeiro intermediário, sem o qual não se reproduz. Exemplo: o *Schistosoma mansoni* e o caramujo *Biomphalaria*, a *Leishmania* e o flebótomo.

Durante o ciclo biológico, os parasitos passam por fases biológicas, denominadas estágios. Assim, estágio é a fase ou etapa no desenvolvimento biológico de um parasito. Por exemplo, nos Diptera (moscas e mosquitos, encontramos os estágios (fases) de ovo, larva, pupa e adulto; em helmintos podemos ter os estágios de ovo, larva e adulto.

PARTE I – GENERALIDADES

Entretanto, a fase de larva pode passar por estádios, que são intervalos entre as mudas que ocorrem naquele estágio. Por exemplo, o estágio de larva em mosquitos passa pelos estádios 1, 2, 3 e 4. O estágio de ninfa em barbeiros, passa por 5 estádios, até atingir o estágio ou fase adulta.

Tipos de Hospedeiro

Conforme foi dito, os parasitos sempre estão associados a hospedeiros, que podem ser de diferentes tipos:

– **Hospedeiro definitivo:** é o ser humano ou animal (vertebrado ou invertebrado) que apresenta o parasito em sua forma adulta ou sexuada. Um exemplo curioso aqui representado é o do *Anopheles*, hospedeiro definitivo do *Plasmodium*, pois nesse mosquito acontece a reprodução sexuada do protozoário.

– **Hospedeiro intermediário:** é o ser humano ou animal (vertebrado ou invertebrado) que apresenta o parasito no qual se desenvolvem as fases jovens ou assexuadas de um parasito. No caso da *Taenia solium*, o ser humano é o hospedeiro definitivo e o suíno o hospedeiro intermediário.

– **Hospedeiro natural:** é o hospedeiro no qual determinada espécie de parasito usualmente é encontrada.

– **Hospedeiro acidental (ou ocasional):** é o hospedeiro que raramente é atingido pelo parasito, ainda que este seja capaz de se desenvolver até a fase adulta.

Alguns parasitos, em ciclos heteroxênicos, se reproduzem da mesma forma, assexuada, em dois hospedeiros distintos. Daí, não se classificam como hospedeiros definitivos e intermediários e, sim, hospedeiros invertebrados e vertebrados. Exemplo: o *Trypanosoma cruzi* que se reproduz assexuadamente (divisão binária) no barbeiro (invertebrado) e no homem (vertebrado).

– **Reservatório (ou fonte de infecção):** é uma pessoa, animal, planta, solo ou objeto onde o agente etiológico é capaz de se reproduzir e atingir novo hospedeiro. Muitas vezes, o reservatório pode não apresentar danos ou sintomas da doença, pois existe um equilíbrio imunológico entre o hospedeiro e o agente etiológico. Um exemplo deste último caso, seria o marsupial *Didelphis* que não apresenta nenhum dano ou sintoma quando "parasitado" pelo *Trypanosoma cruzi*.

Vetores

Vetor é um artrópode, molusco ou outro veículo, biológico ou não, capaz de transmitir o parasito entre dois hospedeiros. Como há vetores vivos e não vivos, os vetores são divididos em:

– **Vetor biológico:** quando o parasito se reproduz no vetor; nesse caso, o vetor biológico também exerce a função de hospedeiro intermediário. Exemplo: o *Anopheles* e o *Plasmodium*; o *Biomphalaria* e o *Schistosoma mansoni*.

– **Vetor mecânico:** quando o parasito não se reproduz e nem se desenvolve no artrópode ou no molusco, e esses servem apenas como transporte, na parte externa do seu corpo, do agente etiológico. Exemplo: a *Musca domestica* veiculando ovos de *Ascaris* ou cistos de ameba. As formigas, veiculando cistos de protozoários.

– **Vetor inanimado ou fômite:** quando o parasito é transportado por objetos, tais como seringas, pentes, espéculos, verduras etc. Exemplo: o espéculo vaginal veiculando trofozoítos de *Trichomonas*, alface contaminada veiculando cistos de amebas ou ovos de áscaris. Pentes e escovas veiculando piolhos.

Tipos de Reprodução dos Parasitos

Os parasitos apresentam dois tipos básicos de reprodução – sexuado e assexuado – que podem apresentar algumas variáveis, quais sejam:

– **Sexuada:** quando um espermatozoide fecunda um óvulo, do seguinte modo: a) entre os helmintos, um macho copula com uma fêmea e a fertiliza, conforme ocorre com o *Ascaris lumbricoides*, com o *Ancylostoma duodenale*; também, quando a fêmea é hermafrodita, como as tênias (*Taenia solium* e *T. saginata*); b) entre os protozoários, um gameta masculino (microgameta), fecunda o gameta feminino (macrogameta), produzindo o zigoto ou o oocisto, conforme ocorre, por exemplo, no *Plasmodium falciparum* ou no *Toxoplasma gondii*.

– **Assexuada:** quando um parasito se reproduz sem a participação de estruturas reprodutoras especiais. Os principais tipos de reprodução assexuada são:

  • Divisão binária ou cissiparidade: quando a célula-mãe dá origem a duas células-filhas, conforme ocorre nas giárdias e tripanosomatídeos.

  • Esquizogonia: quando o núcleo da célula-mãe (esquizonte) se divide rapidamente, junto com a fragmentação do citoplasma, ficando em torno de cada partícula nuclear e formando os merozoítos; ocorre em *Plasmodium* (a merogonia é uma forma particular de esquizogonia, na qual a divisão nuclear antecede a fragmentação do citoplasma, formando os merontes, como ocorre em *Cryptosporidium*).

A reprodução assexuada também pode ocorrer das seguintes formas:

  • Partenogênese: quando uma fêmea produz seus descendentes, sem a participação do macho, por haploidia (1n), diploidia (2n) e triploidia (3n). Tem como exemplo o *Strongyloides stercoralis*, onde a fêmea, na vida parasitária, é partenogenética etriploide.

– Poliembrionia: quando um parasito em sua forma jovem (por exemplo, um esporocisto) se reproduz intensamente, produzindo numerosas formas jovens iguais (esporocistos-filhos), conforme ocorre em *S. mansoni*, quando presente no molusco *Biomphalaria*.

Formas de Vida dos Parasitos

Os parasitos durante sua vida, e dependendo dos filos e espécies, passam por diversas formas ou fases biológicas.

Em protozoários, são alguns exemplos:

– **Trofozoíto:** é a forma ativa do protozoário, que se alimenta e se reproduz; presentes nos ciclos de giárdias e amebas, assim como de outros protozoários como o *Plasmodium*, por exemplo.

– **Cisto:** é a forma de resistência ou transmissão de diversos protozoários, geralmente oriunda da transformação do próprio trofozoíto; presentes em giárdias e amebas, por exemplo.

– **Oocisto:** é uma forma de resistência (e por isso capaz de possibilitar a transmissão) oriunda de uma reprodução sexuada e presente entre os protozoários do Filo Apicomplexa; presentes no *Toxoplasma gondii*, por exemplo.

– **Taquizoito:** forma de "meia-lua" e de reprodução rápida no hospedeiro; presentes no *Toxoplasma gondii*, por exemplo.

– **Bradizoíto:** presentes nos cistos e de reprodução lenta; também presentes no *Toxoplasma gondii*, por exemplo.

PARTE I – GENERALIDADES

- **Amastigota:** fase intracelular de tripanosomatídeos, sem organelas de locomoção evidente, de contornos circulares, com pouco citoplasma, núcleo evidente e cinetoplastos.
- **Tripomastigota:** com organela de locomoção evidente (flagelo) e com cinetoplasto, situado na parte posterior do protozoário, em posição terminal ou subterminal.

Em helmintos e artrópodes, podemos encontrar:

- **Ovo:** é a forma resultante da fecundação sexuada, encontrada entre os helmintos e os artrópodes.
- **Larva:** é forma usualmente originada de um ovo, que evoluirá para a fase adulta, podendo ser infectante (como nos helmintos) ou evoluir para a fase de pupa (como nos insetos), que então dará origem ao adulto.
- **Adulto:** é fase reprodutiva do helminto ou do artrópode.

Podemos, ainda, incluir aqui as diferenças entre ectoparasitos e endoparasitos. Um ectoparasito é aquele que consegue viver fora do corpo de seu hospedeiro (mas em contato com ele). O endoparasito é aquele que vive no interior do corpo de seu hospedeiro. São exemplos, respectivamente, os piolhos e o *A. lumbricoides*. Há ainda, alguns ectoparasitos considerados temporários, como os culicídeos *Culex* e *Aedes*, cujas fêmeas, obrigatoriamente, precisam da hematofagia para reproduzirem.

Epidemiologia, Parasitologia e Profilaxia

CAPÍTULO 6

Neste capítulo, mostraremos a enorme relação que existe entre as duas ciências que precisam andar juntas: a Epidemiologia e a Parasitologia. Em verdade, todo esforço do trabalho humano tem como objetivo melhorar as condições de vida e de saúde da nossa espécie. John Snow, "pai" da epidemiologia moderna, nas primeiras décadas de 1800, afirmava que doenças como a cólera e a peste negra eram causadas pela poluição ou por alguma forma de ar viciado, mesmo quando a teoria microbiana ainda não era conhecida. E o que é epidemiologia? É a ciência que estuda os fatores, bióticos e abióticos, determinantes para a ocorrência e a frequência de uma doença (ou de algum outro evento). Estuda os diferentes fatores que influenciam na difusão e propagação de doenças, sua frequência, seu modo de distribuição, sua evolução e a busca dos meios necessários à sua prevenção. Ou seja, nosso objetivo maior é promover a saúde, o bem--estar e a longevidade dos humanos (e de todo o meio ambiente que nos cerca). Para que esse grande objetivo ocorra de fato, é imprescindível que nossas ações se baseiem nos conhecimentos da epidemiologia. Somente a partir dos estudos da epidemiologia de um determinado evento, poderemos colocar em prática medidas profiláticas adequadas e eficientes. Assim, a ocorrência de qualquer evento ou alteração – doenças, acidentes de tráfego, enchentes, queimadas etc. – as causas precisam ser bem entendidas para então se promover sua profilaxia, havendo necessidade de se recorrer à epidemiologia. Ou seja, é por meio dos estudos epidemiológicos de cada evento que poderemos executar as atividades profiláticas com eficiência e bons resultados. A tríade epidemiológica, apresenta três elementos importantes: o agente etiológico (o que causa a doença), o vetor (quem transporta o parasito) e o hospedeiro (quem alberga o parasito). Paralelo a essa tríade, estão os determinantes sociais em saúde, que tem as condições socioeconômicas, culturais e ambientais como seus elementos maiores. Em vista do exposto, conclui-se que a epidemiologia é a base da saúde pública.

Taxas

A epidemiologia lida com números, com dados, isto é, para saber a dinâmica de uma doença é preciso quantificar o número de casos, o número de óbitos, conhecer o ambiente, além das condições sociais e sanitárias vigentes. Esses números representam as taxas, que comparam o número do evento

PARTE I – GENERALIDADES

(doença, morte) com a população. As taxas mais usadas são:

- **Morbidade:** mede a frequência da doença, isto é, o número de doentes em uma população conhecida e num período definido, podendo ser expressa de duas formas:
  - Prevalência: é o número total de casos de uma doença (casos antigos mais os casos novos) dentro de uma população definida; essa taxa é obtida colocando-se no numerador o número total de casos e no denominador a população definida.
  - Incidência: é o número de casos novos de uma doença, dentro de uma população e tempo definidos; é obtida com o mesmo tipo de cálculo anterior, mas colocando-se no numerador apenas o número de casos novos.
- **Mortalidade (ou letalidade):** mede o número de mortes ocorridas em uma população em um período definido de tempo (mês, ano etc.).

Para se compreender bem o que vai ser dito nos capítulos seguintes, é importante conhecer e entender mais alguns termos técnicos muito usados na epidemiologia e em saúde pública, quais sejam:

- **Agente etiológico ou agente infeccioso:** é o organismo que provoca a doença. São os microparasitos (bactérias, protozoários, fungos, vírus etc.), inclusive os helmintos, capazes de produzir infecção ou doença infecciosa.
- **População:** agrupamento das pessoas conforme a idade, o tipo de trabalho, a renda, as condições da moradia, os serviços sanitários.
- **Distribuição geográfica:** é a região, país ou continente onde uma doença ou um agente etiológico ocorre.

- **Fonte de infecção:** é a pessoa, animal ou objeto do qual o agente etiológico passa para um hospedeiro intermediário ou para uma pessoa sadia ou suscetível (ver o conceito de reservatório nos Capítulos 3 ou 5).
- **Forma de transmissão:** é a forma infectante que passa de um indivíduo para outro; as formas infectantes dos parasitos podem ser: cistos, oocistos, ovos, larvas infectantes etc.
- **Mecanismo de transmissão:** é o modo como uma forma de transmissão atinge novo hospedeiro; assim temos transmissão transplacentária, transmissão sanguínea, transmissão hídrica etc.
- **Veículos de transmissão:** são os veículos pelos quais o agente etiológico passa da fonte de infecção para uma pessoa sadia; os principais veículos de transmissão são: água, alimentos, poeira, perdigoto (gotículas de tosse, de espirro), insetos (mosquitos, moscas, barbeiros), fômites (objetos).
- **Vias de penetração:** são as vias pelas quais o agente etiológico penetra em novo hospedeiro; as principais são: boca, narinas, pele, órgãos genitais e intrauterinas (transplacentárias).
- **Endemia:** quando a doença ocorre em um número esperado na população, podendo ser numa cidade, estado, região ou país.
- **Epidemia:** quando a doença ocorre em um número muito acima do esperado; muitas vezes uma epidemia localizada (numa cidade, por exemplo) é denominada "surto".
- **Pandemia:** quando a doença ocorre de forma epidêmica em vários continentes ou países, simultaneamente.
- **Autóctone:** próprio daquele lugar.
- **Alóctone:** não originário daquele lugar ou região.

- **Período de incubação:** é o período que vai desde a penetração do agente etiológico até o aparecimento dos primeiros sintomas clínicos.
- **Antroponose:** doença que só ocorre em humanos. Exemplo: ancilostomíase.
- **Enzoose:** doença que só ocorre em animais. Exemplo: peste suína.
- **Zoonose:** doença que pode ocorrer tanto em humanos quanto em animais, isto é, o agente etiológico pode passar de humanos para animais e vice-versa; é sinônimo de antropozoonose.
- **Zooantroponose:** quando a doença primária ocorre em animais e o agente etiológico pode atingir humanos como, por exemplo, a doença de Chagas.

Dispersão das Parasitoses

Pode-se afirmar que foi no final de século XIX e início do século XX, isto é, há cerca de 100 anos apenas, que a ciência passou, de forma mais clara, a conhecer o modo de transmissão da grande maioria dos parasitos, a correlação deles com a existência ou não de hospedeiros intermediários e com as condições sanitárias existentes.

Por outro lado, com o crescimento da população mundial, com o aumento do comércio internacional e da globalização, e com a velocidade dos veículos de transportes humano e animal, as doenças passaram a ter uma distribuição geográfica muito mais ampla. E isso também vale internamente para qualquer outro país, especialmente o Brasil, com sua enorme amplidão territorial continental, grande diversidade ambiental e intensa migração interna.

Em decorrência disso, podemos dizer que boa parte das parasitoses humanas é encontrada no mundo todo. Isto é, possui "grande distribuição geográfica" e que uma quantidade menor de parasitoses é restrita, isto é, tem uma "pequena distribuição geográfica". Aonde o ser humano vai, "o parasito vai atrás"!

Os fatores que determinam essa variação na distribuição são muitos, destacando-se os hábitos higiênicos, a qualidade ou a existência de sistema distribuição de água potável e de esgoto doméstico, os hábitos alimentares, as condições de moradia. São os denominados fatores endógenos e exógenos. Os endógenos são aqueles inerentes ao organismo, tais como genéticos, fisiológicos, imunológicos e comportamentais. Os exógenos são aqueles relacionados diretamente ao ambiente. Voltamos aos determinantes sociais em saúde.

A grande maioria das pessoas julga, erroneamente, que o clima tropical é o principal fator da existência de parasitoses entre nós. Isso não está certo, pois, em verdade, as doenças parasitárias são muito mais dependentes das condições sanitárias e sociais de uma população do que do clima. Ou seja, podemos afirmar que doença parasitária é decorrente da pobreza, da falta de higiene e da precariedade alimentar das pessoas. Só para confirmar essa ideia, podemos verificar que em nossa faixa social de estudantes universitários, dificilmente temos algum parasito, porém na periferia malcuidada das cidades, ou em zonas rurais pobres, encontramos toda uma variedade de parasitoses endêmicas. Essa é a realidade e que precisa ser bem esclarecida e divulgada, pois diversas outras parasitoses ocorrem principalmente em países de clima frio (como hidatidose, dibotriocefalose, difilobotriose, triquinelose, além de giardíase, enterobíase, piolhos e diversos trematódeos).

Por outro lado, em vastas regiões da Europa e dos Estados Unidos, quando há pouco mais de 100 anos imperavam as baixas condições sociais e sanitárias, a ascaridíase, a ancilostomíase, a malária, as enterites etc. eram doenças endêmicas, atingindo grandes parcelas da população. Perguntamos: muda-

PARTE I – GENERALIDADES

ram-se as condições sociais e sanitárias lá ou mudou-se o clima?

Procuramos esclarecer bem esse ponto para mostrar que, mesmo morando em um rico e belo país tropical, nós poderemos promover atividades profiláticas com sucesso, conforme mostraremos no item a seguir. Nossa intenção é demonstrar que, nos países tropicais, a população também consegue desenvolver medidas profiláticas tão eficientes quanto as já desenvolvidas em qualquer outra parte do mundo. O importante é estarmos conscientes disso e trabalharmos organizadamente e com decisão nessa direção!

Assim, a distribuição geográfica ou a dispersão das parasitoses dependem de alguns fatores essenciais, quais sejam:

– Presença do agente etiológico em reservatórios ou em pessoas infectadas.
– Condições ambientais favoráveis para a permanência ou dispersão do parasito: falta ou deficiência de serviços sanitários, presença de hospedeiros intermediários ou de vetores adequados.
– Existência de pessoas suscetíveis.
– Migração interna ou internacional.
– Urbanização acentuada e descontrolada.

Profilaxia

A profilaxia, portanto, é o conjunto de medidas destinadas a prevenir ou controlar uma doença ou algum evento que interfira no bem-estar da população. Lembrando que, para a quase totalidade das doenças parasitárias humanas não existem vacinas, e estão longe de serem desenvolvidas. Na sua maioria, são doenças negligenciadas, com pouco interesse em investimentos das indústrias farmacêuticas. O mesmo se aplica para novos medicamentos.

Mas, para se desenvolver a "profilaxia" de qualquer doença ou praga (analfabetismo, apatia, submissão, fome, verminose etc.) antes de todas as medidas técnicas recomendadas pela epidemiologia, é fundamental a organização e a participação da comunidade. Educação em saúde é um processo contínuo e mudanças de hábitos e costumes arraigados não se dão da noite para o dia. Sabemos que, quando se inicia um processo de "participação comunitária", de início poucos aderem a ele. Poucos estão realmente "maduros" ou "motivados" para o benefício, mas são esses "poucos" que irão estimular os demais. Nossa experiência e a de milhares de trabalhos comunitários já promovidos com sucesso, indicam que dois grupos precisam ser "cativados" de imediato: as mulheres e as crianças. A mulher, a nosso ver, representa a força progressista, sensível e equilibrada da sociedade; as crianças e os jovens representam a força da esperança, aliada à ausência de preconceitos e dominações... Isso porque, em algumas comunidades, "os pensamentos das pessoas não se manifestam em palavras, por lhes faltar, aos seus pobres habitantes, a expressão comunicativa, atrofiada pelo silêncio forçado da solidão" (Inglês de Souza, *Contos Amazônicos*, 1893). E não é só o isolamento que promove a apatia ou a falta de argumentos, é a submissão ao dominador rabugento que, sedento de poder e lucro, coloca sua comunidade amedrontada e ignorante (forma usual da mídia, que se esmera nas denúncias e noticiários pejorativos e se esquiva em divulgar notícias construtivas ou geradoras de ideias, de ideais e de lideranças éticas). Infelizmente, nosso país hoje passa por essa triste situação, uma vez que diante das insanidades políticas, não há reação organizada. Parece que "não temos povo, apenas espectadores".

Algumas parasitoses requerem medidas profiláticas muito específicas, porém como a maioria delas tem fatores epidemiológicos comuns, as medidas profiláticas são eficientes para todas elas. Mas, de uma forma ou de outra, para se iniciar a adoção de medidas profiláticas que envolvam a população, tudo é válido e necessário: teatrinhos, circo, jornal, programas de rádio (bem conduzidos, é claro) treinamento de professoras e líderes locais, campeonatos de jogos e de música, desenvolvimento de cooperativismo ou associação de produtores ou artesãos, cursos de alfabetização, introdução de novas técnicas produtivas, organização de cooperativas, festas cívicas, criação da figura do "contador de histórias" etc., etc., etc.!

A comunidade só vai responder, só vai sensibilizar-se, se acreditar que poderá atingir objetivos melhores e maiores, isto é, sentir que irá progredir. Aliás, este comportamento é o normal da vida: uma pessoa só se torna atuante e entusiasmada se sentir aprovada pelos vizinhos e se tiver um objetivo claro, um sonho a alcançar. Por isso, cabe ao poder público iniciar o processo, mas cabe à comunidade a luta pela melhora da situação.

Enfim, a profilaxia não deve ser pensada como uma ação isolada para bloquear a transmissão de uma única doença. Profilaxia deve ser pensada como uma ação abrangente, incluído novas tecnologias, capazes de promover a saúde e a melhora da qualidade de vida como um todo. Em verdade, nos últimos anos, tem sido proposta a ideia de "saúde única" onde se busca a saúde humana, social e ambiental do planeta. É um sonho, mas precisa existir para ser alcançado.

CAPÍTULO 7

Morbimortalidade em Doenças Parasitárias

Os parasitos, por definição, são organismos que sobrevivem em associação com outras espécies, dos quais retiram os nutrientes para a sua sobrevivência, reprodução, transmissão e perpetuação da espécie. Utilizam outras espécies como hospedeiros, se beneficiando unilateralmente dessa relação para seu metabolismo, denominada parasitismo. Em outras palavras, são organismos que vivem às expensas de outras espécies. Se os parasitos encontram nos seus hospedeiros sítios de sobrevivência, estrategicamente não é "intenção" destes (os parasitos) provocar danos aos hospedeiros, o que lhes prejudicaria também, podendo até levar a morte de ambos. Sem causar danos ao hospedeiro, os parasitos podem viver por toda a vida, beneficiado pela relação. Sabe-se também que os hospedeiros apresentam determinados mecanismos de defesa, que os protegem dos parasitos ou minimizam a ação destes. Ao ocorrer um desequilíbrio fisiológico entre o hospedeiro e o parasito, inúmeras consequências podem vir a surgir, determinando o aparecimento das doenças parasitárias.

Muitas vezes, a população desinformada e profissionais de saúde displicentes, não abordam as doenças parasitárias e os parasi-

tos com real preocupação. Os estudiosos em doenças parasitárias chamam a atenção para o assunto, exatamente para os casos mais graves dessas doenças, fato este que pode vir a acontecer com qualquer indivíduo que esteja parasitado, desde que hajam tais desequilíbrios. Dependendo do parasito, de um momento a outro, ele pode ir de assintomático para sintomático. Um bom exemplo para essa preocupação é o *Ascaris* errático, que pode a qualquer momento adentrar o canal colédoco ou ducto pancreático e causar uma pancreatite aguda. Antes disso, esse mesmo hospedeiro, outrora assintomático com *Ascaris lumbricoides* no seu intestino delgado, agora está sob risco de vida em virtude de uma pancreatite. Outro exemplo seria a migração aleatória de ovos do *Schistosoma mansoni* na corrente sanguínea, podendo parar na medula espinhal, provocando lesões medulares, por vezes irreversíveis, deixando o indivíduo com paralisia ou paraplégico. Antes disso, esse mesmo hospedeiro, outrora assintomático com *S. mansoni* nas suas veias mesentéricas, agora está sob risco de ficar paraplégico. Profissionais de saúde, professores e até mesmos os técnicos de laboratórios de diagnósticos devem estar atentos em suas atividades para com essas possibilidades mais graves das doenças parasitárias.

PARTE I – GENERALIDADES

As doenças parasitárias e suas consequências variam bastante de hospedeiro para hospedeiro. O hospedeiro pode apresentar ou não sintomas, determinados pela presença do parasito. Podem também variar de aguda à crônica, dependendo da relação parasito-hospedeiro. O fato é que, por inúmeros fatores inerentes ao hospedeiro, como a desnutrição, a idade, coinfecções e baixa imunidade, levam ao surgimento da doença propriamente dita. Nessa ocasião, surgem os sintomas e o indivíduo adoentado pode apresentar desde sintomas leves e até mesmo consequências mais graves, em alguns casos até mesmo a morte do hospedeiro. Morbimortalidade, de acordo com o Ministério da Saúde, refere-se à incidência das doenças e/ou dos óbitos numa população. A Tabela 7.1 mostra as consequências mais graves das infecções parasitárias dos principais parasitos humanos na atualidade.

É importante salientar que inúmeros outros parasitos, seja de ocorrência no Brasil ou de outras regiões, ficaram de fora do quadro anterior, o que não os torna menos importantes para a saúde. Exemplo disto são os ectoparasitos. Ainda é comum, na atualidade, a presença de doenças parasitárias em nível global. Carências de saneamento básico, educação sanitária, desmatamentos, urbanização desorganizada, globalização e outros importantes fatores, contribuem para essa presença. Cientes desse fato, os cuidados profiláticos e de controle são de extrema importância para evitarmos infecções parasitárias e, consequentemente, os casos mais graves e óbitos provocados por esses parasitos.

Tabela 7.1. Consequências mais graves das infecções parasitárias dos principais parasitos humanos, na atualidade	
Doenças parasitárias e espécies	**Consequências mais graves no homem**
Causadas por protozoários	
Amebíase – *Entamoeba histolytica*	Necroses teciduais ao longo intestino grosso; abscessos hepáticos, pulmonares e cerebrais; hemorragias intestinais
Giardíase – *Giardia lamblia*	Desnutrição, hipovitaminoses e dores epigástricas com diagnósticos errôneos de gastrites
Malária – *Plasmodium falciparum**, *P. vivax*, *P. malariae* e *P. ovale*	Mortes podem ocorrer por danos cerebrais (malária cerebral), pelo sequestro de hemácias, obstrução do fluxo sanguíneo cerebral e hipóxia. Danos aos órgãos vitais, em virtude de anemia grave
Tripanossomíase americana ou doença de Chagas – *Trypanosoma cruzi*	Morte súbita, problemas cardíacos graves, esofágicos e megacólon, no intestino grosso; danos neurológicos
Leishmaniose visceral/calazar – *Leishmania chagasi*	Danos graves no fígado e no baço, hepatoesplenomegalia; invasão na medula óssea e anemia grave
Leishmaniose tegumentar – *L. braziliensis**, *L. guyanensis* e *L. amazonensis*	Feridas de difícil cicatrização, desfigurantes a nível facial e nódulos disseminados pelo corpo
Toxoplasmose – *Toxoplasma gondii*	Abortos, má formação fetal e cegueira
Tricomoníase – *Trichomonas vaginalis*	Causam dores e lesões genitais, e estas facilitam a transmissão do HIV e outras ISTs (infecções sexuais transmissíveis)

Capítulo 7 – Morbimortalidade em Doenças Parasitárias

Tabela 7.1. Consequências mais graves das infecções parasitárias dos principais parasitos humanos, na atualidade

Doenças parasitárias e espécies	Consequências mais graves no homem
Causadas por helmintos	
Ascaridíase – *Ascaris lumbricoides*	Desnutrição, obstrução intestinal, do canal colédoco e nasolacrimal, pancreatite aguda, colecistite, apendicite, pneumonia eosinofílica; eliminação espontânea do verme adulto pela boca, narinas e ânus
Necatoríase – *Necator americanus* e ancilostomíase – *Anclylostoma duodenale* e *A. ceylanicum*	Hemorragias no intestino delgado (duodeno), anemia ferropriva
Larva *migrans* cutânea ou bicho-geográfico – *Ancylostoma caninum* e *A. braziliense*	Pode provocar a neurorretinite subaguda difusa unilateral (DUSN), uma forma de uveíte que pode levar à cegueira
Tricuríase – *Trichuris trichiura*	Úlceras e abscessos no intestino grosso, infecção bacteriana secundária e prolapso retal
Enterobíase/oxiuríase – *Enterobius vermicularis*	Colites, feridas na região perianal e invasão da genitália feminina pela fêmea durante a oviposição, causando vaginites e podendo atingir os ovários, provocando esterilidade
Estrongiloidíase – *Strongyloides stercoralis*	Enterites, presença de pontos ulcerados com invasão bacteriana, resultando em extensas áreas necróticas. Na forma disseminada relacionada à imunossupressão pela Aids, por medicamentos corticoides ou neoplasias, pode levar a sepse grave, com elevada taxa de mortalidade
Esquistossomose – *Schistosoma mansoni*	Danos no fígado e no baço (hepatoesplenomegalia), hemorragias no intestino grosso, mielorradiculopatia, a forma ectópica mais grave e incapacitante da doença pela presença de ovos no sistema nervoso central (SNC)
Cisticercose – *Taenia solium*	Neurocisticercose: convulsões, alterações psiquiátricas, infecções na coluna, paralisias ou dormências em um segmento do corpo, demência, perda da consciência, alterações do comportamento, meningite, aumento de pressão intracraniana; Oftalmocisticercose: transtornos de visão, incluído cegueira
Himenolepíase – *Hymenolepis nana*	Câncer: presença de células cancerígenas formadas por DNA do parasito em casos humanos

*Espécies responsáveis pelos casos mais graves.

Parasitoses em Idosos, Senescência e Imunossenescência

O envelhecimento populacional é uma realidade em nosso país e no mundo, onde a população com idade acima de 60 anos tende a aumentar nos próximos anos, com o aumento da expectativa de vida. A longevidade foi uma das grandes conquistas do século XX. O crescimento da população de terceira idade é explicado por especialistas em estudos demográficos por meio da queda da taxa de fecundidade, aliada à queda da taxa de mortalidade, consequências do avanço da medicina. Os idosos, em virtude da sua situação fisiológica, nutricional, imunológica, uso de medicamentos, questões sociais, dentre outras, constituem verdadeiros alvos em potencial de parasitos. Ainda é grande a desinformação sobre a saúde do idoso na gerontologia, incluído as parasitoses, e as particularidades e desafios do envelhecimento populacional para a saúde pública.

Os poucos trabalhos abordando a presença de parasitos intestinais em idosos mostra que o helminto enteroparasito mais comum neste grupo populacional é *A. lumbricoides*. Sim, idosos apresentam lombrigas em seu intestino delgado e podem vir a sofrer, com sua presença, os sintomas e as consequências da ascaridíase. Além disso, curiosamente, as mulheres idosas são mais acometidas que os homens idosos. Umas das explicações

para essa maior frequência em mulheres idosas pode decorrer de uma diminuição da quantidade de linfócitos T e B, assim como dos efeitos citotóxicos das células *natural killer* (NK), em decorrência da diminuição relevante na concentração dos estrogênios, o que ocorre na menopausa e pós-menopausa. Devido ao aumento na expectativa de vida da população mundial, as mulheres têm passado mais de um terço de sua vida no período de transição menopausal e na pós-menopausa. Uma avó pode, por exemplo, assumir a responsabilidade pelos cuidados de uma criança, netos, semanalmente, dando à sua filha ou nora, a oportunidade de sair para trabalhar. Alguns avós encontram-se no papel de pais pela segunda vez. Essa convivência diária expõe, numa via de mão dupla, crianças e avós, para transmissão de parasitos entre eles. Crianças em processo de desenvolvimento de imunidade e idosos na imunossenescência acabam sendo mais suscetíveis.

Em diversos países, problemas como a falta de saneamento, condições precárias de vida e carência no atendimento e educação em saúde, facilitam a propagação e contaminação por enteroparasitos, principalmente em crianças e idosos. Citando um exemplo de protozoário, estudos mostram que a soro-

PARTE I – GENERALIDADES

prevalência de *Toxoplasma gondii* é maior em pessoas idosas, pois com o passar dos anos, o indivíduo foi mais exposto ao contato com o parasito. O envelhecimento está associado ao desvio do perfil de citocinas de Th1 para Th2 em resposta ao estímulo imunológico, e sabemos que a resposta para protozoários intracelulares como para macrófagos e *T. gondii* tem perfil Th1. Outro alerta importante é que o número de casos de HIV/Aids (vírus da imunodeficiência humana/síndrome da imunodeficiência adquirida), entre pessoas acima dos 50 anos dobrou na última década. Resumidamente, os linfócitos TCD4$^+$, células na qual se reproduz o vírus HIV, diminuem na Aids não tratada. Essa diminuição compromete ativação de macrófagos, responsáveis pela fagocitose de trofozoítos do *T. gondii*, debelando infecções e na manutenção dos cistos com bradizoítos, evitando seus rompimentos.

O processo de envelhecimento humano é complexo. Os idosos passam por uma série de alterações fisiológicas, considerando, por exemplo, alterações de absorção no sistema digestório, nos aspectos hematológicos e imunológicos. A imunossenescência é marcada por alterações quantitativas e qualitativas em componentes celulares e moleculares, que levam o idoso a uma diminuição das atividades do sistema imunológico. Na imunidade inata, no idoso, podem ocorrer alterações na atividade fagocitária de neutrófilos, menor atividade quimiotática dos macrófagos, aumento na quantidade de células NK e maior produção de IL-6 pelas células dendríticas, por exemplo. Já na imunidade adaptativa, atrofia tímica, desequilíbrio entre o número de linfócitos T virgens e de memória, redução dos mecanismos efetores de imunidade celular e, além disso, as células B e seus produtos (imunoglobulinas e anticorpos) também são afetados com o envelhecimento.

A celularidade medular (hematopoese) decai ao longo da vida, e chega a 30% no indivíduo acima de 65 anos; isso ocorre porque a medula óssea passa por alterações em seu estroma que é constantemente substituído por depósito de gordura. Outra alteração importante é a maior prevalência de anemia nos idosos e diminuição dos precursores eritroides, uma das razões desse panorama é a carência nutricional vivenciada na terceira idade. Essa área produtiva pode ser menor ainda, em consequência de osteopenia e osteoporose.

As defesas imunes naturais do organismo ficam reduzidas por causa da fragilidade da pele e da diminuição na eliminação de anticorpos pelas mucosas, o que pode favorecer a infecção e ciclos biológicos de helmintos, facilitando o trânsito de larvas de *A. lumbricoides*, por exemplo. A involução do timo, que acontece entre os 40 e 50 anos de idade, gera uma deficiência da proliferação de linfócitos T. Estes linfócitos T, TCD4$^+$ ou TCD8$^+$, do tipo 2 são produtores de citocinas como IL-4, IL-5 e IL-13 que, entre outras funções, induzem a produção de IgE pelas células B e ativação de eosinófilos, mastócitos e basófilos, respectivamente, componentes fundamentais na defesa contra helmintos. Ainda, a IL-4 estimula a produção de IgE e, juntamente com a IL-13, a de mastócitos, aumentam a secreção de mediadores da inflamação, secreção de muco e aumento da contratilidade da musculatura intestinal, facilitando a expulsão dos vermes adultos.

O estado nutricional do indivíduo é um fator importante para a gravidade dessas doenças e suas manifestações clínicas, configurando assim mais um ponto preocupante no acometimento de idosos por esse parasitos, pois, além do fenômeno da imunossenescência e das inúmeras alterações fisiológicas, eles ainda passam por um estado de imunodepressão secundária ao estado nutricional, decorrente da diminuição da absorção dos nutrientes no trato gastrointestinal e da dificuldade na mastigação e deglutição, diminuição da salivação, da produção e secreção de ácidos gástricos, e da prejudicada absorção a nível do intestino delgado. É possível perceber que deficiências nutricionais constituem um problema na população idosa, uma vez que tanto as mudanças fisiológicas e patológicas, como o uso de múltiplos medicamentos e modificações nos aspectos econômicos e sociais, acabam por interferir no apetite, no consumo de alimentos e na absorção dos nutrientes. Essa má absorção e consequente deficiência de alguns microelementos e de vitaminas, tais como zinco e vitamina A, estão associadas ao decréscimo na função imune. O zinco, deficiente na maioria dos idosos, tem papel importante na resposta humoral pela restauração da atividade do hormônio timulina e na proliferação de timócitos. A hipovitaminose A, um problema de saúde pública entre idosos e que pode levar à cegueira e morte, pode ser causada por deficiência de absorção de vitamina A pela presença de infecções por *A. lumbricoides* ou *Giardia lamblia*. Além disso, a carência de vitamina A prejudica os efeitos da imunidade natural, pois afeta a produção de muco, que atua como barreira física no trato respiratório, gastrointestinal e urinário.

Outro ponto importante a ser considerado é que os idosos possuem uma maior convivência com doenças crônicas, o que torna os idosos grandes consumidores de serviços de saúde e de medicamentos. O uso de corticoides também pode vir a atuar como um fator para sua predisposição aos enteroparasitos. Dentre as reações adversas possíveis encontra-se a agranulocitose e anemias, que contribuem para intensificar o fenômeno da imunossenescência tornando o idoso ainda mais suscetível a infecções. Os glicocorticoides sistêmicos são medicamentos amplamente utilizados por várias especialidades médicas, por seus excelentes efeitos anti-inflamatórios e imunossupressores, o que pode promover diminuição dos eosinófilos, importantes células na resposta imune aos helmintos, principalmente.

O conhecimento sobre a senescência e a presença de parasitos na terceira idade, suas alterações e consequências, se faz necessário. Com isso, poder-se-á intervir de forma mais eficiente, visando a prevenção de doenças parasitárias em idosos e, consequentemente, melhorias na qualidade de vida.

CAPÍTULO 9

Parasitos e Imunologia

Frequentemente, e influenciado por inúmeros fatores bióticos e abióticos, o corpo humano é alvo de tentativas de invasão por parasitos. Por outro lado, o sucesso dessa invasão de vida parasitária será possível mediante as habilidades e caraterísticas biológicas do parasito e da atuação da resposta imune do hospedeiro humano. Múltiplos fatores, incluindo a resposta imunológica eficiente ou deficitária, através da imunidade inata e/ou adaptativa possibilitarão ou não, ao parasito, habitar o hospedeiro, podendo causar ou não, doenças. Sobreviver ou não, às custas de outra espécie.

Imunidade Inata/Barreiras Inespecíficas e Parasitos

A imunidade inata, juntamente com as barreiras inespecíficas como a pele, mucosas e pH do trato gastrointestinal, são consideradas as primeiras linhas de defesa contra organismos invasores. Apresentam-se como sentinelas para prevenção e/ou atuação em uma infecção. A imunidade inata ou natural é uma resposta rápida, e geralmente inespecífica, atuando tanto contra infecções por parasitos quanto por outros inúmeros agentes. Apresentam-se como barreiras contra infecções. Quando o parasito invade

o hospedeiro é "disparada uma sirene de alerta" devido ao reconhecimento, por parte do hospedeiro, de moléculas específicas do invasor que são chamadas padrões moleculares associados a patógenos (PAMP), onde o reconhecimento é feito por receptores presentes nas células do hospedeiro. São chamadas receptores de reconhecimento de padrão (PRR). Entre esses PRRs existem os receptores semelhantes a *Toll* (TLR).

O sistema complemento é um conjunto de proteínas sintetizadas naturalmente pelo organismo e presentes no plasma, que pode promover inflamação, opsonização e/ou destruição do antígeno invasor, que pode ser um parasito, uma bactéria ou outro elemento. É considerado o principal mediador humoral do processo inflamatório junto aos anticorpos. Apresenta várias vias, a exemplo da clássica, que necessita de anticorpos para a sua ativação, e da via alternativa, que independe da presença de anticorpos. A presença de agentes etiológicos como protozoários e helmintos, que apresentam características moleculares diferentes do hospedeiro, a exemplo da ausência de ácido siálico na membrana plasmática, pode levar a ativação da via alternativa do complemento, através da ligação de moléculas de C3b na sua superfície, tendo como consequência a opsonização do agente etiológico.

Um dos principais componentes da imunidade inata, que também participam na imunidade adaptativa contra parasitoses, são as células representadas pelos neutrófilos, macrófagos, eosinófilos, basófilos, mastócitos, células dendríticas e células assassinas naturais (NK).

Os neutrófilos são células fagocitárias que também atuam na defesa contra os parasitos, em particular os protozoários. Esses fagócitos possuem um grande potencial de produzir peróxido de hidrogênio e óxido nítrico (NO), eliminando o parasito em seu interior. Os macrófagos é outro grupo de fagócitos que podem ser fixos ou móveis, dependendo da sua localização. Possuem diversas enzimas hidrolíticas em seus lisossomos e atuam na destruição do antígeno fagocitado. Esses fagócitos podem atuar contra os parasitos, principalmente os protozoários. Os macrófagos, ao fagocitar protozoários, dependendo da situação, estando estes ativados ou não, assim como do grau de resistência do patógeno ou dos mecanismos de escape, podem tornar-se células hospedeiras para estes agentes etiológicos, como acontece com as leishmânias e o *Trypanosoma cruzi*. Os neutrófilos não são boas células hospedeiras pelo seu curto período de vida, 4 a 8 h no sangue e cerca de 5 dias nos tecidos. Macrófagos vivem até 120 dias. Esses fagócitos possuem diversas enzimas hidrolíticas, lisozimas, em seus lisossomas. No entanto, em determinadas situações esses macrófagos não demonstram sucesso em conter a infecção. Quando esses parasitos escapam dos mecanismos de ação dos macrófagos, acabam infectando essas células, transformando-as em células hospedeiras. Um dos motivos do insucesso seria os mecanismos de evasão dos parasitos dentro dos macrófagos. Esses mecanismos de evasão, também chamados mecanismos de escape, permitem que os parasitos possam sobreviver longos períodos no seu hospedeiro, ou mesmo durante toda a vida, sem causar doenças ou sintomas. No *Toxoplasma gondii*, por exemplo, os taquizoítos podem permanecer vivos no endossomo, pois não ocorre a fusão com o lisossomo. No *T. cruzi*, as amastigotas podem escapar dos fagossomos e se dividirem livremente no citoplasma; e a *Leishmania* resiste a enzima lisossômica e se divide nos fagossomos.

Quando ocorre a persistência do parasito no hospedeiro, algumas células da imunidade inata, a exemplo dos macrófagos, podem atuar como células apresentadoras de antígenos, para os linfócitos TCD4. Esses linfócitos T, pela sua capacidade de sintetizar e expressar a molécula de MHC de classe II em sua superfície, promovem o início da resposta imune adaptativa. Os linfócitos T ativados podem atuar estimulando o recrutamento de outras células de defesa, bem como estimulando o surgimento de outros mecanismos humorais contra a infecção parasitária.

Os parasitos se comportam de diferentes maneiras no hospedeiro humano, dependendo da espécie, ao nível intracelular ou extracelular. Ao nível intracelular, no citoplasma e em vesículas; ao nível extracelular, no sangue, linfa ou superfície epitelial. Um mesmo parasito, dependendo da forma evolutiva, pode se comportar de forma diferente, como é o caso de *Ascaris lumbricoides*, aonde as larvas circulam pelo sangue no ciclo pulmonar e os adultos vivem na luz intestinal. Entretanto, como proteção, o hospedeiro humano apresenta o sistema imunológico, que é dividido em imunidade inata (ou natural) e imunidade adaptativa.

A infecção por parasitos não necessariamente levará ao surgimento da doença. Pois, quando o indivíduo desenvolve uma resposta imune específica e eficaz, essa eliminará o patógeno e, dependendo do parasito, consequentemente a geração de células de memória evitam futuras reinfecções. Por outro lado, a exacerbação da resposta inflamatória em alguns indivíduos a essa infecção pode levar ao aparecimento de lesões teciduais ou ao surgimento de patologias associadas, como na miocardite chagásica.

Imunidade Adaptativa/Barreiras Específicas e Parasitos

A imunidade adaptativa, ou adquirida, acontece geralmente após o contato com o parasito invasor. É primordial quando a imunidade inata não atua de forma efetiva, deixando "escapar" o parasito. Atua como uma segunda linha de defesa e também protege contra nova exposição ao mesmo patógeno (parasito invasor), produzindo memória imunológica. Torna-se efetiva somente após alguns dias, período importante para que linfócitos T e B proliferem e se diferenciem em células efetoras.

A resposta imune contra os helmintos, geralmente dos linfócitos T CD4$^+$ efetiva é do perfil Th2. Esses linfócitos Th2 são produtores de citocinas como as interleucinas IL-4, IL-5 e IL-13. Essas citocinas induzem a produção de anticorpos IgE pelas células B, e atração de mais células imunes como eosinófilos, mastócitos e basófilos, que são componentes fundamentais na defesa contra helmintos. Os eosinófilos, ao degranularem, liberam substâncias que podem matar as larvas dos helmintos, principalmente quando realizam citotoxidade dependente de anticorpos (ADCC) com IgE específico contra o helminto. A quantidade de eosinófilos aumenta na corrente sanguínea quando ocorre uma inflamação, provocada por helmintos, ácaros ou alergias. Os mastócitos e basófilos também participarão da resposta, produzindo histamina e mediadores da inflamação. Com relação aos adultos, pelo seu desproporcional tamanho, essa resposta perde efetividade, sendo necessário o uso de medicamentos anti-helmínticos. Mastócitos e basófilos irão produzir histamina e mediadores da inflamação. Durante a inflamação, provocada por helmintos ou ácaros causadores de alergias, o número de eosinófilos aumenta na corrente sanguínea, sendo essas células, em conjunto com outros exames laboratoriais, boas indicadoras de infecção parasitária. Os eosinófilos terão acesso aos locais da infecção causada pelos helmintos, eliminando estes por citotoxicidade.

A citocina IL-4 estimula a produção de IgE e a IL-13 estimula a produção de mastócitos, aumentando a secreção de mediadores da inflamação, secreção de muco e aumento da contratilidade da musculatura intestinal o que pode provocar a expulsão dos vermes adultos do intestino. A resposta Th1 (T *helper* 1) está relacionada com a defesa contra protozoários, bactérias intracelulares e vírus, enquanto a resposta Th2 (T *helper* 2) é mais efetiva contra os helmintos e alérgenos, incluindo os ácaros, por exemplo. Os tipos de citocinas é que vão definir as respostas nos linfócitos Th1 e Th2. As citocinas que induzem a diferenciação em Th1 e Th2, são, respectivamente, a IL-12 e a IL-4. As Th1 produzem citocinas relacionadas principalmente com a defesa mediada por fagocitose, contra agentes infecciosos intracelulares. As principais citocinas são interferon-gama (INF-γ), IL-2 e fator de necrose tumoral alfa (TNF-α). As subpopulações Th1 e Th2 influenciam-se mutuamente e de forma antagônica; entretanto, outros perfis ocorrem e se inter-relacionam, como Treg, Th9, Th17 e Th22. O INF-γ produzido pelas Th1 modula a resposta Th2, e a IL-4 e IL-10 produzida pelas Th2 modulam a resposta Th1.

A ação da imunidade adaptativa para protozoários intestinais patogênicos como a *Entamoeba histolytica*, *Cryptosporidium* sp. e *Giardia lamblia*, se dá através da presença de anticorpos IgM, IgG e IgA. A IgA, por exemplo, atua na mucosa intestinal, dificultando a adesão dos trofozoítos da giárdia no epitélio duodenal. Trofozoítos de giárdia que, eventualmente, invadirem essa mucosa, escapando da ação da IgA, irá se deparar com macrófagos presentes na parede intestinal, debelando a infecção. A giardíase é mais frequente nas crianças e

PARTE I – GENERALIDADES

em pessoas com baixa imunidade, demonstrando a presença da ação do sistema imune quando em equilíbrio. Na amebíase, causada pela *E. histolytica*, o mecanismo de agressão tem relação com as cepas do parasito e sua capacidade de invasão. Humanos adquirem imunidade e eliminam trofozoítos através da proteção da mucosa intestinal por anticorpos IgA anti-lectina. Nas formas invasivas, ocorrem inflamação e ulceração na parede intestinal, com presença de (leucócitos – trocaria por) macrófagos e outras células do sistema imunológico. Ocorrendo necrose, os trofozoítos podem dar origem a abscessos no fígado e em outras partes do corpo humano, com infecção sistêmica.

Inúmeros componentes da resposta imune inata participam do mecanismo de defesa contra os protozoários (trocaria hematozoário pela sobreposição de sons – protozoários hematozoário) circulantes ou teciduais. Parasitos intracelulares como as leishmânias, na resposta imune inata, são suscetíveis à ação de neutrófilos, células com grande potencial de produzir peróxido de hidrogênio e óxido nítrico (NO). No entanto, quando presentes no hospedeiro, infectam os macrófagos, livrando-se do ataque dos neutrófilos. A resposta adaptativa ocorre após a apresentação de antígenos por células dendríticas e macrófagos, para os linfócitos T e B. Macrófagos ativados eliminam as leishmânias por citotoxidade. Dependendo da espécie da leishmânia e das formas clínicas podem ocorrer variações nos perfis de respostas Th1 e Th2. Na resposta Th1, acontecerá produção de IL-12, IFN-γ e TNF-α, e consequente ação do óxido nítrico em macrófagos infectados. Na resposta Th2, haverá secreção de citocinas como IL-4 e IL-10. Th1 e Th2 influenciam-se mutuamente e de forma antagônica, e desvio de perfis. O INF-γ produzido pelas Th1 inibe as Th2, e a IL-10 produzida pelas Th2 inibe as Th1. Lembrando que a Th1 atua na defesa contra agentes infecciosos intracelulares, como os protozoários citados. Th2 está re-

lacionada com produção de IgE e resposta imune de eosinófilos e mastócitos contra helmintos e alérgenos. Citotoxidade por linfócitos TCD8, ativação de macrófagos por linfócitos TCD4+ e produção de óxido nítrico, são mecanismos de defesa também contra os protozoários *T. cruzi* e *Toxoplasma gondii*. Em indivíduos com HIV/Aids, nos quais o vírus se multiplica em linfócitos TCD4+, não há ativação efetiva da resposta imune adaptativa promovendo um comprometimento na resposta imune do hospedeiro, o tornando suscetível a diversas infecções por protozoários e helmintos, sendo esses agora capazes de disseminar de forma oportunista. Por outro lado, a infecção por helmintos pode prejudicar a resposta imune protetora em portadores de tuberculose, hepatite e hanseníase, levando ao desenvolvimento de formas clínicas mais graves.

Conhecimentos clássicos da resposta imune inata e adaptativa já estão consolidados e reconhecidos. Com os avanços biotecnológicos e descobertas na imunologia na contemporaneidade, estão surgindo novos conhecimentos e hipóteses sobre os mecanismos de agressão e de escape dos parasitos, e de defesa dos hospedeiros. Por que é tão complexo e difícil desenvolver vacinas contra parasitos? Pode um parasito como a áscaris ser capaz de provocar modificações no sistema imunológico feminino e facilitar a gravidez? Pode um parasito "facilitar" a vida de um vírus ou bactéria e vice-versa? Podem infecções por helmintos, na infância ou ao longo da vida, diminuírem a predisposição para o desenvolvimento de doenças alérgicas? A imunossenescência influencia exposição humana e risco de doenças na terceira idade? Podem metabólitos e DNA de parasitos provocar câncer? Podem parasitos não patogênicos, como os da microbiota intestinal, auxiliar na resposta imune aos patógenos? Essas e outras questões fazem da parasitologia e da imunologia ciências dinâmicas e inter-relacionadas, contextualizadas e contemporâneas.

CAPÍTULO 10

Verduras e Parasitoses

A busca cada vez maior por hábitos alimentares saudáveis, incorporando alimentos de baixa caloria, como as hortaliças e frutas, possibilita a exposição da população a um grande número de enfermidades entéricas que são veiculadas por alimentos *in natura* e, entre os agentes etiológicos, estão os parasitos provenientes de águas contaminadas por dejetos fecais de animais e/ou humanos.

A oferta de alimentos isentos de agentes patogênicos que possam pôr em risco a saúde do consumidor assumiu mundialmente uma grande relevância em saúde pública. Os serviços de alimentação coletiva têm aumentado em todo o mundo e, com o crescimento desses serviços, observa-se que os alimentos ficaram mais expostos a uma série de perigos ou oportunidades de contaminações microbianas e parasitológicas associadas a práticas incorretas de produção, manipulação e processamento. O Brasil, como um país tropical em desenvolvimento, possui clima e situação socioeconômica favorável à ocorrência de doenças parasitárias, o que representa um problema de grande importância em saúde pública, pois as parasitoses intestinais são amplamente difundidas pelas más condições sanitárias.

A contaminação de hortaliças, notadamente aquelas que são ingeridas *in natura*, constitui um dos fatores mais relevantes na epidemiologia das enteroparasitoses. A maioria das hortaliças é cultivada no chão (exceto as hidropônicas, cultivadas em tubos de PVC contendo água limpa) e, muitas vezes, são irrigadas com água de má qualidade, contaminada com dejetos humanos ou animais. Os manipuladores de alimentos também desempenham importante papel na transmissão de doenças veiculadas pelos alimentos e o aprimoramento da segurança alimentar deve incluir exames coproparasitológicos periódicos e treinamento destes profissionais. Outros fatores que contribuem para aumentar a taxa de contaminação das hortaliças são: a presença de adubos orgânicos, o acondicionamento em caixas sujas, o armazenamento em locais inadequados, o transporte em caminhões abertos e o contato com insetos, como baratas e moscas.

Os estudos realizados no Brasil têm mostrado a contaminação de hortaliças (alface, agrião, rúcula, escarola) com ovos, larvas ou cistos de enteroparasitos, tais como: *Taenia, Ascaris, Strongyloides, Ancylostoma, Schistosoma mansoni, Hymenolepis, Trichuris trichiura, Toxocara, Giardia, Cryptosporidium, Entamoeba coli, Endolimax nana* e *Blastocystis hominis*. A alface tem sido a hortaliça mais estudada, em razão da grande difusão do seu consumo, por ser ingerida somente crua, pela facilidade de produção e pela possibilidade de contaminação durante sua produção, na qual a planta cresce rente ao solo em contato com a terra, com águas residuais, micro-organismos, insetos, animais e seus excrementos, lesmas e parasitos.

A adoção de medidas preventivas são hoje as principais estratégias para o controle de qualidade desses produtos. Os métodos de higienização desses alimentos incluem a limpeza, que consiste na remoção de sujidades da superfície e sanitização, objetivando reduzir ou eliminar os micro-organismos. Para isto, são utilizados métodos físicos, como o calor, ou químicos, como o hipoclorito de sódio, visando manter a contaminação em níveis seguros. Entretanto, a inviabilização de cistos e ovos de parasitos por meio químico é pouco estudada e os testes mostraram que alguns ovos de helmintos podem resistir à ação de muitos desinfetantes incluindo a água sanitária. Daí a importância do processo de um bom processo de limpeza! O vinagre, comumente usado pelas donas de casa como sanitizante, reduz significativamente o número de micro-organismos, mas não de forma satisfatória. A higiene dos alimentos estuda métodos para produção, preparo e apresentação dos alimentos com segurança e preservação de sua qualidade. Enquanto o serviço de vigilância sanitária não fizer um intenso processo de educação sanitária de produtores e intermediários (e o consumidor não for mais exigente quanto à qualidade do que compra), devemos realizar as seguintes etapas de limpeza e sanitização de hortaliças, para garantir um alimento de boa qualidade sanitária dentro de nossas casas:

1. Desfolhar a verdura, separando as partes não comestíveis

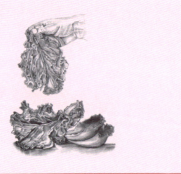

2. Fazer a lavagem mecânica folha por folha em água corrente, esfregando com as mãos

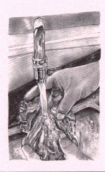

3. Adicionar 1 colher de sopa de água sanitária (2% a 2,5% p/p), para cada litro de água. Deixar de molho por 15 minutos.

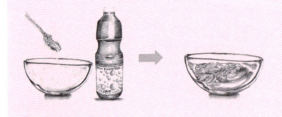

4. Finalizar enxaguando em água filtrada.

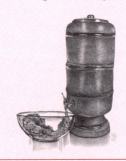

Ilustração: Úrsula Maria Pires dos Santos

Nota:

- A lavagem mecânica (folha por folha, passando a mão em uma por uma) é importante para remover cistos, ovos e larvas de parasitos, pois o cloro não inativa alguns ovos de parasitos.
- Não coloque as alfaces sujas de terra na água sanitária, pois a terra inibe a ação do cloro.

História 1

OS SETE CEGOS E O ELEFANTE

Essa é uma fábula indiana, cujo significado tem grande importância para todos nós, pois mostra como é fundamental termos uma "visão de conjunto" para se chegar a um diagnóstico ou a uma opinião sobre qualquer fato de nossas vidas. Ela diz o seguinte:

Achavam-se sete cegos sentados à beira de uma estrada, quando se aproximou deles um elefante domesticado, dirigido por um rapaz. Pediram ao rapaz que os deixassem "ver" o elefante, o que foram atendidos. Então um cego se aproximou do elefante e apalpou a barriga do animal e exclamou:

– O elefante é igual a uma parede, dura e áspera!

Aproximou-se o segundo cego, que apalpou o marfim do elefante e exclamou:

– Nada disso, um elefante é igual a um sabre, duro e pontudo!

Aproximou-se o terceiro cego que correu os dedos pela tromba do elefante, e exclamou:

– Vocês dois estão enganados, pois um elefante é parecido com uma grande cobra!

Veio o quarto cego e apalpou a perna do elefante e exclamou:

– Nossa, que horror, esse animal mais parece o tronco de uma grande árvore!

Chegou a vez do quinto cego que, ao apalpar a orelha do animal, exclamou:

– Vocês estão muito errados, pois esse bicho mais parece uma grande ventarola!

Já havendo um início de grande discussão, aproximou-se o sexto cego que com cuidado segurou na cauda do elefante e exclamou, exaltado:

– Puxa vida, que grande erro vocês estão cometendo, pois um elefante é igual a uma corda, velha e esfiapada!

Já no meio de grande discussão, aproximou-se do elefante o sétimo cego que, com calma, apalpou o elefante todo, descrevendo-o corretamente e elucidando todos os palpites errados, feitos apressadamente e baseados em apenas um detalhe do animal.

PARTE II

PROTOZOÁRIOS

CAPÍTULO **11**

Protozoários

Apresentação

Os protozoários são organismos unicelulares eucariotas, com enorme importância biológica e parasitária, com características morfológicas e comportamentais muito interessantes. Os protozoários apresentam aproximadamente 60 mil espécies conhecidas, muitas delas identificadas como fósseis, atualmente inexistentes. Das espécies vivas, cerca de 10 mil podem ser encontradas em vegetais e animais diversos (artrópodes, crustáceos, moluscos, répteis, aves, mamíferos), e algumas dezenas em humanos. A grande maioria, portanto, é de vida livre, tendo um papel importantíssimo no equilíbrio da natureza e na manutenção da biodiversidade. Apenas as espécies de importância médica serão estudadas neste livro.

Em seguida, mostraremos aspectos importantes dos protozoários.

Organelas

Os protozoários são constituídos por uma única célula, com formas variadas e que realizam todas as funções mantenedoras da vida: alimentação, respiração, reprodução, excreção e locomoção, havendo uma organela própria para cada função:

– **Núcleo:** apresenta-se bem definido, revestido por uma membrana nuclear. Alguns têm apenas um núcleo, outros apresentam dois ou mais núcleos semelhantes. Nos ciliados são vistos dois núcleos: o macronúcleo (relacionado com a síntese de RNA e DNA) e o micronúcleo (relacionado com as reproduções sexuada e assexuada).

– **Retículo endoplasmático:** se apresenta de duas formas: liso, que é responsável pela síntese de esteroides, e rugoso, responsável pela síntese de proteínas.

– **Mitocôndria:** responsável pela produção de energia.

– **Cinetoplasto:** é uma mitocôndria especializada, rica em DNA.

– **Lisossoma:** é responsável pela digestão de partículas.

– **Microtúbulos:** formam o esqueleto da célula, participando dos movimentos celulares e na composição de flagelos e cílios.

– **Flagelos, cílios e pseudópodos:** são responsáveis pela locomoção do protozoário.

– **Corpo basal:** é a base de inserção de flagelos e cílios.

- **Axonema:** é o eixo do flagelo.
- **Citóstoma:** permite a ingestão de partículas alimentares.

As organelas apresentam certa semelhança nas várias espécies, mas ocorrem pequenas diferenças morfológicas em algumas delas (núcleo, flagelo, cinetoplasto) que auxiliam na identificação específica.

Formas Biológicas

Dependendo da atividade biológica ou fisiológica, os protozoários podem apresentar as seguintes formas:

- **Trofozoíto:** é a forma ativa do protozoário, responsável pela nutrição e pela reprodução.
- **Cisto e oocisto:** são formas de resistência, pois forma-se uma película (parede) capaz de proteger o protozoário quando estiver em fase de latência. Os cistos são usualmente formados a partir da reprodução assexuada do trofozoíto e os oocistos são formados a partir da reprodução sexuada. Assim, podemos encontrar cistos e oocistos nas fezes do hospedeiro (ou no ambiente contaminado por essas fezes) e também encontrarmos cistos em tecidos do hospedeiro.
- **Gameta:** é a forma sexuada, que aparece nas espécies do filo *Apicomplexa*, podendo ser de dois sexos: macrogameta, é o gameta feminino, e microgameta, o masculino.

Tipos de Reprodução

Podemos encontrar dois tipos de reprodução:

- **Assexuada:** ocorre a partir do próprio trofozoíto, podendo ser:
  - Por divisão binária.
  - Por brotamento ou gemulação.
  - Por endogenia, quando se formam duas células-filhas dentro do trofozoíto.
  - Por esquizogonia, quando dentro do trofozoíto ocorre a divisão nuclear seguida da divisão do citoplasma, formando internamente vários pequenos trofozoítos (deve-se dizer que existem três tipos de esquizogonia: merogonia, produzindo merozoítos; gametogonia, produzindo microgametas e esporogonia, produzindo esporozoítos).
- **Sexuada:** ocorre a partir de células especializadas, os gametas, podendo haver:
  - Conjugação: ocorre no filo Ciliophora, no qual há união temporária de dois trofozoítos, com troca mútua de materiais genéticos.
  - Singamia ou fecundação: ocorre no filo Apicomplexa, com a união de um microgameta e um macrogameta, formando o zigoto, que pode dividir-se internamente, formando esporozoítos.

Tipos de Nutrição

Quanto à nutrição, os protozoários podem ser:

- **Holofíticos ou autotróficos:** quando, a partir de cromatóforos (grãos ou pigmentos citoplasmáticos), conseguem realizar a fotossíntese, isto é, sintetizar energia a partir da luz solar.
- **Holozoicos ou heterotróficos:** quando se alimentam a partir da ingestão de partículas orgânicas; se a ingestão for de partículas sólidas, chama-se fagocitose, e se for de ingestão de partículas líquidas, de pinocitose.
- **Saprozoicos:** quando absorvem, via membrana celular, substâncias orgânicas de origem vegetal, já decompostas e dissolvidas no meio líquido.
- **Mixotróficos:** quando se alimentam por mais de um dos métodos citados.

Respiração

A respiração dos protozoários é realizada de duas formas:

- **Aeróbicos:** quando vivem em ambientes ricos em oxigênio.
- **Anaeróbicos:** quando vivem em ambientes pobres em oxigênio.

Locomoção

A locomoção dos protozoários é bem variada, podendo ocorrer mais de uma modalidade na mesma espécie, conforme sua fase evolutiva, utilizando uma ou mais organelas:

- **Pseudópodos:** formados pelo citoplasma do protozoário.
- **Flagelos:** localizados usualmente na extremidade do protozoário.
- **Cílios:** usualmente numerosos, envolvendo toda a célula.
- **Microtúbulos subpeliculares (ou submembranosos):** que permitem a flexão, o deslizamento ou a ondulação do protozoário no meio em que se encontra.

Classificação

Os protozoários de importância médica apresentam a seguinte classificação (Tabela 11.1):

- **Império:** Eucariota (organismos unicelulares, providos de membrana celular, com citoplasma e núcleo diferenciados).
- **Reino:** Protozoa.
- **Filos:**
  - Sarcomastigophora: apresentam pseudópodos, flagelos ou ambos; reprodução usualmente assexuada. Dividem-se em dois subfilos:
    - Sarcodina: movimentam-se por pseudópodos. Gêneros: *Entamoeba, Naegleria*.
    - Mastigophora: movimentam-se por um ou mais flagelos. Gêneros: *Trypanosoma, Leishmania, Giardia, Trichomonas*.
  - Apicomplexa: apresentam "complexo apical" (visível apenas em microscópio eletrônico, constituído por anel polar, micronemas, conoide e microtúbulos); movimentação por flexão, reproduções assexuada e

Tabela 11.1. Quadro geral dos protozoários mais frequentes em humanos					
Espécie	**Doença**	**Fonte de infecção**	**Forma de transmissão**	**Veículo de transmissão**	**Via de penetração**
E. histolytica	Amebíase	Humanos	Cistos	Água, alimentos	Boca
G. lamblia	Giardíase	Humanos	Cistos	Água, alimentos	Boca
L. infantum chagasi	Calazar	Cães	Promastigotas	*Lutzomyia*	Pele
L. braziliensis	Leishmaniose tegumentar	Cães, roedores	Promastigotas	*Lutzomyia*	Pele
T. cruzi	Chagas	Cão, gambá	Tripomastigota	Barbeiros	Pele
T. vaginalis	Tricomoníase	Humanos	Trofozoíto	Sexual	Genitais
Plasmodium	Malária	Humanos	Esporozoíto	*Anopheles*	Pele

sexuada; todos parasitos. Dividem-se nas ordens:

- Eucoccidiida: com os gêneros *Sarcocystis, Toxoplasma, Cryptosporidium*.
- Haemosporida: com o gênero *Plasmodium*.

- Ciliophora: apresentam cílios, macro e micronúcleo; movimentação por cílios; reproduções sexuada e assexuada. Apresentam várias ordens, sendo a Trichostomatida a que apresenta o único ciliado que atinge humanos: *Balantidium coli*.

CAPÍTULO **12**

Amebíase

Apresentação

Denomina-se amebíase a infecção intestinal (intestino grosso) e extraintestinal (fígado, pulmões, cérebro e pele), provocada pela *Entamoeba histolytica*. A amebíase é uma doença controversa pois, apesar de ter distribuição mundial, as infecções intestinais ou extraintestinais apresentam manifestações muito variáveis, que dependem da virulência das cepas e sua distribuição geográfica. Em alguns países, como México e Índia, a amebíase é responsável por grande número de mortes (a letalidade é elevada), enquanto no Brasil a gravidade da doença é variável, desde colites severas (na região da Amazônia), até colites brandas ou ausentes (no restante do país). É a segunda causa de morte entre as doenças parasitárias no mundo, perdendo apenas para malária.

Agente Etiológico

– **Filo:** Sarcomastigophora.
– **Subfilo:** Sarcodina.
– **Família:** Endamoebidae.
– **Espécie:** *Entamoeba histolytica*.

Existem outras amebas que ocorrem no organismo humano, mas são comensais, isto é, não são patogênicas: *Entamoeba dispar*, *E. hartmanni*, *E. coli*, *Iodamoeba butschlii* e *Endolimax nana*. Todas essas amebas também vivem no intestino grosso humano, sem provocar nenhuma alteração. A *E. dispar* e a *E. hartmanni* são morfologicamente idênticas à *E. histolytica*, muitas vezes levando a erro no diagnóstico pelo exame de fezes. Existe ainda uma ameba, a *E. gingivalis*, que habita a cavidade bucal, que não forma cistos e também não é patogênica. Assim, a espécie patogênica é apenas a *E. histolytica*.

Morfologia e Hábitat

Existem duas formas básicas em *E. histolytica*: trofozoítos e cistos; e duas intermediárias: o pré-cisto e o metacisto. Os trofozoítos são a forma ativa do parasito, que se alimentam e se reproduzem; vivem na luz ou na mucosa do intestino grosso, especialmente nas regiões do ceco e retossigmoide, formando colônias. Os trofozoítos apresentam uma forma ameboide, lançando pseudópodos constantemente; o citoplasma é nitidamente dividido em endoplasma, mais denso, e ectoplasma, mais claro; possuem um só núcleo, com a cromatina central e os grãos de cromatina aderidos à membrana nuclear são bem delicados; os

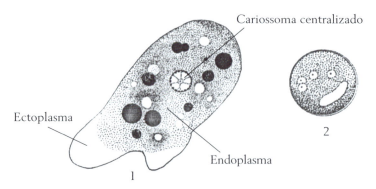

Figura 12.1. Trofozoítos e cistos de *Entamoeba histolytica*: 1. Trofozoíto indicando a cromatina central (cariossoma), o ecto e o endoplasma; 2. Cistos tetranucleados, usualmente vistos em exames de fezes.

trofozoítos medem cerca de 20 a 40 μm de diâmetro. O cisto é a forma de resistência ou de transmissão do protozoário, sendo encontrado nas fezes do indivíduo parasitado. Os cistos são eliminados junto com as fezes formadas, sendo esféricos, medindo cerca de 8 a 20 μm de diâmetro e apresentando de um até quatro núcleos. O pré-cisto é a forma que aparece durante o ciclo biológico do parasito, que irá dar origem ao cisto, podendo ser visto nas fezes; o metacisto, também uma fase do ciclo biológico, é uma forma tetranucleada, encontrada nos intestino delgado, logo após ocorrer o desencistamento (Figura 12.1).

Ciclo Biológico

Os trofozoítos que vivem no intestino grosso, especialmente na luz do ceco e do retossigmoide, formam colônias oriundas da divisão binária dessas formas. Esses trofozoítos, posteriormente e seguindo a progressão do bolo fecal, desidratam-se e tomam a forma arredondada, transformando-se em "cistos", que usualmente são eliminados junto com as fezes formadas. Conforme será mostrado em "patogenia", os trofozoítos presentes nas úlceras, não formam cistos. Os trofozoítos apresentam movimentos ameboides típicos, através dos pseudópodos lançados pelo citoplasma. É através desses pseudópodos que a ameba se movimenta e ingere partículas alimentares (fagocitose), incluindo bactérias da microbiota intestinal.

Os cistos eliminados nas fezes permanecem viáveis por cerca de 10 a 30 dias, contaminando o ambiente (água, alimentos, poeira etc.) e podendo ser ingeridos. Resistem ao suco gástrico e, chegando ao final do intestino delgado, desencistam-se e cada cisto tetranucleado dá origem a quatro amebas uninucleadas (trofozoítos). Estes se alimentam, reproduzem por divisão binária e colonizam o intestino grosso.

Os trofozoítos se desprendem da parede do intestino e, ao caírem na luz, secretam uma membrana cística transformando-se em cistos, reiniciando o ciclo.

Patogenia e Sintomatologia

A *E. histolytica* pode viver no intestino grosso humano formando grandes colônias, sem provocar nenhum tipo de lesão no organismo ou manifestação clínica. Entretanto, sob determinadas circunstâncias esses trofozoítos passam a agredir a mucosa e as células epiteliais, invadem a submucosa e formam úlceras e outras alterações necróticas. Essa invasão e a formação de úlceras podem

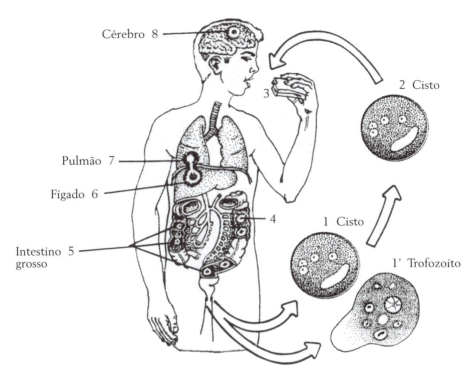

Figura 12.2. Ciclo biológico da *Entamoeba histolytica*: 1. Cistos eliminados nas fezes sólidas; 1'. Trofozoítos eliminados em fezes diarreicas; 2 e 3. Ingestão de cistos maduros junto com alimentos ou água; 4 e 5. Colonização de amebas no intestino grosso (ceco e sigmoide), podendo formar úlceras; 6, 7 e 8. Trofozoítos por via sanguínea podem atingir o fígado, pulmões ou cérebro.

ocorrer poucos dias ou meses após a ingestão de cistos. Assim, os trofozoítos invasivos, após a adesão e liberação dos amebaporos, penetram por um pequeno orifício feito na mucosa, havendo a formação de colônias, que destroem os tecidos e formam a úlcera. Pelo aspecto de um pequeno orifício ligado à área necrosada, essa úlcera é denominada "úlcera em botão de camisa". Essas úlceras podem ser isoladas ou se fundir (coalescer) originando uma grande úlcera. Os sintomas decorrentes dessas úlceras são: colite não disentérica (isto é, dor abdominal no baixo ventre, sem diarreia), colite disentérica (isto é, dor abdominal no baixo ventre, com diarreia mucossanguinolenta).

No México, na África do Sul, na Tailândia, no Egito, no Brasil (Pará e Amazonas) pode ocorrer a amebíase extraintestinal. A partir das lesões intestinais, via hematogênica, pode haver a formação de "úlceras" no fígado, mais corretamente denominada "necrose coliquativa amebiana do fígado"; também no pulmão e até no cérebro podem aparecer essas lesões secundárias. Essa amebíase extraintestinal normalmente não ocorre em outras partes do mundo, pois é provocada por cepas específicas.

Portanto, em nosso meio, a amebíase é geralmente caracterizada por úlceras intestinais que provocam dor e diarreia mucossanguinolenta. Pode ser branda, grave ou intermitente, causando desconforto e desidratação. Essas úlceras podem ser curadas espontaneamente por ação do sistema imune do paciente ou por ação medicamentosa.

Imunidade

É interessante o que ocorre com a imunidade na amebíase. Sabe-se que pacientes que tiveram infecções intestinais ou hepáticas, dificilmente apresentam recidivas graves. Ou seja, na primoinfecção pela *E. histolytica*, as formas invasivas estimulam o sistema imune, protegendo o paciente de reinfecções. O sistema complemento é um importante componente do sistema imunológico inato, iniciando uma resposta inflamatória local e remoção dos patógenos. Entretanto, ainda não estão totalmente esclarecidos os mecanismos imunes envolvidos, quer sejam humorais, quer sejam citológicos, tornando difícil demonstrar uma correlação exata entre as reações imunológicas ocorridas e a resistência dos pacientes.

Por outro lado, sabe-se que portadores de amebas não patogênicas (*E. dispar* e *E. coli*) não apresentam anticorpos específicos, pois colonizam apenas a luz intestinal.

Tanto a imunidade inata humoral quanto a mediada por células estão envolvidas na patogênese da amebíase. De toda forma, nos pacientes com amebíase invasiva (intestinal ou hepática) é possível demonstrar a presença de anticorpos no soro sanguíneo das classes IgG, IgA e IgE. Nas fezes de pacientes também são detectados anticorpos IgA e IgG (o que permite o diagnóstico imunológico através da hemaglutinação indireta ou ELISA). Já os mecanismos celulares de defesa são discretos e pouco conhecidos.

Diagnóstico

O diagnóstico usual da amebíase é feito através do exame de fezes, sendo que durante o período assintomático (isto é, sem diarreia) há eliminação de cistos juntos com as fezes formadas e durante o período sintomático (com diarreia) há eliminação de trofozoítos, mais encontradiços nas áreas mucossanguinolentas. As fezes devem ser depositadas em recipiente (penico) seco e depois recolhidas com espátulas descartáveis e transferidas para frascos próprios, contendo conservantes. Para as fezes formadas, os conservadores indicados são o formol 10% ou o MIF; para as fezes diarreicas, o conservante indicado é o SAF. Mais recentemente, diagnósticos rápidos foram desenvolvidos, como o de imunocromatografia, inclusive já diferenciando *E. histolytica* de *E. dispar*. Estes testes rápidos, inclusive, já incluem também detecção nas fezes de *Giardia lamblia* e *Cryptosporidium*.

Exames imunológicos têm sido recomendados, pois permitem identificar rapidamente a *E. histolytica*, sendo indicados tanto para a amebíase intestinal quanto para a extraintestinal. As técnicas mais utilizadas são: ELISA (*Enzyme Linked Immunosorbent Assay*), a hemaglutinação indireta e a imunofluorescência, podendo ser realizadas com as fezes ou com o soro do paciente.

Epidemiologia

- **Distribuição geográfica:** mundial, com maior gravidade nas áreas onde ocorre a amebíase extraintestinal (México, África do Sul, Tailândia, Egito, Vietnã, Índia). Cerca de 50 milhões de casos da forma invasiva ocorrem a cada ano, com mais de 100.000 óbitos.

- **Fonte de infecção:** os humanos, especialmente os portadores assintomáticos (daí a grande importância dos manipuladores de alimentos, que podem contaminar toda uma família ou comunidade).

- **Forma de transmissão:** cistos.

- **Veículos de transmissão:** água e alimentos contaminados, mãos sujas, moscas, poeira.

- **Via de penetração:** boca.

Na epidemiologia da amebíase deve-se destacar a importância do portador assintomático, da resistência do cisto por até 20 dias no meio ambiente protegido da luz solar e da transmissão oral (alimentos ou água) dos cistos.

Profilaxia

A essência da profilaxia da amebíase (assim como das demais parasitoses intestinais) consiste em: a) tratamento da fonte de infecção (isto é, dos humanos positivos); b) existência de um bom sistema de tratamento do esgoto doméstico e de resíduos sólidos (lixo) (Figura 12.4); c) distribuição de água potável; d) higienização de verduras e mãos; exames de fezes periódicos dos manipuladores de alimentos; e) troca periódica das velas dos filtros; f) limpeza periódica de caixas d'água; g) educação sanitária, cívica e ambiental da população.

Tratamento

Após o diagnóstico clínico e laboratorial, o tratamento da amebíase deve ser instituído rapidamente, muitas vezes necessitando uma dieta mais leve, pobre em fibras e rica em sais minerais, com reposição de líquidos. Os vários medicamentos existentes são eficientes, tanto para crianças quanto para adultos. Para o tratamento farmacológico da amebíase existem medicamentos que atuam exclusivamente na luz intestinal, nos tecidos (intestino, fígado) ou em ambos. Como primeira opção, nas formas intestinais

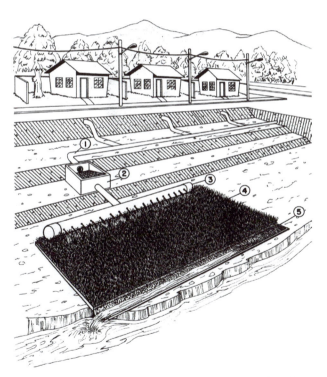

Figura 12.4. Esgoto doméstico, indicado para pequenas comunidades, denominado "Sistema de Zona de Raízes": 1. Tubo de PVC de 100 mm vindo das residências; 2. Caixa de alvenaria (30 × 60 × 40 cm) contendo uma grade para reter plásticos e outros sólidos; 3. Tubo de PVC de 100 mm que termina em outro tubo transversal, perfurado, de cujos orifícios sai a água do esgoto; 4. Área com capim brachiária, cujas raízes filtrarão o esgoto; 5. Canaleta de cimento, que recebe a água filtrada e a dirige para algum córrego ou plantação de árvores frutíferas. *(Ver descrição detalhada em Neves DP. Parasitologia Dinâmica. Editora Atheneu, 2009.)*

PARTE II – PROTOZOÁRIOS

da doença, deve ser utilizado o Secnidazol; a segunda opção é o Metronidazol, utilizado também nas formas graves da doença, amebíase extraintestinal e amebíase intestinal sintomática; o Tinidazol compõe a terceira opção de escolha e também pode ser utilizado nas formas extraintestinais. A quarta opção é indicada apenas para formas assintomáticas ou leves e se faz pelo uso do Teclozam. A nitazoxanida (Annita®) é um novo anti-parasitário de amplo espectro e que pode ser utilizado no tratamento da amebíase intestinal aguda. Todos os medicamentos são contraindicados durante o primeiro trimestre de gravidez e na fase de amamentação.

Amebas de Vida Livre

Além da *E. histolytica*, existem algumas espécies denominadas "amebas de vida livre" que podem ser patogênicas. Essas amebas são assim denominadas porque vivem em açudes, lagos, brejos, piscinas e fontes, mas podem eventualmente atingir humanos, provocando encefalites, meningoencefalites (fatais), ceratites (inflamação da córnea), úlceras da córnea e cegueira. Essas amebas, parasitárias facultativas, ocorrem no mundo todo, mas felizmente o número de pessoas atingidas é muito pequeno, quase sempre acometendo jovens que nadaram em locais positivos, apresentando posteriormente um quadro de nasofaringite e lesões cerebrais. Os casos de úlcera da córnea ou de ceratites ocorrem em pacientes que fazem uso de lentes de contato, porém associados à falta de higiene ou limpeza inadequada das lentes, usando água de torneira, por exemplo.

As espécies de "amebas de vida livre" encontradas nos pacientes com meningoencefalite são: *Acanthamoeba*, *Naegleria* e *Balamuthia*; mais raramente, a *Valkamphia* e a *Hartmanella* também já foram encontradas em casos de meningoencefalite humana. Os casos de úlcera de córnea e de ceratite são atribuídos a espécies de *Acanthamoeba*. Casos como estes, já foram registrados no Brasil.

O diagnóstico dessas lesões cerebrais não é fácil, pois depende sempre da cultura do líquido cefalorraquidiano ou das lesões oculares e da identificação da ameba presente. A terapêutica também não tem sido muito eficaz; para os casos de encefalite, o medicamento recomendado é a anfotericina B lipossomal e, nos casos oculares, o medicamento é feito com colírios à base de isoticianato de propamidina, além de cetoconazol ou itraconazol, via oral.

ESTUDO DIRIGIDO

1. Nos exames de fezes, qual é a forma evolutiva de *E. histolytica* usualmente encontrada? É possível encontrar trofozoítos?
2. Quais os fatores implicados na amebíase extraintestinal?
3. Existem algumas espécies de ameba que são consideradas não patogênicas para os humanos, mas que são frequentemente encontradas nos exames parasitológicos de fezes. Qual é o significado da presença dessas espécies em um exame?
5. Associe os sintomas às formas clínicas da amebíase.
6. Sobre os aspectos biológicos e epidemiológicos da *E. histolytica* foram feitas as seguintes afirmativas:
   I. A infecção ocorre pela ingestão de cistos presentes nas mãos, água ou verduras contaminadas.
   II. Os cistos possuem quatro núcleos, que após a infecção originam quatro trofozoítos mononucleados, que por sua vez se multiplicam por divisão binária.
   III. A eliminação diária de cistos facilita a detecção de infecções através dos exames parasitológicos de fezes.
   IV. O desencistamento das amebas ocorre no intestino delgado, mas os trofozoítos colonizam o intestino grosso.
   Estão corretas as afirmativas:
   a) I, II e IV
   b) II e III
   c) I e IV
   d) II, III e IV
   e) I e III
7. Quais as diferenças entre as patologias e os mecanismos de transmissão das espécies de amebas de vida livre quando acometem seres humanos?

AULAS EXPERIMENTAIS

Para aulas experimentais pode-se solicitar a algum laboratório de análises clínicas fezes positivas para amebas e guardadas em conservantes. As amebas não patogênicas como *Entamoeba coli* e *Endolimax nana* são frequentemente encontradas e podem ser usadas para estudo morfológico dos cistos quanto ao tamanho, número e aspecto dos núcleos. Preparações coradas de trofozoítos podem ser adquiridas de laboratórios especializados (como do Departamento de Parasitologia da UFMG) e permitem visualizar detalhes do citoplasma, núcleo, aspecto da cromatina periférica e cariossoma.

CAPÍTULO 13

Giardíase

Apresentação

A giardíase é uma doença provocada pela *Giardia*, ocorrendo no mundo todo, incluindo países desenvolvidos, como os Estados Unidos. Existe alguma controvérsia com relação ao nome específico desse protozoário, pois foram descritas mais de 50 espécies de *Giardia*, oriundas de diferentes hospedeiros: humanos, cães, roedores, girinos etc., tais como: *G. duodenalis*, *G. lamblia*, *G. intestinalis* (de humanos), *G. canis* (de cães), *G. muris* (de roedores), *G. agilis* (de girinos). Por outro lado, a partir das técnicas moleculares de identificação específica, verificou-se que algumas dessas espécies são idênticas, podendo ocorrer em hospedeiros diferentes, compondo um "complexo" de espécies. Em vista disso, as espécies de *Giardia* que ocorrem em humanos – *G. duodenalis*, *G. lamblia* e *G. intestinalis* – são consideradas sinônimos. Como pode ocorrer em outros animais, a giardíase hoje é considerada uma zoonose.

A giardíase é uma doença que acomete principalmente crianças. É uma das causas mais comuns de diarreia na infância. Pode, inclusive, alterar o comportamento das crianças, provocar insônia, perda de apetite, desnutrição e emagrecimento.

Agente Etiológico

- **Filo:** Sarcomastigophora.
- **Subfilo:** Mastigophora.
- **Família:** Hexamitidae.
- **Espécie:** "complexo" *Giardia duodenalis*.

Morfologia e Hábitat

A *Giardia* apresenta duas formas típicas: o trofozoíto e o cisto. Os trofozoítos, formas vegetativas do parasito, vivem aderidos à mucosa do intestino delgado, especialmente do duodeno.

Os trofozoítos apresentam simetria bilateral, com dois núcleos e oito flagelos; têm o aspecto de "pera", com duas superfícies: ventral e dorsal; na superfície ventral encontra-se um "disco suctorial" ou "ventosa", com a qual o protozoário permanece aderido à mucosa intestinal. O trofozoíto mede cerca de 20 µm de comprimento por 10 µm de largura.

Os cistos, formas infectantes aos seres humanos, são encontrados em fezes formadas, tendo uma forma oval; possuem dois ou quatro núcleos e medem cerca de 12 µm de comprimento por 8 µm de largura (Figura 13.1).

Ciclo Biológico

O ciclo biológico da *Giardia* é relativamente simples. Os trofozoítos multiplicam-se por divisão binária longitudinal; esses trofozoítos permanecem aderidos à mucosa intestinal, mas periodicamente vão se desprendendo e, durante o trajeto intestinal, perdem os flagelos, criam uma parede cística. Há, internamente, divisão nuclear, de tal forma que, no intestino grosso, já estão presentes os cistos tetranucleados, que são eliminados junto com as fezes. Essa eliminação de cistos não é constante, podendo haver "períodos negativos" de 2, 5 e até 7 dias, quando não ocorre eliminação de cistos nas fezes. Esse detalhe de haver "período negativo de eliminação de cistos" pode interferir no diagnóstico, pois um exame de fezes nesse período pode ter um resultado falso-negativo (Figura 13.2).

Patogenia e Sintomatologia

Os trofozoítos permanecendo aderidos à mucosa duodenal podem provocar uma irritação local, ou mesmo danos na mucosa, e atrofias vilositárias. Juntamente com a presença física de milhares de formas trofozoítas, impedem ou dificultam a absorção de gorduras e vitaminas lipossolúveis (A, D, E e K). Inflamam e diminuem as vilosidades intestinais, prejudicando e diminuindo área de absorção. Assim, em crianças, as manifestações clínicas mais frequentes da giardíase são: dor na região epigástrica, irritabilidade, emagrecimento, perda de peso e apetite, perda de sono e esteatorreia (diarreia gordurosa). A presença dos trofozoítos no duodeno prejudica a digestão das gorduras e estas passam direto pelo intestino delgado, aparecendo claramente nas fezes. Essas manifestações são mais intensas em crianças de 7 a 10 anos; em decorrência da boa resposta imunitária, crianças maiores e adultos dificilmente apresentam sintomatologia, apesar de poderem estar parasitados (portador assintomático) e funcionar como fonte de infecção (Figura 13.2).

Imunidade

A resposta imune na giardíase é conhecida, porém sua eficiência protetora não é conclusiva, apesar de ser evidente a sua existência, por meio de: a) curta duração das infecções e, geralmente, na infância; b) encontro de anticorpos antigiárdia no soro de pacientes; c) severidade das infecções em pacientes imunodeprimidos.

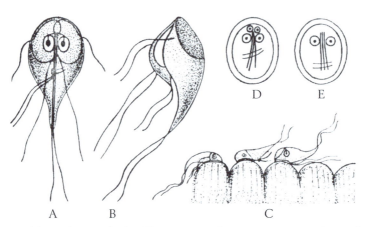

Figura 13.1. Morfologia da *Giardia lamblia*: A e B. Trofozoítos; C. Posição dos trofozoítos aderidos à mucosa duodenal através do disco suctorial; D e E. Cistos encontrados nas fezes.

Na resposta imune específica estão presentes mecanismos humorais e celulares no controle da infecção. Anticorpos das classes IgG, IgM e IgA antigiárdia estão presentes no soro de pacientes, sendo que especialmente a IgA interfere na capacidade de adesão do parasito à mucosa duodenal, impedindo sua aderência pelos discos adesivos.

A participação de mecanismos imunocelulares ainda carece de mais pesquisas, mas há evidências da ação de células T dependentes (auxiliares e supressoras) no processo de cura. A resposta imune celular atua na produção de IgA secretória antigiárdia, através dos linfócitos TCD4+. Também células tipo monócitos, macrófagos, granulócitos e mastócitos participam do combate aos trofozoítos da *Giardia*.

De toda forma, sabe-se que em pacientes bem nutridos e imunocompetentes, as infecções pela *Giardia* são benignas e de curta duração.

Diagnóstico

É feito usualmente pelo exame de fezes e encontro dos cistos característicos. Como foi dito, a eliminação de cistos não é constante, daí, se no primeiro exame de fezes o resultado for negativo, recomenda-se o seguinte: colher em dias alternados, durante 3 a 5 dias, um pouco das fezes, que devem ser guardadas em um frasco contendo conservante (formol 10% ou MIF); ao final desse período o frasco é levado ao laboratório para o exame. O método diagnóstico mais

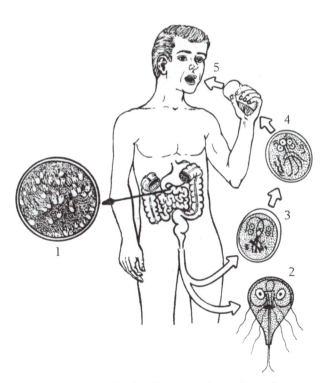

Figura 13.2. Ciclo biológico da *Giardia lamblia*: 1. Colônia de trofozoítos aderidos à mucosa duodenal; 2. Eliminação de trofozoítos em fezes diarreicas; 3. Eliminação de cistos em fezes formadas; 4. Dispersão de cistos no meio ambiente (domiciliar); 5. Ingestão de cistos junto com alimentos e água, os quais darão origem à colônia de trofozoítos no duodeno.

específico é o de Faust, para encontro de cistos. É importante salientar a necessidade de fazer o exame com 3 amostras e por 3 semanas consecutivas, pois a periodicidade negativa de 7 a 10 dias, pode dar resultado falso-negativo.

Exames imunológicos em fezes têm sido recomendados, pois permitem identificar coproantígenos anti-G. *lamblia* utilizando a técnica de ELISA (*Enzyme Linked Immunosorbent Assay*). Para a detecção de anticorpos no soro pode-se usar a hemaglutinação indireta e a imunofluorescência, embora não sejam métodos utilizados como rotina.

Epidemiologia

- **Distribuição geográfica:** mundial.
- **Fonte de infecção:** os próprios humanos, especialmente os "portadores assintomáticos". É muito discutida a possibilidade de outros animais (cães, roedores silvestres etc.) poderem funcionar como reservatórios, parecendo que sim, mas em ambiente urbano e domiciliar, os pacientes e os "portadores assintomáticos" é que funcionam como fonte de infecção.
- **Forma de transmissão:** cistos, que podem permanecer infectantes no meio ambiente por até 60 dias, desde que protegidos da luz solar.
- **Veículo de transmissão:** principalmente por água e alimentos contaminados, além de mãos sujas contendo cistos, moscas, poeira.
- **Via de penetração:** boca.

Um fato importante a ser salientado é que, atualmente no Brasil, é o enteroparasito patogênico mais comumente encontrado em exames parasitológicos de crianças. A automedicação por anti-helmínticos, geralmente não eficazes contra protozoários, pode ser uma das explicações para essa evidência.

Profilaxia

Como a forma de transmissão é a mesma da amebíase, o que foi recomendado lá cabe perfeitamente aqui: tratamento das fontes de contaminação, tratamento dos esgotos domésticos, tratamento da água, higiene de verduras e das mãos, educação sanitária, cívica e ambiental. No que concerne à giardíase canina, já existe uma vacina para esses animais, com um elevado índice de proteção.

Tratamento

O tratamento da giardíase utiliza alguns medicamentos que também fazem parte do tratamento da amebíase, sendo eles o Metronidazol, Secnidazol (dose única), Tinidazol (dose única) e nitazoxanida. O Albendazol possui efetividade semelhante ao Metronidazol e pode ser utilizado como alternativa, sendo menos tóxico e de amplo espectro contra helmintos. Os medicamentos não devem ser administrados durante a gravidez, nem concomitante ao consumo de bebidas alcoólicas.

É necessária uma dieta leve e rica, com pouca gordura, especialmente no início da terapêutica, porém contendo alimentos ricos em lipídios após a cura parasitológica. Recomenda-se que se faça exame de fezes nas demais pessoas da família ou da creche, pois essas pessoas podem estar infectadas e manter o ambiente contaminado com cistos, dificultando ou anulando a eficácia da terapêutica.

ESTUDO DIRIGIDO

1. Descreva os mecanismos implicados na relação parasita-hospedeiro, responsáveis por perda de peso e emagrecimento em crianças parasitadas por *Giardia*.
2. Explique a necessidade de se colher três amostras de fezes em conservantes para o diagnóstico da giardíase. Enumere os exames, além do exame parasitológico de fezes, para facilitar a detecção das infecções por *Giardia*.
3. Quais são as principais medidas profiláticas para a prevenção e o controle da giardíase, considerando principalmente as fontes de infecção e os veículos de transmissão do parasito.
4. Avalie as afirmativas a seguir e marque um "X" para as consideradas verdadeiras:
   ( ) Fezes gordurosas, dor epigástrica, emagrecimento, náuseas e perda de apetite são manifestações clínicas que podem ser observadas na giardíase.
   ( ) O teste de ELISA de captura pode ser utilizado para a detecção de antígenos de *Giardia* nas fezes, havendo persistência dos sintomas clínicos e exames parasitológicos negativos.
   ( ) Os cistos de *Giardia* são binucleados e quando desencistam dão origem a dois trofozoítos.
   ( ) No soro das pessoas infectadas é possível detectar anticorpos específicos das classes IgA, IgM e IgG, porém sua eficiência protetora não é conclusiva.
   ( ) Embora a *Giardia* seja um complexo de espécies com identidade molecular idêntica das espécies encontradas em animais, não é considerada uma zoonose.
5. (ANASEN, 2016) Ao retornar de uma expedição humanitária a uma área de catástrofe, um dos participantes apresentou náuseas intermitentes, eructações, grande quantidade de gases, queixa abdominais, fezes volumosas e com mau cheiro. Foi realizado exame de fezes, constatando a presença de formas trofozoítas do agente causador. O agente etiológico e a forma de contaminação provável para o caso apresentado são, respectivamente:
   a) *Giardia lamblia*; consumo de água e alimentos contaminados por cistos.
   b) Poliovírus; contágio através da pele, pela picada do mosquito *Aedes aegypti*.
   c) Flavivírus; consumo de alimentos elaborados com uso de água contaminada.
   d) *Salmonella typhi*; contágio por transposição percutânea e contato sanguíneo.

AULAS EXPERIMENTAIS

Para aulas práticas pode-se solicitar a algum laboratório de análises clínicas fezes positivas para *Giardia* e guardadas em conservantes, onde podem ser visualizados os cistos. Preparações coradas de trofozoítos podem ser adquiridas de laboratórios especializados (como do Departamento de Parasitologia da UFMG), permitindo visualizar as estruturas morfológicas como núcleos, flagelos, ducto suctorial, axonema e corpos medianos.

CAPÍTULO 14

Balantidíase

Apresentação

A balantidíase é uma infecção do intestino grosso causada pela presença do protozoário ciliado *Balantidium coli*, sendo considerada uma infecção zoonótica, pois o suíno é seu hospedeiro habitual. É adquirida pelo ser humano pela via fecal-oral. A transmissão ocorre através do contato direto com porcos, ou indireto, através da água e de alimentos contaminados por fezes de suínos. Nos humanos, o *B. coli* é o único protozoário ciliado capaz de causar doença, apresentando duas formas básicas: o trofozoíto e o cisto. Sua distribuição geográfica é cosmopolita. Foi encontrado pela primeira vez por Malmsten, em 1857, em dois pacientes humanos com disenteria.

O gênero *Balantidium* pode ser encontrado em uma grande variedade de animais: insetos, peixes, anfíbios, aves e mamíferos, usualmente vivendo em parceria mutualística. Já a espécie *B. coli* é vista em porcos, roedores, primatas e humanos, vivendo na luz do intestino grosso desses animais, raramente provocando lesões. Os suínos são o principal reservatório para a infecção humana. O *B. coli* alimenta-se de amido, fungos, bactérias, detritos orgânicos, hemácias, células e outros protozoários, inclusive o próprio *B. coli*.

A doença parece ser um problema maior em países em desenvolvimento das regiões tropical e subtropical, onde as fontes de água podem ser contaminadas com fezes de suínos ou fezes humanas também contaminadas por cistos desse parasito. As pessoas com baixa imunidade, parecem ser menos resistentes a balantidíase, tornando o *Balantidium coli* tanto um patógeno quanto um oportunista. Em porcos ou primatas criados em condições pouco higiênicas, podem ocorrer surtos severos de balantidíase, com letalidade elevada.

B. coli é um patógeno frequentemente negligenciado porque, além de existir divergência sobre sua patogenicidade, os casos humanos são muito raros, mesmo entre as pessoas que lidam com suínos. De toda forma, é o único protozoário ciliado que pode ser encontrado na nossa espécie, merecendo ser estudado.

Agente Etiológico

- **Reino:** Protozoa.
- **Filo:** Ciliophora.
- **Classe:** Kinetofragminophorea.

PARTE II – PROTOZOÁRIOS

- **Subclasse:** Holotrichia.
- **Ordem:** Trichostomatida.
- **Família:** Balantidiidae.
- **Gênero:** *Balantidium*.
- **Espécie:** *B. coli*.

Morfologia e Hábitat

Este protozoário apresenta duas formas básicas: o trofozoíto e o cisto. O trofozoíto mede cerca de 60 a 100 μm de comprimento por 50 a 80 μm de largura. Apresenta o corpo todo recoberto de cílios. Internamente, apresenta várias organelas, vacúolos digestivos e dois núcleos, o macronúcleo, que controla o metabolismo celular do parasito, e o micronúcleo, que é responsável pela conjugação sexual. O cisto é mais ou menos esférico, medindo cerca de 40 a 60 μm de diâmetro. Sua parede é lisa e, internamente, notamos o macronúcleo. O *Balantidium coli* vive normalmente na luz do intestino grosso de suínos, mas também pode ser encontrado no intestino grosso de humanos.

Ciclo Biológico

O *Balantidium coli* é um protozoário anaeróbio facultativo, localiza-se no intestino grosso (região ileocecal, sigmoide e reto). O ciclo biológico é do tipo monoxênico, apresentando dois modos de reprodução: assexuada e sexuada. A reprodução assexuada é feita por divisão binária, ocorrendo a bipartição no sentido transversal do protozoário. A reprodução sexuada é do tipo conjugação, pela qual dois organismos se unem temporariamente pelo citóstoma (continuando a mover-se normalmente), para promover trocas genéticas. O macronúcleo degenera e desintegra-se no citoplasma de cada protozoário. O micronúcleo cresce e sofre divisão por meiose que por sua vez é seguida de mitose; os micronúcleos, em seguida, migram para o citoplasma em cada um dos protozoários envolvidos. Segue-se a

separação dos indivíduos, com a formação de novos macronúcleos. Os protozoários assim reorganizados podem sofrer ou não novo processo de divisão binária transversal e, posteriormente, formar cistos resistentes. A reprodução assexuada tem como principal função a manutenção e a ampliação da colônia do protozoário e a reprodução sexuada por conjugação tem importância nas trocas genéticas e na formação de cistos para a disseminação da espécie (Figura 14.1).

Patogenia e Sintomatologia

O *B. coli* vive no lúmen do intestino grosso (ceco e cólon) dos seres humanos, parecendo não ser capaz de penetrar em mucosas intestinais intactas. Entretanto, em alguns casos, pode invadir, desde que a mucosa esteja lesada. Este protozoário é capaz de penetrar, abrindo passagem até a submucosa ou as camadas musculares, causando lesões de tipo necrótica. O parasita secreta uma substância, a enzima hialuronidase, que ajuda a degradar o tecido intestinal e facilita a penetração na mucosa. Bactérias presentes no intestino podem entrar na úlcera juntamente com *B. coli*, levando a infecções secundárias. A proteólise pode levar a danos nas mucosas de revestimento do cólon, facilitando essa invasão de tecidos. São mediadas pela produção de enzimas proteolíticas pelo *B. coli* e têm um padrão semelhante de patogenicidade da *Entamoeba histolytica*. A perfuração intestinal pode levar à infecção da pleura, dos linfonodos mesentéricos, do fígado, do ureter, da bexiga e da vagina. Os casos graves são mais comuns em pacientes imunodeprimidos, com neoplasias, portadores de doenças do colágeno, alcoolistas e em hemoglobinopatias como a anemia falciforme e tuberculose. Além disso, em HIV/Aids, desnutridos ou naqueles indivíduos que fazem uso prolongado de corticoides ou imunossupressores.

A sintomatologia é classificada em três principais categorias: assintomática,

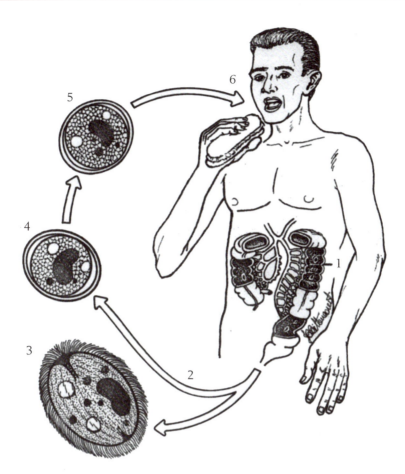

Figura 14.1. Ciclo biológico do *Balantidium coli*: 1. Hábitat do protozoário (intestino grosso de humanos ou de suínos); 2. Eliminação nas fezes de trofozoítos (3) ou de cistos (4); os trofozoítos (3) perecerão no meio exterior; 4 e 5. Cistos contaminando alimentos e água; 6. Ingestão de cistos, que irão colonizar no intestino grosso. *(Adaptada de deMackell, Voge & John, Medical Parasitology, Saunders Co. 1992.)*

sintomática crônica, doença aguda ou disentérica. No portador assintomático, são semelhantes à amebíase, ou seja, o *B. coli* pode estar presente e não causar nenhum dano ao hospedeiro. O sintomático crônico é caracterizado por diarreia alternando com constipação, perda de peso e dor abdominal. Considerada uma infecção leve, a doença aguda ou disentérica é caracterizada pela progressão benigna da doença. O paciente pode apresentar uma síndrome disentérica constituída de sangue, muco e material purulento nas fezes. Achados associados a infecções severas incluem: anorexia, náuseas, perda de peso, caquexia, palidez, cefaleia, insônias, vômito e anemia.

Em infecções severas, ocorre perfuração intestinal, peritonite, invasão extraintestinal, com contaminação de outros órgãos (pulmão, fígado) pelo parasito, que pode levar o paciente a óbito.

Nos suínos, o curso da balantidíase, pode ser fatal se os animais não forem tratados em tempo hábil. A infecção causada pelo *B. coli* leva a perdas, principalmente nos leitões em crescimento, e quando associada a outros agentes patogênicos ou a problemas nutricionais e sanitários torna-se ainda mais frequente o óbito nesses animais. Essa perda leva a prejuízos econômicos para os criadores de suínos. Os sinais clínicos nos animais infectados são raros ou pouco nítidos. Os leitões podem exibir fezes fluidas com muco e, às vezes, sangue.

Imunidade

Conforme foi dito anteriormente, o gênero *Balantidium* ocorre em uma grande variedade de animais, usualmente como participantes mutualísticos intestinais, porém a espécie *B. coli* já ocorre em poucos mamíferos, podendo desencadear alguma patogenia. Nas infecções em humanos e suínos raramente provoca alguma sintomatologia e, mais raramente ainda, surtos graves. Isso provavelmente se deve à defesa inespecífica (resposta imune inata), impedindo a colonização do parasito na mucosa do intestino grosso do hospedeiro. Nesses casos há participação das imunidades humoral e celular, que estão ainda carecendo de estudos mais detalhados.

Diagnóstico

O diagnóstico pode ser: clínico e laboratorial. O diagnóstico clínico é muito difícil de ser feito, porque a maioria é assintomática e, nos pacientes sintomáticos, pode ser confundida com a colite amebiana, em vista da semelhança. Para ajudar no diagnóstico, deve-se perguntar ao paciente sobre sua convivência com suínos. Caso a resposta seja negativa, perguntar se o paciente costuma comer fora de casa, como é o local, como ele higieniza as verduras em casa, como é a água que ele está bebendo e preparando os alimentos, como é feita a higienização do filtro. O diagnóstico laboratorial pode ser feito com as fezes formadas para a pesquisa de cistos, pois estes são eliminados em fezes formadas, ou em fezes diarreicas para a pesquisa de trofozoíto. Durante o período de diarreia prolongada, os trofozoítos que se desprendem do intestino não conseguem encistar-se novamente e são eliminados nas fezes diarreicas como trofozoítos. Em alguns casos, a retossigmoidoscopia é indicada tanto para investigar a lesão quanto para biópsias em busca dos trofozoítos do parasito.

Epidemiologia

- **Distribuição geográfica:** mundial.
- **Fonte de infecção:** suínos.
- **Formas de transmissão:** cistos.
- **Veículo de transmissão:** água e hortaliças.
- **Via de penetração:** boca.

Profilaxia

A profilaxia tem como base: 1) a higiene individual dos vários profissionais que trabalham com suínos; 2) engenharia sanitária, a fim de impedir que os excrementos de suínos alcancem os abastecimentos de água de uso humano; 3) criação de suínos em boas condições sanitárias, impedindo que suas fezes sejam disseminadas; se possível, devem ser amontoadas, para que a fermentação produzida mate os cistos aí presentes; 4) tratamento dos doentes sintomáticos e assintomáticos (tanto humanos quanto animais), para evitar a disseminação do parasito; 5) educação higiênico-sanitária para populações de baixa renda; 6) fazer treinamentos de higienização de alimentos com funcionários de restaurantes, lanchonetes e demais cozinhas industriais que trabalham manipulando alimentos; 7) manter em dia o exame de fezes dos funcionários responsáveis pela manipulação de alimentos, o ideal seria fazer o exame de 6 em 6 meses; não sendo possível, fazer uma vez por ano.

Tratamento

Os casos assintomáticos evoluem espontaneamente para a cura; em casos sintomáticos, a adoção de dieta láctea, por alguns dias, é suficiente para eliminar o *Balantidium coli* do organismo humano, porque esse protozoário alimenta-se de amido. Entretanto, em alguns casos é indicado o uso de drogas: tetraciclinas (é contraindicada em gestantes); em crianças, recomenda-se metronidazol.

ESTUDO DIRIGIDO

1. Avalie a importância patológica do *Balantidium coli* para os humanos.
2. Quais são as fontes de infecção e os veículos de transmissão do *B. coli*?
3. Apesar de pertencerem a grupos taxonômicos distintos, há semelhanças na biologia e patologia de *Entamoeba histolytica* e *Balantidium coli*. Enumere-as, ressaltando também as diferenças.

CAPÍTULO **15**

Leishmanioses

Apresentação

Existem diversas espécies de *Leishmania* que podem atingir os humanos, causando duas formas distintas de leishmaniose: a forma que atinge a pele e as mucosas (dermotrópicas) e a forma que atinge as vísceras (baço, fígado e medula óssea) (viscerotrópicas). Assim, as principais espécies de *Leishmania* que podem provocar doenças nos humanos são:

– Das 11 espécies dermotrópicas, responsáveis pela leishmaniose tegumentar no Novo Mundo, as principais são:

Subgênero *Viannia*:

- *L. braziliensis*, provocando lesões cutâneas e nas mucosas (úlcera de Bauru).
- *L. guyanensis*, provocando lesões cutâneas.

Subgênero *Leishmania*:

- *L. amazonensis*, provocando lesões cutâneas e difusas.
- *L. mexicana*, provocando lesões cutâneas e difusas.

– Espécies responsáveis pela leishmaniose tegumentar do Velho Mundo:

- *L. tropica*, *L. major* e *L. aethiopica*, responsáveis pelas leishmanioses tegumentares denominadas botão do Oriente ou botão de Biskra, ocorrendo desde o Senegal e Namíbia, na África, até Índia, Mongólia e Sul da França.

– Espécies responsáveis por formas viscerais (calazar):

(Até recentemente eram reconhecidas três espécies responsáveis pelo calazar.)

- *L. donovani*, ocorrendo na Índia e no Oriente Médio.
- *L. infantum*, ocorrendo na Europa e no Norte da África.
- *L. chagasi*, ocorrendo nas Américas.

Com o advento de técnicas moleculares para a identificação específica, verificou-se que a *L. chagasi* é quase idêntica e geneticamente indistinguível à *L. infantum*, tornando-se inválida. Portanto, o calazar seria causado por um "complexo *L. donovani*", assim constituído:

- *L. donovani donovani*, ocorrendo na Índia e no Oriente Médio.

- *L. infantum infantum*, ocorrendo na Europa e no Norte da África.
- *L. infantum chagasi*, ocorrendo nas Américas.

Podemos dizer que as leishmanioses são zoonoses típicas, mas que acometem primariamente os animais e, secundariamente, os humanos (a única exceção é o calazar indiano, pois só acomete os humanos).

As leishmanioses são doenças graves, que ocorrem no mundo todo, com manifestações clínicas distintas, dependendo da espécie de *Leishmania* envolvida.

Entre nós, a leishmaniose visceral tem aumentado seu número de casos humanos e caninos, com grande intensidade em várias cidades do país, ocorrendo de forma autóctone em 21 dos 27 estados brasileiros. Nos últimos anos, tem sido uma grande preocupação da saúde pública. Na Europa, a leishmaniose visceral é um grave problema de saúde pública, ocorrendo na Espanha, na França, na Itália e em Portugal.

A leishmaniose tegumentar é uma doença silvestre e continua mantendo sua incidência e sua prevalência, raramente provocando surtos mais graves em alguma região de desbravamento florestal e desmatamentos.

Em seguida, vamos apresentar as duas formas de leishmaniose que ocorrem em nosso país.

Agente Etiológico

- **Filo:** Sarcomastigophora.
- **Subfilo:** Mastigophora.
- **Família:** Trypanosomatidae; para a leishmaniose tegumentar, as espécies mais incriminadas nas américas são: *L. braziliensis, L. guyanensis, L. amazonensis* e *L. mexicana*; para a leishmaniose visceral ou calazar, nas Américas, a espécie responsável é a *L. infantum chagasi*.

Morfologia e Hábitat

As espécies que causam as leishmanioses possuem duas formas básicas: 1) amastigota, encontrada dentro dos macrófagos presentes no sangue e/ou órgãos atingidos (pele ou vísceras); 2) promastigota, forma infectante, encontrada na saliva dos insetos vetores, isto é, os flebótomos ou *Lutzomyia*. No Velho Mundo, são os do gênero *Phlebotomus*. A amastigota é arredondada, mede cerca de 2 a 5 μm de diâmetro e não possui flagelo, à luz da microscopia óptica. A promastigota é alongada, mede cerca de 20 μm de comprimento, apresentando um flagelo livre que emerge do cinetoplasto. Essas duas formas apresentam no seu interior um núcleo e uma estrutura denominada cinetoplasto, formada por DNA mitocondrial. São facilmente visualizados e identificáveis nas preparações coradas pelo método Giemsa e similares.

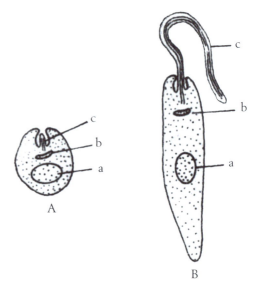

Figura 15.1. Morfologia básica do gênero *Leishmania*: A. Amastigota; B. Promastigota; a. Núcleo; b. Cinetoplasto; c. Flagelo.

Ciclo Biológico

O ciclo biológico das leishmanioses é relativamente simples. Usualmente o inseto, isto é, o flebótomo se infecta ao picar um animal infectado, ingerindo as formas amastigotas presentes na pele desse reservatório. Essas formas amastigotas chegam ao tubo digestivo do inseto e se transformam em promastigotas, por metaciclogênese, as quais iniciam um processo de reprodução intensa, por divisão binária. As formas promastigotas metacíclicas dirigem-se para o aparelho bucal do inseto e este, quando vai se alimentar de sangue em novo hospedeiro (aqui, um humano ou animal), inocula na sua pele as formas promastigotas; essas formas entram nos macrófagos locais do novo hospedeiro e se transformam em amastigotas. Essas formas amastigotas passam a se multiplicar intensamente por divisão binária até que rompem o macrófago, caindo no tecido ou no sangue, sendo fagocitadas por novos macrófagos, reiniciando o processo (Figuras 15.2 e 15.3).

Patogenia e Sintomatologia

Do ponto inicial da inoculação das promastigotas pela picada infectante do flebótomo, as amastigotas podem tomar dois caminhos:

- Se pertencer à espécie responsável pela leishmaniose tegumentar, as amastigotas permanecerão aí, na pele, formando um nódulo. Esse nódulo dá origem a uma úlcera ou ferida, que poderá produzir metástases para a pele de outras áreas do corpo (braços, pernas, rosto) ou atingir a região naso-bucofaringeana. As principais formas clínicas são: cutânea, cutaneomucosa, cutânea difusa e cutânea disseminada *borderline*.
- Se pertencer à espécie responsável pela leishmaniose visceral (calazar), as amastigotas migrarão, via sanguínea, do nódulo inicial para as vísceras e órgãos hematopoéticos citados: baço, fígado, medula óssea e linfonodos. Nesses órgãos, se multiplicarão intensamente, promovendo a esplenomegalia, a hepatomegalia e a disfunção da medula óssea, com consequências graves como anemia e, muitas vezes, fatais para o paciente, especialmente crianças e indivíduos imunocomprometidos.

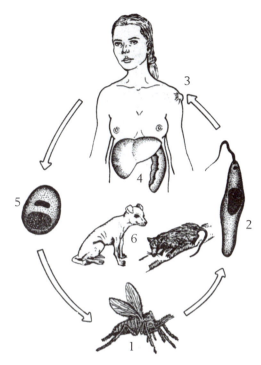

FIGURA 15.2. Ciclo biológico da *Leishmania infantum chagasi*, agente da leishmaniose visceral: 1. *Lutzomyia longipalpis* infectado; 2. Inoculação de promastigotas pela picada do inseto; 3. Formação de um pequeno nódulo no local da picada, onde as promastigotas se transformam em amastigotas dentro dos macrófagos; 4. Disseminação das amastigotas via sanguínea, atingindo o fígado, o baço e a medula óssea; 5. Amastigotas presentes nos reservatórios; 6. Cães, raposas e marsupiais, infectando o *L. longipalpis*.

Imunidade

A ação dos sistemas imunes sobre as leishmanioses é bastante complexa, apesar das intensas e extensas pesquisas desenvolvidas nas últimas décadas. As respostas Th1 e Th2 têm uma participação importante, cujos resultados estão bem documentados.

A forma de multiplicação das amastigotas dentro dos fagossomos, no interior dos macrófagos dos hospedeiros (humanos, cães, roedores etc.), já indica uma forma peculiar de a *Leishmania* escapar das defesas específicas e inespecíficas do paciente. A gp53, uma glicoproteína presente na superfície da leishmânia, inativa o sistema complemento, protegendo as promastigotas do sistema imune inato. Ainda, essa glicoproteína protege as amastigotas do ataque de enzimas produzidas no fagolisossomo.

Em pacientes humanos, e especialmente em experimentos com roedores, sabe-se que tanto a imunidade celular quanto a humoral estão muito ativadas. Na leishmaniose visceral, os macrófagos são incapazes de destruir as amastigotas (que se multiplicam dentro dos fagossomos) e, assim, quanto maior for a estimulação de produção de macrófagos, maior será o parasitismo. Em pacientes com leishmanioses encontram-se elevadas as taxas de linfócitos T *helper* que secretam citocinas específicas e as taxas de anticorpos, especialmente os da classe IgG.

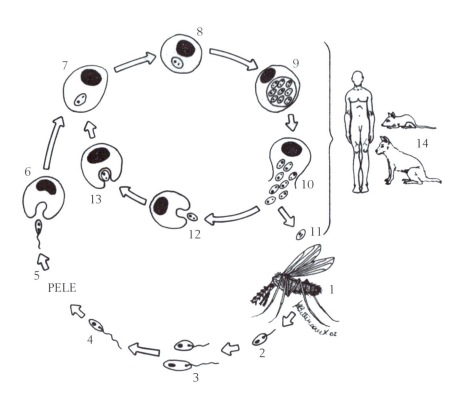

Figura 15.3. Ciclo biológico da *Leishmania braziliensis*: 1. *Lutzomyia* que picou um dos três reservatórios (14) e ingeriu formas amastigotas (11); 2 e 3. Transformação das formas amastigotas em promastigotas no tubo digestivo do inseto; 4. Promastigota na probóscida do inseto, que será inoculada na pele (5) no início da hematofagia; 6. Penetração (fagocitose) da promastigota no macrófago; 7, 8 e 9. Reprodução das amastigotas por divisão binária dentro do vacúolo digestivo do macrófago; 10. Rompimento do macrófago, com liberação de amastigotas; 12. e 13. Amastígotas são fagocitadas por outros macrófagos, iniciando o processo patológico. (Nota: as demais espécies de *Leishmania* possuem ciclo semelhante, variando os reservatórios e a espécie de *Lutzomyia* transmissora.)

Diagnóstico

O diagnóstico das leishmanioses pode ser parasitológico e imunológico, que varia de procedimento conforme for a doença (tegumentar ou visceral). Assim temos:

Parasitológico

– **Leishmaniose tegumentar:** realiza-se uma biópsia da borda da lesão, por escarificação ou impressão (compressão da lâmina), e com o fragmento faz-se um esfregaço em lâmina de vidro para microscópio; pode-se também apenas escarificar a borda da lesão e comprimir uma lâmina de vidro sobre a área escarificada, fazendo o "esfregaço por aposição". Feito o esfregaço por um dos dois processos, cora-se o material pelo Giemsa ou pelo método Panótico Rápido. Neste caso, podem ser visualizadas amastigotas no microscópio óptico. Com o material obtido da biópsia, pode-se também fazer cultura da *Leishmania*, usando-se meios de cultura próprios (NNN, LIT).

– **Leishmaniose visceral:** faz-se uma busca de amastigotas por punção da medula óssea external, e com o material puncionado pode-se fazer um esfregaço em lâmina, como descrito acima, ou semear em meios de cultura próprios (NNN, LIT).

Imunológico

– **Leishmaniose tegumentar:** o mais usado é a intradermorreação de Montenegro, que consiste na injeção intradérmica de 0,1 ml do antígeno na face interna do antebraço, com leitura 49/72 horas depois; a positividade é indicada pelo aumento da pápula, formada inicialmente. O teste de Montenegro na forma cutânea difusa é normalmente negativo, reflexo da baixa resposta imune para *L. amazonensis*.

– **Leishmaniose visceral:** os métodos mais usados são a reação de imunofluorescência indireta, a reação de ELISA (*Enzyme Linked Immunosorbent Assay*) e o Trald (teste rápido anticorpo anti-*Leishmania donovani*), todas elas realizadas com o soro sanguíneo do paciente. O IT-LEISH®, um teste imunocromatográfico rápido, foi recomendado pelo Ministério da Saúde para diagnósticos de casos humanos. A técnica de PCR (*Polymerase Chain Reaction*) tem sido muito usada por sua sensibilidade e especificidade. É uma reação em cadeia, pela qual uma sequência de DNA é copiada várias vezes pela enzima polimerase, de modo a se fazer a identificação do DNA do parasito estudado. Para o diagnóstico do calazar humano, é feita em amostras de leucócitos sanguíneos, e no calazar canino, é feita com amostras obtidas de punção da medula óssea e, também, pela amostra de células da conjuntiva, coletadas com um *swab*. Essa segunda alternativa é muito menos traumática para o cão.

O diagnóstico parasitológico do calazar canino é feito pelo exame de esfregaço em lâmina com um fragmento de pele (orelha) ou punção da medula óssea; o diagnóstico imunológico é feito pela imunofluorescência indireta, o Trald, a PCR ou a imunocromatografia rápida, cujos reagentes são fornecidos pela FIOCRUZ (Ministério da Saúde).

Epidemiologia

A epidemiologia das leishmanioses é muito interessante, mas são bastante distintas entre si, devendo, portanto, ser mostradas separadamente. Do ponto de vista ecológico, é marcante essa distinção. A leishmaniose tegumentar ocorre em áreas de florestas ou em processo de desmatamento, como a Mata Atlântica e Amazônia. Já a leishmaniose visceral ocorre com maior frequência em

PARTE II – PROTOZOÁRIOS

áreas de caatinga, cerrado e já desmatadas, em virtude da presença do vetor adaptado a esses ambientes, o *L. longipalpis*. Além disso, diversas outras espécies de *Leishmania* podem causar formas semelhantes de lesão, especialmente quando se trata de leishmaniose tegumentar, que possui diversas espécies presentes em nosso país: *L. braziliensis, L. amazonensis* e *L. guyanensis*.

Em seguida, iremos mostrar a epidemiologia das duas formas de leishmaniose que estamos estudando.

Leishmaniose Tegumentar

- **Distribuição geográfica:** incluindo todas as espécies que atingem a pele de humanos, podemos dizer que a leishmaniose tegumentar tem distribuição quase mundial; já a causada pela *L. braziliensis* ocorre apenas nas Américas.
- **Fonte de infecção:** roedores silvestres (paca, cotia, ratos silvestres), edentados (tatu, tamanduá, preguiça), marsupiais (gambás e marmotas), carnívoros (cães, gatos, quatis); humanos e equinos podem funcionar como fonte de infecção também.
- **Forma de transmissão:** promastigotas, presentes na saliva do flebótomo.
- **Veículos de transmissão:** hospedeiros invertebrados, isto é, flebótomos das espécies *Lutzomyia whitmani, L. intermedia, L. pessoai, L. wellcomei, L. migonei, L. flaviscutellata* etc.
- **Via de penetração:** inoculação na pele, das formas promastigotas, pelo flebótomo.

Leishmaniose Visceral

- **Distribuição geográfica:** mundial, sendo a *L. infantum chagasi* exclusiva das Américas.

- **Fonte de infecção:** raposas e cães; há suspeitas (sem comprovação ainda) de que os gambás também poderiam funcionar como reservatórios.
- **Forma de transmissão:** promastigotas, presentes na saliva do flebótomo.
- **Veículo de transmissão:** pelo hospedeiro invertebrado, isto é, o *Lutzomyia longipalpis*.
- **Via de penetração:** inoculação das formas promastigotas na pele através da picada do flebótomo citado.

Como dissemos no início do capítulo, o calazar tem ressurgido com grande intensidade em várias cidades brasileiras e de outros países, tornando-se um grave problema de saúde pública. Nesse aspecto, os cães têm sido os grandes responsáveis pela elevação da prevalência (por ser um ótimo reservatório e viver junto com os humanos, nos quais também está presente o *Lutzomyia longipalpis*, completando a cadeia epidemiológica). A distribuição e a dispersão do *L. longipalpis* para outras regiões, tem expandido a doença pelo Brasil.

Mas por outro lado, os cães também têm sido as grandes vítimas, pois adoecem e morrem (ou são sacrificados) em um número muito mais elevado que os humanos (Figura 15.4).

Profilaxia

A profilaxia das leishmanioses é um trabalho difícil e complexo. Em ambiente silvestre pouca coisa pode ser feita, pois o número de flebótomos e reservatórios é muito grande e o emprego de inseticidas é inviável e contraindicado (ver Capítulo 38, item Psychodidae). A proteção individual com repelentes é eficiente mas de pequena duração, e onerosa para ser utilizada pelos habitantes de regiões florestais.

Com relação à leishmaniose tegumentar, a pulverização de inseticidas nos acampamentos e casas existentes no ambiente

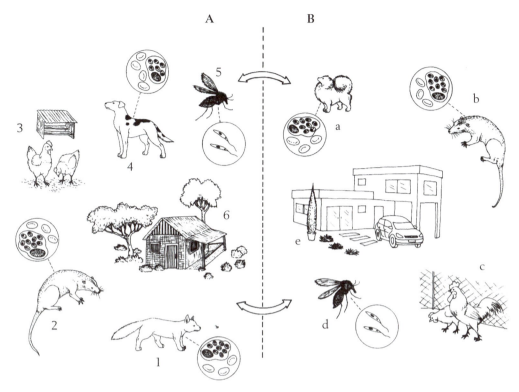

Figura 15.4. Ciclo epidemiológico da leishmaniose visceral – *Leishmania infantum chagasi:* **A)** Ciclo rural: 1. Raposa infectada; 2. Gambá infectado (reservatório sinantrópico que circula nos ambientes silvestre, rural e urbano); 3. Galinheiro onde flebótomos (*Lutzomyia longipalpis*) se reproduzem; 4. Cão de caça infectado (reservatório doméstico); 5. *L. longipalpis* infectado; 6. Domicílio rural onde os flebótomos infectados nos reservatórios picam os humanos. **B)** Ciclo urbano: a. Cão doméstico infectado; b. Gambá infectado; c. Galinheiro em quintal de casa; d. *L. longipalpis* infectado; e. Domicílio urbano onde os flebótomos infectados nos reservatórios picam os humanos. As setas indicam as possibilidades de circulação do parasito. *(Original de David P. Neves, 2013.)*

silvestre pode ajudar, mas na prática é de execução muito difícil, devendo ser repetida com intervalo de 3 meses. Uso de repelentes, mosquiteiros e roupas adequadas ajudam a proteger contra as picadas dos flebotomíneos.

Com relação à leishmaniose visceral, o quadro não é muito diferente. Podem-se pulverizar inseticidas nas casas e nos acampamentos, operação essa que deve ser repetida a cada 3 ou 4 meses, pois o inseticida, além de matar os flebótomos ali presentes, funciona como repelente também. A limpeza periódica dos quintais e cuidados de higiene nos abrigos dos animais domésticos, no peridomicílio, tem mostrado resultados significativos na profilaxia. Tudo isso, evitando matéria orgânica e a presença de criadouros dos flebotomíneos.

Quanto ao principal reservatório doméstico, isto é, o cão, há recomendação expressa de eutanásia de todos os animais positivos. Mas é equivocado (ou antiético) sacrificar um cão se apoiando em um único exame sorológico positivo, pois é frequente ocorrer erro na leitura desse exame. Assim a eutanásia só deve ser praticada quando houver comprovação clara (por exames repetidos) do cão estar doente. Atualmente, já existem no mercado medicamentos, assim como vacinas, autorizados por instâncias federais para tratamento e proteção dos cães. No entanto, ainda são muito caras para os padrões econômicos da população brasileira. É importante frisar que o cão protegido, por consequência protegeria os seres humanos, pois esses deixariam de ser o principal reservatório doméstico, ou dificultaria a infecção da *L. longipalpis*. O flebótomo, em inglês chamado *sandfly* ("mosca de areia"), é um inseto terrestre. Seus ovos e larvas estão presentes no solo, em criadouros pouco conhecidos, o que dificulta mais ainda seu controle.

Em ambiente urbano, a pulverização dos domicílios e anexos é uma medida bastante eficiente, devendo ser reaplicada a cada 3 ou 4 meses.

Apesar de ser objeto de pesquisas intensas, infelizmente, até o momento não existe uma vacina que proteja os humanos contra a leishmaniose visceral. São poucos os investimentos da indústria farmacêutica, por se tratar de doença negligenciada.

Tratamento

A droga de primeira escolha para o tratamento das leishmanioses é o antimonial pentavalente, N-metil glucamina (Glucantime®), por via endovenosa ou intramuscular e que pode ser administrado a nível ambulatorial. Contudo, em pessoas que apresentam coinfecção com o vírus HIV, insuficiência hepática, cardíaca e renal, gestantes, crianças menores de 1 ano, adultos com mais de 50 anos, pessoas em uso de imunossupressores, uso de medicamentos que alteram o intervalo QT, escore de gravidade clínico > 4 ou clínico-laboratorial > 6 (Ministério da Saúde, 2016) e falha terapêutica ao antimonial pentavalente, o tratamento se dá com a anfotericina B lipossomal como droga de primeira escolha. O desoxicolato da anfote-

ricina B pode ser usado como segunda opção em casos de hipersensibilidade ou falha terapêutica ao antimonial pentavalente e que não se enquadre em nenhum dos critérios de indicação para utilização da anfotericina B lipossomal, que é menos tóxica.

Para o tratamento dos cães foi aprovado o uso do medicamento Milteforan®, por via oral, durante 28 dias consecutivos. É importante ressaltar que o cão deve usar coleira repelente de insetos durante e após o tratamento.

Subgênero *Mundinia* e *Leishmania enriettii*

Larissa Ferreira Paranaíba e Rodrigo Soares (Centro de Pesquisas René Rachou/FIOCRUZ)

A *Leishmania enriettii* foi descrita em 1948 por dois pesquisadores brasileiros Heitor Medina e Júlio Muniz. Esta espécie foi recentemente classificada dentro do subgênero *Mundinia* juntamente com *Leishmania macropodum*, "*Leishmania orientalis*" e *Leishmania martiniquensis*. A espécie "*L. siamensis*" é escrita entre aspas, pois ainda não foi validada taxonomicamente. Este subgênero é resultado da junção de Mun (Muniz) e din (Medina), em homenagem aos descobridores de *L. enriettii*. A *L. enriettii* é um protozoário não infectante aos humanos, que tem como hospedeiro vertebrado o porquinho-da-índia (*Cavia porcellus*), mais conhecido como cobaia. No Brasil, o vetor suspeito é *Lutzomyia monticola*. As outras espécies/isolados podem ser encontradas em diferentes países, incluindo Austrália, Estados Unidos, Tailândia, Gana, Martinica, Alemanha e Suíça.

Após a *L. enriettii*, a *L. macropodum* foi a próxima espécie descrita na Austrália, sendo associada a infecções oportunistas de leishmaniose cutânea (LC) no canguru vermelho (*Macropus rufus*). O vetor suspeito seria o ceratopogonídeo *Forcipomyia lasiohelea*, sendo o primeiro caso de um vetor não flebotomíneo. A *L. martiniquensis* é o agente etiológico dos casos de leishmaniose visceral (LV) e LC em humanos, na Martinica. Finalmente, diferentes isolados de "*L. siamensis*" estão sendo apontados como os responsáveis por casos de LV e LC em humanos na Tailândia e Gana, respectivamente. Vários isolados têm causado também LC em cavalos e bovinos nos Estados Unidos, na Alemanha e na Suíça. Portanto, estes protozoários possuem importância na medicina humana e veterinária.

Um ponto de grande preocupação com relação às espécies do subgênero *Mundinia* é o seu papel como infecções oportunistas, especialmente em pacientes com o vírus da imunodeficiência humana (HIV). A coinfecção por "*L. siamensis*" e *L. martiniquensis* em pacientes com LV e LT, e HIV positivos, já foi descrita em vários locais, como Martinica e Tailândia. Até o ano de 2017, sete pacientes já foram infectados com essas espécies, sendo três (43%) HIV positivos.

Os estudos com as espécies do subgênero *Mundinia* ainda estão no início, e constituem um novo campo de estudo dentro da Parasitologia atual por serem parasitos com alta plasticidade fenotípica, sendo capazes de infectar vários hospedeiros e causar não só formas tegumentares como também viscerais.

ESTUDO DIRIGIDO

1. Preencha o quadro abaixo relacionando as espécies de *Leishmania* do Novo Mundo com as formas clínicas, seus respectivos vetores e reservatórios:

Espécie	Forma clínica	Vetor(es)	Reservatórios

2. A infecção por *Leishmania* ocorre quando o flebotomíneo, ao ingerir sangue, inocula na pele do hospedeiro a forma _____, que penetra em _____, onde irá se transformar na forma denominada _____, que irá multiplicar-se por divisão binária. Após a multiplicação elas rompem a célula caindo na corrente sanguínea onde irão invadir novas células. O flebotomíneo se infecta ao ingerir sangue de um animal ou humano contendo as formas _____ do parasito. Essas formas chegam ao tubo digestivo do inseto e se transformam em _____, as quais iniciam um processo de reprodução intensa, por divisão binária. As formas _____ dirigem-se para o aparelho bucal do inseto e este, quando vai se alimentar de sangue em novo hospedeiro, inocula o parasito, reiniciando o ciclo.

PARTE II – PROTOZOÁRIOS

3. Descreva os sintomas clínicos e a patogenia das leishmanioses visceral e tegumentar.
4. Quais são os métodos de diagnóstico parasitológico e imunológico empregados na detecção das leishmanioses visceral e tegumentar humanas?
5. Discuta sobre as dificuldades encontradas na profilaxia e controle das leishmanioses e as perspectivas futuras.
6. Dentre as atividades tradicionais desenvolvidas na mata, hábitat do flebotomíneo, duas das mais frequentes são a caça e o extrativismo vegetal, este último desenvolvido por catadores de açaí, buriti, tucumã, pupunha e castanha, seringueiros, entre outros. Ainda que ambas as atividades predisponham à infecção por leishmânias, particularmente as espécie causadoras das leishmanioses tegumentares, os extrativistas compõem um grupo de maior risco. Por quê?
7. Discorra sobre os aspectos ecoepidemiológicos das leishmanioses e sua distribuição geográfica no Brasil.
8. (ENADE-2006) A leishmaniose constitui um problema de saúde extremamente grave, e estima-se que 350 milhões de pessoas estejam infectadas em mais de 80 países. No Brasil, um dos países em que a situação é mais grave, duas formas de leishmaniose são observadas: a cutânea e a visceral. Em um posto de saúde, houve diagnóstico clínico de uma úlcera causada por infecção por *Leishmania*, que foi reportada imediatamente ao Ministério da Saúde. Conhecendo-se o ciclo de vida da *Leishmania*, deve-se:
    a) Averiguar, na comunidade, possíveis cães contaminados, uma vez que esses animais podem ser hospedeiros intermediários desse protozoário.
    b) Buscar possíveis focos de mosquitos *Aedes*, inseto transmissor desse protozoário, para prevenção.
    c) Determinar o antibiótico ao qual essa bactéria é sensível, para estabelecer o tratamento do paciente.
    d) Buscar possíveis focos de mosquitos flebotomíneos, inseto transmissor dessa bactéria, para prevenção.
9. Que importância requer estudos e monitoramento das espécies de *Leishmania* do subgênero *Mundinia*?

AULA EXPERIMENTAL

As aulas práticas de leishmaniose têm como principal objetivo diferenciar as formas promastigotas e amastigotas de *Leishmania* em lâminas fixadas e coradas. É possível adquirir lâminas fixadas e coradas das formas evolutivas de *Leishmania*, fêmeas e machos de *Lutzomyia*, obtidas em laboratórios de pesquisa especializados (Universidades Federais, FIOCRUZ).

Doença de Chagas

CAPÍTULO 16

Apresentação

A doença de Chagas ou tripanossomíase americana tem uma história fascinante, pois dependeu da dedicação, do espírito científico e da visão social do grande médico mineiro Carlos Ribeiro Justiniano das Chagas. Por volta de 1909, trabalhava na região de Corinto (Lassance), Minas Gerais, no combate à malária, que atingia os moradores e os trabalhadores da construção da Estrada de Ferro Central do Brasil, quando soube da existência de um inseto (o chupão ou barbeiro) que picava as pessoas enquanto dormiam. A partir dessa simples informação, fez todos os estudos que o levaram à descoberta do agente etiológico de uma doença desconhecida da ciência e de todos os aspectos de sua patologia, epidemiologia e profilaxia.

Essa doença se mostrou de grande impacto social nas Américas, pois foi encontrada do México até a Argentina, com milhões de pessoas infectadas. Depois de vários anos de eficiente trabalho de profilaxia, a doença de Chagas, a partir de 2006, passou a ser encontrada apenas em alguns focos residuais no país. Porém, em decorrência de fatores variados (que serão mostrados na epidemiologia), essa doença tem apresentado importante ressurgência. De acordo com o Ministério da Saúde, foram confirmados 1.570 casos de doença de Chagas aguda (DCA) no Brasil entre 2000 e 2013, sendo a transmissão oral o principal mecanismo de transmissão (1.081 casos confirmados).

Em média, 100 milhões de pessoas estão em risco direto de contágio na América Latina. Isso torna a doença de Chagas a principal causa de doenças cardíacas infecciosas no continente e de morte provocada por parasitos na América. Afeta cerca de 16 milhões de pessoas em todo o mundo, segundo a OMS, é endêmica em 21 países e responsável pela morte de 12.000 pessoas ao ano.

Nota: É com imenso orgulho divulgar que temos em nossos arquivos os textos e desenhos originais da descoberta do *Trypanosoma cruzi*, realizados pelo Dr. Rogério D'Avila Júnior, farmacêutico/microscopista do Serviço de Saneamento Rural, lotado em Lassance (MG) e membro da equipe do Dr. Carlos Chagas.

Agente Etiológico

- **Filo:** Sarcomastigophora.
- **Subfilo:** Mastigophora.
- **Família:** Trypanosomatidae.
- **Espécie:** *Trypanosoma cruzi*.

Morfologia e Hábitat

O *Trypanosoma cruzi* é encontrado em três formas básicas: a) Amastigota, que é encontrada nos tecidos dos mamíferos

PARTE II – PROTOZOÁRIOS

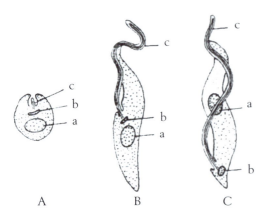

FIGURA 16.1. Morfologia básica do *Trypanosoma cruzi*: A. Amastigota; B. Epimastigota; C. Tripomastigota; a. Núcleo; b. Cinetoplasto; c. Flagelo.

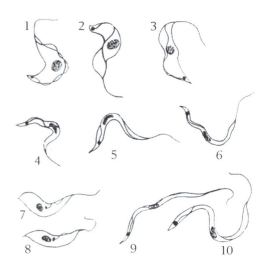

FIGURA 16.2. Morfologia do *Trypanosoma cruzi*: 1, 2 e 3. Formas tripomastigotas largas, encontradas no sangue do vertebrado; 4, 5 e 6. Formas delgadas, encontradas no sangue do vertebrado; 7 e 8. Formas epimastigotas encontradas em dejetos de triatomíneos e meios de cultura; 9 e 10. Formas tripomastigotas metacíclicas (infectantes), encontradas em dejetos de triatomíneos e meios de cultura.

(humanos e animais reservatórios); é uma forma esférica, medindo cerca de 4 µm de diâmetro; b) tripomastigota, que é encontrada na corrente sanguínea e também nos dejetos do barbeiro (aqui é chamada de tripomastigota metacíclica, pois representa o final do ciclo biológico); essa forma, tripomastigota, é alongada, possui um núcleo central, um cinetoplasto terminal de onde emerge o flagelo e a membrana ondulante; mede cerca de 20 a 30 µm de comprimento; c) epimastigota, forma intermediária encontrada no intestino dos triatomíneos (barbeiros); essa forma possui um núcleo, um cinetoplasto localizado acima (epi = sobre) desse núcleo e de onde emerge o flagelo, apresentando uma pequena membrana ondulante; mede cerca de 15 a 20 µm de comprimento (Figuras 16.1 e 16.2).

Ciclo Biológico

Assim que um humano é picado por um barbeiro infectado, nos dejetos (fezes e urina) desse inseto encontram-se as formas infectantes, que são os tripomastigotas metacíclicos. Essas formas podem penetrar na pele arranhada (pela coceira advinda da picada do barbeiro), no orifício oriundo da picada do inseto ou na mucosa sadia (mucosa conjuntival). Ao penetrar (fagocitados) nos macrófagos ou outras células locais, o tripomastigota se transforma em amastigota e inicia a reprodução por divisão binária. Passadas 36/48 horas, essa célula se rompe e as amastigotas se transformam em tripomastigotas sanguíneas, que caem na corrente sanguínea e vão invadir outras células próximas ou distantes (células lisas e estriadas cardíacas, por exemplo), reiniciando o processo.

Quando um triatomíneo sugar um humano ou animal infectado ele ingerirá essas formas tripomastigotas sanguíneas, que irão se dirigir para o estômago e para a porção posterior do intestino do inseto. Ali se transformam em epimastigotas, que passam a se reproduzir por divisão binária, formando os tripomastigotas metacíclicos. Um barbeiro vive cerca de 1 ano ou mais, e se houver

92

se infectado nos primeiros dias de nascido, quando ainda ninfa de primeiro estádio, poderá passar o resto da sua vida infectante; isto é, liberando tripomastigotas em seus dejetos, a cada defecação (Figura 16.3).

Patogenia e Sintomatologia

A patogenia da doença de Chagas é muito bem estudada e um pouco complexa, pois as alterações musculares e nervosas são muito mais causadas pela resposta imune (é uma doença autoimune) do que pela ação parasitária. Dessa forma, o parasito pode penetrar no organismo pela pele, onde se formará o "chagoma de inoculação", caracterizado por uma pequena tumoração, nem sempre observável; se a infecção ocorrer pela mucosa conjuntival, aparecerá o "sinal de Romaña", caracterizado pelo edema bipalpebral, unilateral e enfartamento ganglionar satélite. A partir de um desses pontos iniciais, ocorre um intenso processo de reprodução intracelular (ninhos de amastigota) e presença de grande número de formas sanguíneas, caracterizando a fase aguda. Nessa fase, o paciente apresenta uma elevada parasitemia (parasitos no sangue circulante), febre, mal-estar, às vezes alterações cardíacas e resposta imune em elevação. Na fase aguda, na maioria dos casos, os indivíduos são assintomáticos. Além disso, nessa fase, podem acontecer óbitos por miocardites e meningoencefalites. Dessa fase aguda, que pode durar cerca de 2 meses ou menos, o paciente passa para a fase crônica, caracterizada por uma baixa parasitemia, porém com uma resposta imune elevada, miocardite e início da formação de lesões cardíacas, esofageanas ou entéricas (cólon). Essas lesões iniciais, usualmente, passam despercebidas por vários anos, manifestando-se 20/30 anos mais tarde. Essa fase de longa duração é denominada "fase indeterminada" ou crônica assintomática. Já na fase crônica sintomática, as alterações são muito graves e, frequentemente, fatais. Nessa fase, o número de parasitos (ninhos de amastigota) no coração ou no intestino grosso é mínimo, porém as lesões se devem à destruição dos neurônios formadores dos estímulos cardíacos e peristálticos, por um processo imunoinflamatório. Além disso, o infiltrado inflamatório promove um distanciamento das miofibrilas, por fibrose intersticial. Esse infiltrado é composto de macrófagos, linfócitos T produtores de IFN-γ, TCD4+ e TCD8+ citotóxicos. Tudo isso provoca a cardiomegalia, o megaesôfago, o megacólon e as consequentes insuficiência cardíaca, dificuldade de progressão do bolo alimentar (mal de engasgo) ou do bolo fecal. A frequente disritmia cardíaca ocorre pela destruição dos neurônios formadores e condutores do estímulo; as mortes súbitas ocorrem quando há bloqueio na condução do estímulo atrioventricular (bloqueio do feixe de His). Em média, 30 a 40% dos indivíduos que foram um dia infectados, podem apresentar a fase crônica sintomática.

Nota: em diversas doenças parasitárias, tais como a doença de Chagas, as leishmanioses, a malária e a esquistossomose, a gravidade da patologia é desencadeada pela ação do sistema imune, que pode agredir as células do próprio hospedeiro, mesmo as não parasitadas, porém sensibilizadas por antígenos do parasito.

Imunidade

A infecção pelo *T. cruzi* mobiliza os diversos mecanismos humorais e celulares da resposta imune, promovendo a imunidade inata e a imunidade adquirida.

Na imunidade inata, tanto nas aves quanto nos répteis, que são refratários à infecção pelo *T. cruzi*, a destruição desse protozoário se dá pela lise mediada por complemento, pela ação das células *natural killer* e pela ativação de macrófagos. A ação conjunta desses mecanismos impede a evolução do *T. cruzi* nesses animais.

PARTE II – PROTOZOÁRIOS

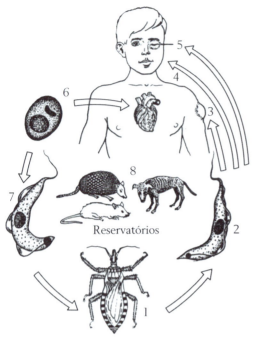

Figura 16.3. Ciclo biológico do *Trypanosoma cruzi*: 1. Barbeiro infectado; 2. Tripomastigotas metacíclicos (infectantes), presentes nos dejetos do barbeiro, as quais são depositadas na pele (3. Chagoma) nos alimentos (barbeiros triturados) (4. via oral), ou na conjuntiva (5. Sinal de Romaña) do paciente; 5. Transformação em amastigotas nesses locais (3, 4, 5 e 6); 7. Amastigotas multiplicam-se, transformam-se em tripomastigotas sanguíneos e disseminam atingindo o coração, esôfago ou intestino; 8. Mamíferos reservatórios do *T. cruzi*. *(Figura adaptada de Markell, Voge & John, Medical Parasitology, com autorização de Elsevier Science.)*

Na imunidade adquirida ocorre um fenômeno interessante: na fase aguda da doença há uma proliferação intensa do parasito, produzindo uma parasitemia elevada. Cerca de 1 a 2 semanas depois, o sistema imune é ativado no paciente, reduzindo drasticamente a parasitemia. Nesse tempo tem início a fase crônica da doença, caracterizada por uma parasitemia discreta (subpatente) e uma taxa elevada de anticorpos. Essa fase crônica pode durar 20 ou 30 anos em pacientes humanos, quando surgem os sintomas patognomônicos da enfermidade: alterações cardíacas, esofágicas, intestinais e nervosas. Portanto, a imunidade humoral iniciada na fase aguda e perdurando por toda a fase crônica apresenta títulos elevados.

Logo após a infecção, o parasito promove a ativação inespecífica de macrófagos e de células *natural killer* (imunidade celular), acompanhado de ativação de linfócitos T e B, resultando na produção de imunoglobulinas (imunidade humoral). Logo após os primeiros dias da infecção, começam a se elevar as taxas de IgM e IgG. A IgM decresce rapidamente e a IgG, mais tardiamente, porém essa permanece estável durante toda a fase crônica da doença. Cerca de 1 ou 2 meses após o início da infecção as taxas de IgA e IgE tornam-se elevadas. Há forte correlação entre taxas elevadas de IgM, IgE e cardiopatia, e de IgA e formas digestivas. A IgE se liga aos tripomastigotas para reconhecimento das células fagocitárias, os macrófagos.

A ocorrência de lesões progressivas (cardíacas, esofágicas ou intestinais), associadas a fenômenos degenerativos intensos (inflamação, fibrose, desnervação) em pacientes crônicos, sugerem que a autoimunidade exerce um papel importante na gênese das lesões no paciente chagásico. Um infiltrado composto por macrófagos, linfócitos T produtores de IFN-γ, TCD4$^+$ e TCD8$^+$ citotóxicos, acaba sendo danoso nesse processo de autoimunidade. A detecção da presença do parasito utilizando técnicas mais sensíveis como PCR, q-PCR e imuno-histoquímica, demonstrou que a sua presença é o fator responsável por desencadear os processos degenerativos e autoimunes.

Diagnóstico

O diagnóstico da doença de Chagas pode ser feito durante a fase aguda (que é difícil, pois é de curta duração, geralmente assintomática, e o paciente nem sempre procura os cuidados médicos) ou durante a fase crônica, quando apresentam sintomas. Muitas vezes se descobre ao acaso, ao doar sangue por

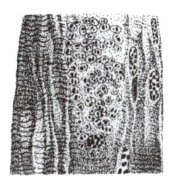

Figura 16.4. Ninho de amastigota do *Trypanosoma cruzi* no tecido cardíaco (fase aguda).

exemplo. Também aqui podemos separar o diagnóstico em métodos parasitológicos, por meio dos quais conseguimos visualizar o parasito e os métodos imunológicos, através dos quais conseguimos detectar a resposta imune produzida pelo paciente, e indicadora da presença do parasito.

- **Fase aguda:** os métodos parasitológicos que podem ser feitos são: exame a fresco do sangue, procurando-se detectar tripomastigotas vivos; exame do sangue em esfregaços feitos em lâmina de vidro e corados por Giemsa; cultura do sangue em meios próprios (NNN). Os métodos imunológicos que podem ser realizados são: imunofluorescência indireta (RIFI) e reação de ELISA.
- **Fase crônica:** os métodos parasitológicos recomendados são: xenodiagnóstico (feito através de hematofagia controlada de triatomíneos criados em laboratório; em desuso), hemocultura e inoculação em camundongos. Os métodos imunológicos indicados são: reação de hemaglutinação indireta, reação de imunofluorescência indireta e teste ELISA (Figura 16.4).

Epidemiologia

- **Distribuição geográfica:** o *T. cruzi* é encontrado desde o sul dos Estados Unidos até o norte da Argentina. Entretanto, a doença de Chagas humana é vista com maior frequência nas regiões pobres dessa ampla distribuição geográfica, onde há uma grande destruição ambiental e uma alarmante injustiça social e econômica, que favorece a presença dos vetores.
- **Forma de transmissão:** tripomastigota metacíclico presente nos dejetos (fezes e urina) do barbeiro ou em alimentos contaminados aonde foi triturado o barbeiro, acidentalmente.
- **Veículo de transmissão:** na pele lesada (arranhada pelo prurido ou no orifício da picada do barbeiro) ou conjuntiva normal do indivíduo, por formas infectantes (tripomastigotas metacíclicos) presentes nos dejetos de barbeiros infectados.

Entre os animais (primatas, gambás, roedores) pode haver a contaminação por ingestão de barbeiros positivos. Na Amazônia, especialmente no Pará, tem havido frequentes surtos ou casos isolados de doença de Chagas em humanos a partir da ingestão de suco de açaí contaminado. Nesses casos, a contaminação do açaí se dá durante o preparo sem higiene do suco, quando o barbeiro contaminado cai e é triturado no momento de se preparar e ingerir o suco *in natura*. Em Santa Catarina, em 2005, ocorreu um surto de doença de Chagas a partir da ingestão de caldo de cana contaminado, fato esse que gerou grande destaque na imprensa. Nesse caso, o fato ocorreu ao se moer cana, em cujo feixe vindo do mato havia barbeiros silvestres escondidos. Esses casos são acidentais, mas indicam a necessidade de higiene constante ao se preparar alimentos oriundos de plantações em que há barbeiros silvestres nas proximidades. No Brasil, ocorreram alguns surtos de maior importância, pela transmissão oral, nos seguintes estados e anos respectivos: 2005 no Pará, 2006 no Ceará e Pará, 2007 no Pará e Amazonas e 2006 na Bahia – Macaúbas. No norte do país, a forma oral tem acontecido com maior frequência, pela ingestão do açaí contaminado.

- Outro veículo de transmissão importante é a **transfusão sanguínea**, responsável por diversos casos em pacientes internados que receberam sangue sem que se tenha feito uma seleção correta do doador; a transmissão congênita pode ocorrer, mas tem importância epidemiológica reduzida. Pelo que foi dito, as duas formas de transmissão que têm importância epidemiológica são: a transmissão vetorial intradomiciliar e a transfusão sanguínea.

- **Via de penetração:** usualmente, é a penetração ativa do tripomastigota metacíclico na pele ou na mucosa da conjuntiva; ou quando ingerida no alimento, penetrando na mucosa bucal ou esofágica.

Na epidemiologia da doença de Chagas humana os seguintes fatores estão sempre associados: desmatamento, construção de cafua ou casebre de má qualidade e sem rebocos, domiciliação e invasão de triatomíneos. Além disso, a falta de higiene e de limpeza no peridomicílio, pobreza e deficiência na seleção dos doadores de sangue.

Profilaxia

Sendo a doença de Chagas um problema muito mais social e ambiental do que médico, a profilaxia eficiente e duradoura dessa doença requer, obviamente, uma solução dessa grande anomalia da estrutura social e econômica que impera em diversas regiões da América Latina. Nessas regiões, a profilaxia tem que passar pelo processo de crescimento da comunidade, quer seja através de uma conscientização da liderança local, quer seja por um processo de estímulo de lideranças políticas engajadas no crescimento da sociedade como um todo. Ou seja, a verdadeira profilaxia da doença de Chagas terá efeito sobre as demais pragas da região (analfabetismo, subnutrição, verminoses, apatia, submissão política e religiosa) e sobre todo o país.

Entretanto, como medidas de ação imediata, recomendam-se: a) educação sanitária e ambiental da população, evitando desmatamentos; b) melhoria das habitações, rebocando e caiando as paredes, e ensinando regras básicas de higiene doméstica, como limpeza semanal da casa e quintais, atrás dos móveis, quadros ou retratos dependurados nas paredes e evitando entulhos; c) combate ao vetor por meio de pulverização de inseticidas (piretroides) de efeito residual longo (de 6 meses a 1 ano); d) higienização de alimentos (açaí e cana-de-açúcar) e ingestão de sucos pasteurizados.

Quanto à transfusão sanguínea, a profilaxia é realizada pelo controle rigoroso dos doadores, cuja seleção é feita pelos métodos de diagnóstico indicados anteriormente. Atualmente são bastante criteriosos, diminuindo substancialmente esse risco de transmissão.

A vacina contra o *T. cruzi* tem sido objeto de pesquisas há longos anos, porém com resultados desanimadores. Entretanto, pesquisas desenvolvidas no ICB/UFMG e na FIOCRUZ/BH nos anos 2012/2013 conseguiram resultados promissores ao se preparar uma vacina a partir da inserção do gene da proteína ASP-2 do *T. cruzi* no vírus da influenza (causador da gripe), obtendo forte proteção dos camundongos testados. São resultados iniciais, mas com grande possibilidade de eficiência (Figura 16.5).

Tratamento

Ainda não existe uma droga eficiente para o tratamento da doença de Chagas, para os casos crônicos sintomáticos, apenas na fase aguda da doença. A observação do período em que a doença se encontra, fase aguda ou crônica é de extrema importância para a escolha e sucesso do tratamento. O

Capítulo 16 – Doença de Chagas

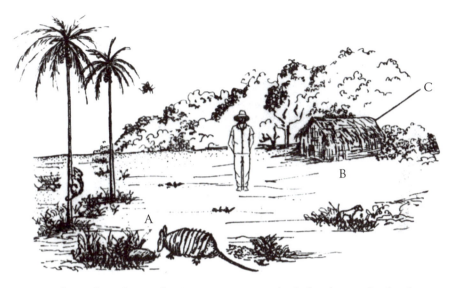

Figura 16.5. Ciclo epidemiológico do *Trypanosoma cruzi*: A. Ciclo silvestre (ninho de animais); B. Ciclo doméstico (cafua e humanos); C. Ciclo peridoméstico (telhado, ratos, marsupiais e morcegos).

fármaco disponível para o tratamento específico da doença é o benznidazol (contraindicado em gestantes); o fármaco nifurtimox pode ser utilizado como droga alternativa em casos de resistência ao tratamento com benznidazol. O tratamento sintomático da doença é amplo e se compõe de farmacos como, por exemplo, antiarrítmicos e diuréticos, para as alterações cardiológicas, e laxantes e dietas, para alterações digestivas, nas fases mais avançadas da doença. Nos pacientes acometidos por megaesôfago ou megacólon, há necessidade de alimentação leve, mais líquida, de fácil ingestão, digestão, assimilação e excreção.

Outros Trypanosomatidae

Existem outras espécies de *Trypanosoma* que podem atingir os humanos, quais sejam:

– *Trypanosoma rangeli*, agente da rangeliose em cães, que ocorre nas Américas Central e do Sul, inclusive o Brasil. Esse parasito ocorre no sangue de diversos mamíferos silvestres e domésticos, inclusive humanos, sendo transmitido pela picada (não pelos dejetos) de barbeiros. Não é patogênica para os humanos.

– *Trypanosoma brucei gambiense*, agente da doença do sono crônica.

– *Trypanosoma rhodesiense*, agente da doença do sono aguda.

Essas doenças ocorrem na África (portanto, não ocorrem nas Américas) e são transmitidas pela picada das moscas tsé-tsé (*Glossina*). No entanto, com a globalização e migração de pessoas pelo mundo, se faz importante conhecê-las.

PARTE II – PROTOZOÁRIOS

ESTUDO DIRIGIDO

1. Cite o nome das respectivas formas evolutivas do *Trypanosoma cruzi*:
   a) Presentes nas fezes do vetor: _____
   b) Ingerida pelo vetor durante o repasto sanguíneo: _____
   c) Que multiplica-se no intestino médio do vetor: _____
   d) Encontrada no hospedeiro vertebrado e que multiplica-se por divisão binária: _____
   _____
2. Discuta sobre a importância do diagnóstico precoce da doença de Chagas.
3. Como se comportam as taxas de anticorpos específicos anti-*T. cruzi* nas fases aguda e crônica da infecção?
4. Enumere os veículos de transmissão do *T. cruzi*.
5. Quais são os métodos de diagnóstico mais indicados nas fases aguda e crônica da infecção por *T. cruzi?*
6. Quais são as principais medidas profiláticas para o controle da doença de Chagas?
7. Quais são as outras espécies *de Trypanosoma* que existem no mundo e suas respectivas importâncias?
8. Nos últimos anos, surtos da doença de Chagas ocorreram relacionados ao consumo de bebidas derivadas de cana-de-açúcar e açaí. Explique quais os mecanismos biológicos implicados na transmissão da doença por estas vias.
9. (COPEVE/UFAL, 2014). A doença de Chagas ainda é um grande problema de saúde pública em nosso país. O controle se torna difícil pelas diversas formas de contaminação da doença ao homem, quando as formas infectantes, tripomastigotas sanguíneos ou metacíclicos podem atingir as mucosas humanas, transitar de um sangue contaminado a outro ou penetrar através da solução de continuidade deixada pela picada do inseto, chegando na circulação sanguínea. Nesse contexto, podemos considerar como formas de contaminação do *Trypanosoma cruzi* ao homem:
   a) Vetorial, transfusional e congênita.
   b) Transfusional, congênita, vetorial e ingestão de alimentos contaminados.
   c) Ingestão de alimentos contaminados, vetorial e transfusional.
   d) Congênita, vetorial e ingestão de alimentos contaminados.
   e) Vetorial e transfusional.

AULA EXPERIMENTAL

Para a aula prática sobre o *Trypanosoma cruzi*, sugere-se observar ao microscópio óptico as diferentes formas evolutivas em lâminas fixadas e coradas com esfregaços sanguíneos (formas tripomastigotas), meio de cultura (formas epimastigotas e tripomastigotas metacíclicas) e corte histológico de coração (forma amastigota). Faça um desenho esquemático das formas observadas identificando as estruturas morfológicas observadas.

Os vetores precisam ser bem conhecidos pelos profissionais que lidam com saúde pois são os transmissores da doença de Chagas. No Brasil, eles são conhecidos como barbeiros ou chupões e, por pertencerem à subfamília Triatominae, são chamados triatomíneos. Os vetores são hematófagos, mas comumente são confundidos com os hemípteros fitófagos ou predadores, conhecidos como percevejos. Os percevejos podem ser facilmente coletados no ambiente e fixados em alfinete para observação. Os hemípteros hematófagos podem ser adquiridos em instituições onde são realizadas pesquisas sobre a doenças, tais como FIOCRUZ e Universidades Federais. Para diferenciá-los é necessário examinar o aparelho bucal ou probóscida que apresenta as seguintes características:
– Fitófagos: probóscida reta e longa (com quatro segmentos), ultrapassando pelo menos o primeiro par de patas (ou a inserção dele). Ausência de pescoço.
– Predadores: probóscida recurvada, robusta e curta (três segmentos), não ultrapassando o primeiro par de patas.
– Hematófago: probóscida reta, fina e curta (três segmentos), não ultrapassando o primeiro par de patas (ver Capítulo 37).

CAPÍTULO **17**

Malária

Apresentação

Malária é o nome da doença humana (e de alguns animais) provocada por espécies de protozoários pertencentes ao gênero *Plasmodium*. A malária já foi considerada um dos grandes flagelos da humanidade, pois ocorria praticamente em todos os continentes, inclusive nos países europeus localizados na orla do Mediterrâneo. A partir de 1950, a OMS pensou que seria capaz de erradicar essa doença da face da Terra, pois dispúnhamos de medicamentos eficientes e o DDT matava com facilidade os mosquitos (*Anopheles*) transmissores do plasmódio. Entretanto, já na década de 1960, começaram a aparecer inúmeros casos humanos de resistência aos medicamentos e de resistências dos *Anopheles* aos inseticidas clorados (além de se iniciar a perceber que esses produtos eram danosos para o meio ambiente). Assim, a partir da década de 1970, a malária voltou a ser um dos grandes problemas de saúde pública mundial, provocando milhares de casos de morte a cada ano. Pelo relatório da OMS, atualmente existem cerca de 220 milhões de pessoas infectadas pelo plasmódio no mundo. Em 2015, foi responsável por cerca de 430 mil mortes no mundo. Essa prevalência elevada, com alta mortalidade, levou a OMS a desenvolver um programa denominado Estratégia Global de Controle da Malária, baseado no diagnóstico precoce e no tratamento rápido e adequado, decorrente da integração dos serviços de saúde pública dos países atingidos pela doença.

No Brasil, graças aos intensos trabalhos de profilaxia realizados ao longo de várias décadas, a malária está restrita à Amazônia, especialmente nas áreas de garimpos e desmatamentos clandestinos. Eventualmente, ocorrem surtos em outras regiões do país, casos alóctones, quando pessoas contaminadas na Amazônia migram ou retornam para essas regiões, quando os *Anopheles* aí presentes se infectam e disseminam a doença. Recentemente, em uma área de garimpo na cidade de Diamantina, Minas Gerais, foram confirmados seis casos autóctones de malária, ou seja, adquiridos na própria região, reforçando a necessidade de ações de prevenção e vigilância no estado.

Agente Etiológico

- **Filo:** Apicomplexa.
- **Família:** Plasmodiidae.
- **Espécies:** *Plasmodium falciparum*, *P. vivax* e *P. malariae* (na África ainda

existe mais uma espécie que atinge humanos, que é o *P. ovale*; existem ainda numerosas outras espécies de *Plasmodium*, mas que atingem apenas animais, como macacos, roedores e aves.

Morfologia e Hábitat

A morfologia dos plasmódios é muito diversificada, conforme a fase do ciclo biológico do protozoário e do hábitat, nas diversas etapas do ciclo. Assim temos:

- **Esporozoíto:** é a forma infectante aos humanos, presente na saliva do mosquito transmissor (*Anopheles*); é uma forma fina e alongada.
- **Esquizonte pré-eritrocítico:** é a forma presente no fígado (hepatócito), e contém milhares de merozoítos.
- **Trofozoíto jovem:** é a forma encontrada dentro da hemácia, possuindo o aspecto de um anel: o citoplasma é o "aro" e o núcleo é a "pedra" do anel.
- **Trofozoíto maduro:** é uma forma ainda dentro da hemácia, porém com o citoplasma irregular e apenas um núcleo.
- **Esquizonte:** também dentro da hemácia, com o citoplasma todo irregular e o núcleo dividido em diversos fragmentos.
- **Rosácea ou merócito:** ainda dentro da hemácia, é constituído por diversos merozoítos, isto é, cada fragmento nuclear da forma anterior agora se apresenta com uma pequena porção do citoplasma.
- **Merozoíto:** é forma que representa o final da "esquizogonia ou reprodução assexuada" que se processou dentro da hemácia e cujas etapas foram descritas nas formas anteriores; o merozoíto, após o rompimento da hemácia, penetra em nova hemácia.
- **Gametócito:** está dentro da hemácia e representa as células capazes de realizar a "esporogonia ou reprodução sexuada" no mosquito; os gametócitos podem ser masculinos (microgametócitos) ou femininos (macrogametócitos).
- **Oocisto:** é a forma encontrada na parede do estômago do mosquito e que irá produzir os esporozoítos, que se dirigirão para o aparelho bucal do *Anopheles* para completar o ciclo em novo hospedeiro humano.

Ciclo Biológico

Ocorre em dois hospedeiros distintos e apresenta duas formas de reprodução. No mosquito, ocorre o ciclo sexuado ou esporogônico, e no humano, ocorre o ciclo assexuado ou esquizogônico. (Como no mosquito ocorre o ciclo sexuado, por definição, o inseto seria o hospedeiro definitivo e, como no humano ocorre o ciclo assexuado, este seria o hospedeiro intermediário.)

Ao iniciar a hematofagia nos humanos, o mosquito inocula os esporozoítos que caem na corrente sanguínea e se dirigem para os hepatócitos, onde se transformam em esquizontes pré-eritrocíticos. Essas formas passam a se multiplicar intensamente por esquizogonia (isto é, divisão repetida do núcleo e citoplasma celular). Essa fase se chama tissular, pré ou exoeritrocítica (isto é, passa-se no tecido hepático antes dos eritrócitos), demorando cerca de 1 a 2 semanas.

Os merozoítos produzidos ao final dessa esquizogonia tissular caem no sangue, penetram nas hemácias e iniciam a fase sanguínea ou eritrocítica, na qual o plasmódio passa pelas sucessivas fases de trofozoíto jovem, trofozoíto maduro, esquizonte até formar a rosácea ou merócito, que se rompe e libera os merozoítos que irão invadir novas hemácias, repetindo o processo.

Essa fase da esquizogonia sanguínea demora cerca de 48 a 72 horas e quando ocorre o rompimento sincronizado das rosáceas nas hemácias, ocorrem também os típicos acessos maláricos. Daí a denominação malária terçã (acesso malárico a cada 3 dias) ou de malária quartã (acesso malárico a cada 4 dias). A ruptura sincronizada das hemácias, após a reprodução do parasito no seu interior, parece estar relacionada com a melatonina. Esse hormônio, produzido durante a noite, é capaz de modular o ciclo do parasito.

Ao final de algumas esquizogonias sanguíneas, formam-se os gametócitos que, quando ingeridos por um mosquito fêmea do gênero *Anopheles*, irão dar início ao ciclo sexuado ou esporogônico (quando a fêmea do mosquito se alimenta de sangue, ela ingere todas as formas sanguíneas do plasmódio, mas apenas os gametócitos irão continuar o ciclo; as demais morrem e degeneram). No estômago do mosquito, o gametócito masculino fecundará o gametócito feminino, formando o ovo ou zigoto; esse se dirigirá (como é móvel, chama-se oocineto) para a parede do intestino do mosquito, onde formará o oocisto, que por sua vez, produzirá os esporozoítos. O ciclo no mosquito demora cerca de 10 a 15 dias (Figuras 17.1 e 17.2).

Patogenia e Sintomatologia

A patogenia da malária é bastante complicada e envolve vários fatores, desde a ação direta dos parasitos nas hemácias, até efeitos nocivos da resposta imunitária do paciente. As manifestações mais típicas da malária são:

1) **Acesso ou paroxismo malárico:** representado pelo "calafrio", no qual o paciente se queixa de um frio intenso, durante cerca de 20 a 30 minutos; segue-se o "calor", que pode durar 2 ou 3 horas, no qual o paciente procura tirar os "montes de cobertores" que usou na fase anterior; e depois vem a "sudorese", quando o paciente transpira muito, acompanhado de uma sensação de alívio. Em geral, durante as duas primeiras fases do "acesso", o paciente tem febre elevada, em torno de 39 a 41 graus centígrados. O "acesso" corresponde à esquizogonia sanguínea.

2) **Anemia:** é muito forte e causada principalmente por: a) destruição de hemácias durante as esquizogonias sanguíneas; b) pela destruição de he-

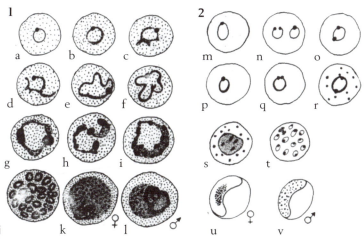

FIGURA 17.1. Formas sanguíneas de *Plasmodium*: **1.** *P. vivax*: a, b. Trofozoítos jovens; c, d, e, f. Trofozoítos maduros; g, h, i. Esquizontes; j. Rosácea; k. Macrogametócito; l. Microgametócito; **2.** *P. falciparum*: m, n, o. Trofozoítos jovens; p, q, r. Trofozoítos em crescimento; s. Esquizonte; t. Rosácea; u. Macrogametócito; v. Microgametócito.

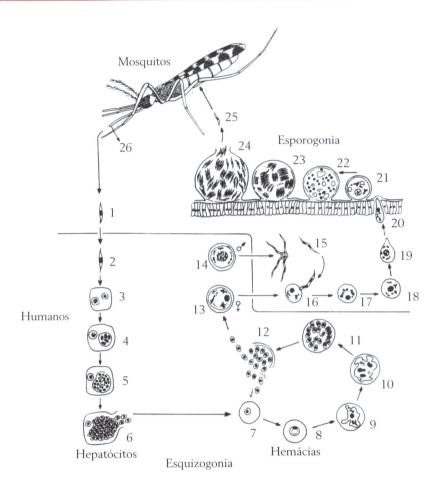

Figura 17.2. Ciclo biológico de *Plasmodium* sp.: 1. Esporozoíto sendo inoculado pela fêmea do *Anopheles*; 2. Esporozoíto cai na corrente sanguínea e se dirige para os hepatócitos; 3. Início do ciclo assexuado, esquizogônico pré-eritrocítico ou tissular; 4 e 5. Desenvolvimento (reprodução) do plasmódio no hepatócito; 6. Rompimento do hepatócito após final do ciclo exoeritrocitário (= pré-eritrocítico) e liberação de milhares de merozoítos que penetrarão nas hemácias; 7. Início do ciclo esquizogônico eritrocítico (= sanguíneo); 8. Trofozoíto jovem; 9. Trofozoíto maduro; 10. Esquizonte; 11. Rosácea; 12. Rompimento da rosácea, reiniciando o ciclo sanguíneo (7) ou iniciando o ciclo sexuado ou esporogônico (que se completará no mosquito); 13. Microgametócito; 14. Macrogametócito; 15. Microgameta; 16. Fecundação do macrogameta; 17 e 18. Ovo ou zigoto; 19 e 20. Oocineto; 21, 22 e 23. Oocisto na parede do estômago do mosquito, formando esporozoítos (esporogonia); 24. Rompimento dos oocistos; 25. Esporozoítos se dirigindo para as glândulas salivares do *Anopheles*.

mácias parasitadas e hemácias sadias no baço; c) pela hemólise de hemácias normais por autoanticorpos; d) pela citoaderência das hemácias no endotélio, pela presença do *P. falciparum*.

3) **Complicações:** representadas por lesões cerebrais, insuficiência renal, hemoglobinúria etc.

Sabe-se que o *P. falciparum* é o mais patogênico entre as espécies de plasmódios.

Um dos motivos é uma proteína, a PfEMP1 (proteína de membrana do eritrócito 1 do *Plasmodium falciparum*) produzida por essa espécie de plasmódio. Essa proteína se deposita na superfície da hemácia. A hemácia, então, aderida no endotélio (parede interna do vaso sanguíneo), pode provocar trombos na microcirculação, impedindo a passagem do sangue e anoxia. Já o *P. vivax* e o *P. ovale*, os esporozoítos após invadirem os hepatócitos, podem permanecer em dormência, na forma de hipnozoítos. Após meses ou anos, podem iniciar uma nova replicação, novo ciclo eritrocítico e com manifestações clínicas denominadas recaídas maláricas.

Outra observação importante é que uma pessoa pode ter várias vezes a malária por *P. falciparum*. Isso se dá, devido ao polimorfismo e variabilidade genética e geográfica dessa espécie.

Imunidade

A infecção pelos plasmódios em humanos provoca no paciente resposta imune complexa, porém bem estudada e conhecida. Por outro lado, algumas pessoas são resistentes à infecção, também decorrentes de mecanismos imunológicos. Assim, os mecanismos envolvidos na proteção das infecções maláricas podem ser divididos em três categorias: resistência inata, imunidade inata e resistência adquirida, as quais serão comentadas em seguida.

A resistência inata é inerente ao hospedeiro e independe de qualquer contato prévio com o plasmódio. Por exemplo, a impossibilidade de plasmódio de macacos ou aves produzirem a doença em humanos (e vice-versa). Humanos que não apresentam o antígeno de grupo sanguíneo Duffy não se infectam com o *P. vivax*. Indivíduos com anemia falciforme HbAS são protegidos contra o *P. falciparum*.

A imunidade inata, na qual a pessoa infectada não desenvolve a doença, é decorrente da resposta imune desencadeada por diversos componentes derivados de diferentes organismos contendo receptores *toll-like* (TLRs), presentes na membrana plasmática de macrófagos, células dendríticas etc. As células dendríticas no baço são ativadas para conter o plasmódio, fagocitando eritrócitos infectados. De toda forma, é um mecanismo ainda não bem esclarecido, carecendo de mais pesquisas.

A imunidade adquirida, adaptativa, é decorrente da ação do parasito sobre o paciente. Ela é dita "passiva" quando a gestante transfere para o feto, e depois para o recém-nascido, anticorpos do tipo IgG. Ela é dita "ativa" quando o plasmódio estimula o sistema imune do paciente, podendo eliminar a infecção já em seu início, ou produzir uma imunidade concomitante, ou seja, o paciente apresenta uma resposta imune capaz de reduzir a carga parasitária, porém não a elimina totalmente. Esse é o mecanismo de ocorrência comum nas zonas endêmicas, nas quais a prevalência da doença é elevada, porém a letalidade é baixa. Células dendríticas esplênicas, migram para regiões com presença marcante de linfócitos T, estimulando a ação de linfócitos TCD4$^+$. Esses linfócitos ativam a resposta imune adaptativa, levando a produção de anticorpos e células de memória, para conter nova infecção por aquela variante do plasmódio. Nesses casos, a resposta imune tem os seguintes componentes: anticorpos antiproteína CS, presentes nos esporozoítos infectantes, citotoxicidade de linfócitos, interferon-gama e interleucinas, "atacando" as formas intra-hepáticas e anticorpos opsonizantes e anticorpos citolíticos (IgG1 e IgG3) "atacando" as formas sanguíneas, além de macrófagos ativados. Os macrófagos fagocitam merozoítos e eritrócitos infectados, secretam citocinas pró-inflamatórias como IL-1 e TNF-α, importantes pirógenos.

Diagnóstico

Apesar do grande avanço das técnicas imunológicas para o diagnóstico da malária,

PARTE II – PROTOZOÁRIOS

os exames parasitológicos (hemoscopias) continuam sendo os mais seguros, baratos e utilizados. Para isso, colhe-se uma gota do sangue do paciente perfurando-se o dedo anular esquerdo e fazendo-se um esfregaço em camada espessa ou camada delgada, que deve ser corado pelo Giemsa ou método Panótico Rápido. O sangue, se possível, deve ser colhido durante ou logo depois do acesso malárico, quando existe maior número de hemácias parasitadas no sangue periférico.

Epidemiologia

– **Distribuição geográfica:** a malária teve distribuição geográfica mundial, mas hoje está restrita às regiões mais pobres ou mais distantes dos países subdesenvolvidos, especialmente nas Américas, África, Ásia e Oceania. No Brasil, a malária é endêmica na Amazônia, apresentando cerca de 300 mil casos anuais, que tem decaído nos últimos anos. Em outras regiões podem ocorrer surtos esporádicos, quando viajantes ou trabalhadores parasitados retornam às suas cidades, funcionando como fonte de infecção para o *Anopheles darlingi* (existente no interior do país), o *A. aquasalis* (existente na região costeira do país) ou outra espécie vetora secundária.

A malária é atualmente a doença parasitária que mais mata no mundo, chegando a ocorrer atualmente 2 milhões de óbitos por ano, principalmente na África.

– **Fonte de infecção:** os humanos infectados, que possuem gametócitos no sangue circulante, os quais são ingeridos pelos *Anopheles darlingi* ou *A. aquasalis*.

– **Forma de transmissão:** o esporozoíto presente nas glândulas salivares do *Anopheles*.

– **Veículo de transmissão:** inoculação do esporozoíto durante a hematofagia do mosquito.

– **Via de penetração:** pele (transcutânea); pode ocorrer a transmissão por transfusão sanguínea, mas não é muito frequente.

Profilaxia

Apesar de a cadeia epidemiológica ser muito simples (humano infectado + mosquito + humano suscetível), indicando que para a profilaxia bastaria tratar os doentes, combater os mosquitos e proteger os humanos suscetíveis, na prática, a realidade tem dificultado muito as ações profiláticas.

Não existe vacina para a malária. O polimorfismo do plasmódio, o complexo ciclo biológico e outros fatores, dificultam seu desenvolvimento.

Assim, as recomendações de combate ao mosquito com inseticidas residuais e o tratamento dos doentes com antimaláricos eficientes são importantes. Surtem efeito onde podem ser executados, mas a melhoria geral dos serviços de saúde, a educação sanitária e ambiental e a melhoria da qualidade de vida da população são fatores determinantes do sucesso duradouro das campanhas de profilaxia. Isso, em verdade, explica porque nas regiões mais desenvolvidas de todos os países onde existia a malária, ela desapareceu, porém nas regiões pobres ou sem acesso fácil, a malária ainda persiste como uma doença grave, atingindo milhões de pessoas. Evitar áreas de florestas, uso de repelentes e vestimentas adequadas, telar portas e janelas e uso de mosquiteiros impregnados por inseticidas, são importantes medidas individuais.

Tratamento

Existem vários medicamentos eficientes para o tratamento da malária. Entretanto, requer uma atenção médica especializada e a terapêutica deve ser instituída o mais precocemente possível, pois disso depende o sucesso ou o fracasso do tratamento, principalmente se tratando do *P. falciparum*. O tratamento visa atingir o parasito em pontos estratégicos com o objetivo de interromper o ciclo das formas sanguíneas, destruir as formas hepáticas latentes e interromper a transmissão do parasito. A adoção do tratamento se baseia em diversos critérios, sobretudo na espécie de *Plasmodium* infectante. O tratamento para as formas de *P. vivax* e *P. ovale* se baseia no uso de cloroquina para tratamento das formas sanguíneas em associação com primaquina para tratamento das formas hepáticas latentes. Gestantes devem ser tratadas apenas com cloroquina.

O tratamento por *P. malariae* é feito com o uso de cloroquina por um período de 3 dias, sendo este tratamento indicado também para crianças menores de 6 meses e gestantes. O tratamento de malária por *P. falciparum* ou infecção mista (*P. falciparum* e *P. malariae*) se faz com a combinação de arteméter e lumefantrina ou artesunato e mefloquina para o tratamento das formas sanguíneas e primaquina para eliminar os gametócitos.

Os casos de malária grave requerem internação hospitalar imediata e o tratamento deve ser feito com artesunato por via endovenosa associado à clindamicina. Diante da imposibilidade de acesso da via ou disponibilidade do medicamento, deve se iniciar arteméter intramuscular associado à clindamicina. Crianças menores de 6 meses e gestantes no primeiro trimestre de gravidez devem utilizar quinina endovenosa associada à clindamicina, sendo nestes dois casos contraindicado o uso de derivados de artemisinina (artesunato e arteméter). Os derivados da artemisinina podem ser usados no segundo e terceiro trimestre de gestação em casos de malária grave.

ESTUDO DIRIGIDO

1. Enumere as etapas das fases pré-eritrocítica e eritrocítica do ciclo biológico das espécies de *Plasmodium* no hospedeiro vertebrado, correlacionando-as com as manifestações patogênicas.
2. Descreva o ciclo sexuado ou esporogônico que se desenvolve no mosquito *Anopheles*.
3. Discorra sobre a patogenia da malária e os fatores que influenciam na manifestação da doença.
4. Quais são as fontes de infecção para a malária?
5. Discuta as dificuldades relativas ao controle e à profilaxia da malária no Brasil.
6. Porque a malária é uma doença predominantemente amazônica?
7. (FIDESA, 2010) A malária é uma doença endêmica na região Amazônica, causada por protozoários do gênero *Plasmodium*. Considerando esta parasitose, é correto afirmar que:
   1. A espécie *Plasmodium vivax* apresenta no ciclo biológico a forma evolutiva denominada hipnozoíta, mas esta forma não é encontrada no exame de sangue.
   2. O exame hemoscópico pela técnica da gota espessa permite quantificar a parasitemia, e o resultado é fornecido pelo número de formas assexuadas por milímetro cúbico de sangue.
   3. O diagnóstico e o tratamento imediato constituem a principal estratégia de controle da malária no Brasil.
   4. Para o diagnóstico de malária causada por *Plasmodium malariae*, deve-se, necessariamente, realizar o exame utilizando uma técnica de biologia molecular.
   O correto está em:
   a) 1, 2 e 3.
   b) 2, 3 e 4.
   c) 1 e 4.
   d) 1, 2, 3 e 4.

AULA EXPERIMENTAL

Para a aula prática de malária é fundamental conhecer as formas sanguíneas dos ciclos sexuado e assexuado. Em alguns centros de pesquisa (FIOCRUZ, Universidades Federais) é possível obter lâminas fixadas e coradas com esfregaços sanguíneos obtidos de humanos ou roedores. Percorra os esfregaços identificando as formas sanguíneas encontradas com trofozoítos jovens, trofozoítos maduros, esquizontes e gametócitos. Em algumas lâminas não é possível encontrar gametócitos em função das sucessivas passagens do sangue em camundongos ou a manutenção em meios de cultura.

CAPÍTULO 18

Toxoplasmose

Apresentação

Denomina-se toxoplasmose a infecção ou doença causada pelo *Toxoplasma gondii*. A toxoplasmose é considerada a infecção parasitária, de caráter oportunista, mais comum no mundo. Sua prevalência oscila entre 10 e 68% da população humana.Felizmente, a doença é pouco frequente, em virtude da efetiva ação do sistema imunológico em pessoas imunocompetentes. O protozoário é o mais difundido entre humanos e mamíferos no planeta. É uma zoonose típica, ocorrendo em grande número de animais, sendo os felinos os hospedeiros definitivos, pois neles ocorre o ciclo sexuado do parasito. Os demais animais (mamíferos ou aves) e os humanos são os hospedeiros intermediários, pois neles ocorre apenas o ciclo assexuado do toxoplasma.

Agente Etiológico

- **Filo:** Apicomplexa.
- **Família:** Sarcocystidae.
- **Espécie:** *Toxoplasma gondii*.

Morfologia e Hábitat

O *Toxoplasma gondii* se apresenta sob três formas fundamentais, e algumas outras intermediárias, que aparecem durante seu ciclo biológico. As formas fundamentais são: 1) taquizoítos, encontrados nos líquidos orgânicos, especialmente durante a fase aguda da doença; os taquizoítos têm a forma de arco, daí o nome do parasito (*toxon* = arco); 2) bradizoítos ou cistozoítos, encontrados nos tecidos (músculos, cérebro, retina etc.) durante a fase crônica da doença; 3) oocistos, encontrados em fezes de felinos jovens, não imunes (isto é, que se infectaram ainda jovens e apresentam o ciclo sexuado em seu intestino) (Figura 18.1). Resumidamente, quanto ao hábitat em humanos, pode ser encontrado em qualquer parte ou componente corporal, exceto dentro de hemácias. O *T. gondii* demanda compostos como as poliaminas da célula hospedeira, transferidas via vacúolo parasitóforo, associado a outras organelas. Isso faz da hemácia exceção como local de multiplicação. Fato curioso é que, em aves, cujos eritrócitos são nucleados, eles se multiplicam.

Ciclo Biológico

Como os plasmódios agentes da malária, o toxoplasma possui dois tipos de ciclo:

- **Assexuado:** que se passa em todos mamíferos e aves do mundo, nos quais os taquizoítos se reproduzem

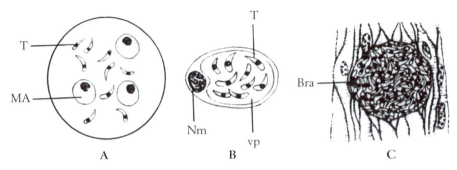

Figura 18.1. Formas do *Toxoplasma gondii*: **A**. Taquizoítos extracelulares encontrados em líquidos orgânicos (T: taquizoítos; MA: macrófagos); **B**. Taquizoítos dentro de um vacúolo parasitóforo (vp) do macrófago; **C**. Cisto no músculo, formado por bradizoítos (Bra).

assexuadamente por endodiogenia ou endopoligenia. Por esses processos, o parasito se reproduz dentro dele mesmo (no cisto ou no vacúolo parasitóforo do macrófago), gerando dois ou vários filhos, que rompem a célula-mãe e vão se disseminando pelo organismo do indivíduo. Depois dessa fase de multiplicação intensa, que representa a fase aguda da doença, o sistema imune atua no protozoário e o mesmo se refugia dentro de tecidos, formando os bradizoítos ou cistos, que permanecem quiescentes por vários anos ou até que o sistema imune do paciente se torne ineficiente e essas formas entrem novamente em reprodução.

– **Sexuado**: passa-se no intestino de felinos jovens, que se infectam ingerindo formas diferentes do parasito, quer pela ingestão de taquizoítos na amamentação na gata genitora doente, quer ingerindo camundongos infectados contendo cistos com bradizoítos. Ainda, oocistos presentes em água e solo, no ambiente. O parasito ao chegar ao intestino do gato doméstico (ou de outro felino), passa por um processo de reprodução, que ocorre no epitélio intestinal, com participação de gametas. O produto final constitui-se de oocistos, que saem nas fezes desses felinos, contaminando o ambiente e infectando novos hospedeiros.

Mecanismos e Formas de Transmissão

Os mecanismos de transmissão do *T. gondii* na natureza são muito variados, devendo ser a predação (carnivorismo) e a ingestão de oocistos as mais importantes. Entre os humanos, os mecanismos mais frequentes são: ingestão de carne crua ou malpassada contendo cistos com bradizoítos, a ingestão de leite cru (especialmente de cabra) contendo taquizoítos, ingestão de oocistos presentes no solo e em caixas de areia (onde gatos defecam e crianças brincam), água e alimentos (hortaliças) contaminados com oocistos aonde felídeos defecaram, congênita ou transplacentária (quando a mãe está na fase aguda da doença e os taquizoítos atravessam a barreira placentária).

Patogenia e Sintomatologia

A patogenia e a consequente sintomatologia da toxoplasmose dependerão muito da forma como o paciente se contaminou. A toxoplasmose é uma doença largamente disseminada, costumando-se dizer que "vivemos num mar de toxoplasmose", pois

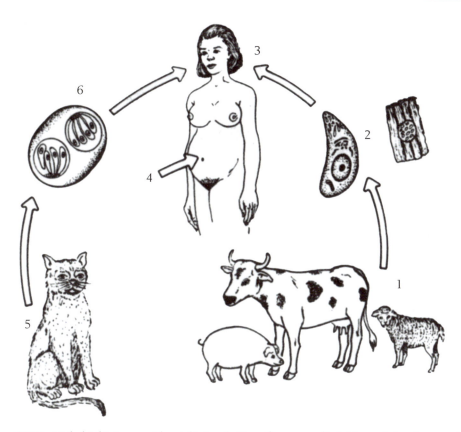

Figura 18.2. Ciclo biológico e epidemiológico do *Toxoplasma gondii*: 1. Hospedeiros intermediários que usualmente funcionam como fonte de infecção para os humanos, através de carne ou leite; 2. Formas infectantes (taquizoítos ou cistos); 3. Humanos se infectam ingerindo essas formas ou oocistos (6) expelidos em fezes de gatos; 4. Transmissão congênita de taquizoítos; 5: Felinos são os hospedeiros definitivos.

ocorre em todos os mamíferos e aves do planeta, com índices de positividade variando de 10 a 68%. Por outro lado, deve-se ressaltar que esses dados se referem à "toxoplasmose infecção", pois a "toxoplasmose doença" é muito menos frequente. Isso se dá em virtude da eficácia do sistema imune que, quando em equilíbrio, debela infecções (Figura 18.2).

A sintomatologia dependerá do mecanismo de transmissão. Sendo objetivos, podemos explicar o seguinte:

1) Quando a transmissão se dá por via oral (crianças e adultos), o paciente poderá apresentar: febre, mal-estar, enfartamento ganglionar cervical e fadiga; essa fase dura cerca de 1 a 2 semanas, quando o paciente sai da fase aguda e, pela ação do sistema imune, evolui para a fase crônica, assintomática. Em alguns pacientes pode ocorrer, na fase aguda, comprometimento da retina e da coroide, afetando a visão. Na fase crônica, estão presentes os cistos, que se encontram em latência. Esses podem reagudizar quando por algum motivo deprime o sistema imune do indivíduo. Nesse caso, podem provocar danos no sistema nervoso central, encefalites, miocardites, cegueira e outras consequências. Estudos sugerem mudanças comporta-

mentais, relações com esquizofrenia, diminuição de reflexos e maior risco de acidentes de trânsito. Pesquisas desenvolvidas em modelos murinos, experimentalmente infectados, fez com que o mesmo perdesse a neofobia, e consequente perda do medo dos gatos, seus predadores e hospedeiros definitivos, sugeriu a pesquisa. O *T. gondii* manipula o comportamento do seu hospedeiro, aumentando os níveis de dopamina e alterando níveis de outros hormônios.

2) Quando a transmissão se dá congenitamente, o feto poderá apresentar diferentes alterações conforme a fase da gestação: entre a concepção e a sexta semana de gravidez, ocorre o aborto; entre a sexta e a décima sexta semana de gravidez, a criança poderá nascer normal ou nascer com malformações gravíssimas, quais sejam: hepatoesplenomegalia, icterícia, miocardite, hidrocefalia, meningoencefalite, micro ou macrocefalia e calcificações cerebrais. Se o feto se infectar no terceiro trimestre da gestação, poderá nascer normal e apresentar sinais da doença meses depois do parto. As estimativas mostram que ocorre transmissão congênita em 4 de cada 10 gestantes, com consequências variadas ao feto, dependendo da fase da gestação.

Imunidade

As respostas imunes na toxoplasmose manifestam-se de formas variadas e efetivas, indicando uma longa e antiga relação evolutiva parasito/hospedeiro. Algumas cepas do *T. gondii* são mais virulentas, assim como alguns animais respondem de forma diferente às infecções experimentais. Coelhos, camundongos, cobaias, *hamsters* e pombos são mais sensíveis; já ratos e galinhas são mais resistentes, não morrendo facilmente.

Os níveis das respostas imunológicas variam muito, dependendo da fase da doença: na fase aguda, quando há uma proliferação ativa do parasito, os níveis de anticorpos usualmente são elevados; já na fase crônica, quando há uma redução acentuada da proliferação e o parasito está quiescente sob a forma de cistos (contendo bradizoítos), as taxas são baixas. Assim, a resposta imune é variável, conforme demonstrado em seguida.

Na fase aguda, com o aumento dos anticorpos IgM, os hospedeiros desencadeiam mecanismos inatos de defesa quando o *T. gondii* estimula diversas linhagens celulares, tais como macrófagos, neutrófilos e células dendríticas. Há então produção de citocinas que promovem a morte de taquizoítos livres. Ao se verem cercados pela barreira imunológica, alguns taquizoítos penetram nas células, formando os bradizoítos, resistentes a esses agentes defensivos, dando início à fase crônica da doença. Nessa fase, as populações de linfócitos TCD8+ garantem a memória imune de longa duração. Depois, atuando em sinergia com os linfócitos TCD4+, garantem a manutenção da doença na fase crônica por muitos anos e mantidos por anticorpos de memória IgG. Ocorre aí um equilíbrio entre o parasito e o hospedeiro. Caso o hospedeiro apresente algum tipo de deficiência de imunidade, poderá haver a reagudização da doença, com proliferação de taquizoítos.

A infecção toxoplásmica estimula fortemente a imunidade humoral, com taxas variáveis de IgG, IgM, IgA e IgE. Esses anticorpos, tanto na fase aguda quanto na crônica, promovem a lise de taquizoítos livres (não conseguem atingir os bradizoítos presentes nos cistos), impedindo a reagudização da doença.

Na infecção por HIV/Aids, o vírus infecta células vitais no sistema imunitário, como os linfócitos T auxiliares CD4+, macrófagos e células dendríticas, o que compromete a ativação de macrófagos. Com isso, o *T. gondii* pode se multiplicar e atuar como um oportunista, dentro destes macrófagos. O uso de medicamentos que diminuem imunidade também favorece o parasito.

Diagnóstico

O diagnóstico parasitológico é pouco usado na rotina, podendo-se obter taquizoítos durante a fase aguda da doença ao se centrifugar o sangue, o líquor, o leite, a saliva, a placenta ou em biópsias de linfonodos enfartados. Usualmente, o diagnóstico da toxoplasmose é feito por exames imunológicos, destacando-se a imunofluorescência e a ELISA, que podem ser usados tanto na fase aguda quanto na crônica. Nos pacientes adultos, a associação dos sintomas com os títulos elevados de IgM do exame indica toxoplasmose aguda e o mesmo deve ser tratado. Em mulheres grávidas, a interpretação dos resultados da sorologia é muito importante para se avaliar se a paciente está na fase aguda, quando há maior risco de transmissão congênita, durante o acompanhamento pré-natal.

Durante a gravidez, o método de escolha é a reação de imunofluorescência indireta (RIFI), que pode detectar tanto a IgM, na fase aguda (mesmo nos primeiros 8 a 10 dias após o início da infecção), quanto a IgG, na fase crônica. Assim, títulos de 1:1.000 já indicam fase aguda e a elevação desse título indica que a gestante pode passar o parasito para o filho. Os resultados da RIFI podem apresentar-se assim:

– **Gestante negativa:** terá a IgG negativa e IgM negativa.
– **Gestante em fase aguda:** IgG negativo e IgM positiva.
– **Gestante em fase de transição da aguda para crônica:** IgG positiva e IgM positiva.
– **Gestante infectada antes da gestação (crônica):** IgG positiva e IgM negativa.

Já no recém-nascido, a presença de IgM em seu soro (detectada pela RIFI) indica que houve infecção intrauterina, pois esse anticorpo é incapaz de atravessar a barreira placentária e que foi produzido por ele (a IgG presente no soro do recém-nascido pode ter sido produzido pelo feto ou transmitido pela mãe, uma vez que esse anticorpo atravessa a placenta).

Epidemiologia

– **Distribuição geográfica:** mundial, atingindo pessoas de todas as classes sociais.
– **Fonte de infecção:** todos os animais domésticos, especialmente o gato jovem, que é o hospedeiro definitivo e reservatório do protozoário. Ovinos, bovinos e suínos são importantes hospedeiros intermediários e também reservatórios.
– **Formas de transmissão:** taquizoítos, bradizoítos ou oocistos, presentes respectivamente nos líquidos orgânicos, músculos, tecidos e fezes de gato jovem.
– **Veículos de transmissão:** carnes mal passadas, mãos contaminadas, água sem tratamento, verduras mal higienizadas, leite cru (especialmente de cabra) ou transmissão congênita.
– **Via de penetração:** boca ou placenta.

Profilaxia

A profilaxia da toxoplasmose consiste basicamente em: 1) não ingerir nenhum tipo de alimento de origem animal cru ou malcozido; 2) não deixar gatos frequentarem caixas de areia onde crianças costumam brincar; 3) lavar bem verduras ingeridas cruas; 4) beber somente água filtrada ou fervida; 5) acompanhar sorologicamente as gestantes, especialmente as que têm história de aborto; 6) controle sanitário dos animais de abate.

Tratamento

O tratamento da toxoplasmose adquirida oralmente (crianças e adultos) é relativamente fácil de ser feito, pois existem drogas eficientes, mas apenas para pacientes na fase aguda da doença. Para a fase crônica não existe tratamento. A terapêutica de gestantes requer muito cuidado, pois diversas drogas usadas são teratogênicas. Cirurgias oculares são aplicadas para retirar cistos, sempre que possível. O esquema de tratamento para adultos tem duração de 4 a 6 semanas sendo as drogas de escolha a pirimetamina e sulfadiazina associadas ao ácido folínico; crianças adotam as mesmas drogas, porém com dosagens inferiores e período de tratamento de 4 semanas. Na forma ocular deve-se associar a prednisona, que tem ação anti-inflamatória. A pirimetamina é teratogênica durante o primeiro trimestre de gravidez e o uso de sulfadiazina no terceiro trimestre de gravidez aumenta a chance do bebê desenvolver icterícia grave. Sendo assim, durante a gravidez, faz-se o uso de espiramicina até a 16ª semana e à partir da 34ª semana de idade gestacional.

ESTUDO DIRIGIDO

1. Associe as formas evolutivas do *Toxoplasma gondii*, taquizoítos, cistos com bradizoítos e oocistos, com as fases da doença, o hospedeiro e o local onde são encontradas.
2. Nas infecções por toxoplasmose, atribui-se ao contato com felinos a principal forma de adquiri-la. Entretanto, existem outras formas de importância epidemiológica na aquisição do *T gondii*. Descreva as outras formas de transmissão do parasito.
3. Quais são os mecanismos imunológicos que atuam eliminando os taquizoítos livres?
4. Cite os principais sintomas clínicos da toxoplasmose na infecção pós e pré-natal.
5. Como é possível determinar se uma gestante é negativa ou positiva para toxoplasmose e em que fase da infecção ela está? Qual é a importância desses resultados?
6. (FIDESA, 2010) O *Toxoplasma gondii* é um parasita intracelular que desenvolve o seu ciclo biológico em dois hospedeiros; sendo que em um hospedeiro ocorre o ciclo sexuado e em outro ocorre o ciclo assexuado. Considerando estas informações, é correto afirmar que:
   a) O cão é o único animal, hospedeiro intermediário, no qual ocorre o ciclo sexuado.
   b) Os hospedeiros definitivos são encontrados entre os mamíferos e as aves, nos quais ocorre o ciclo assexuado.
   c) As aves são hospedeiros intermediários, nas quais ocorre o ciclo sexuado.
   d) O gato é o único animal no qual ocorrem todas as fases do ciclo biológico deste parasita.

AULA EXPERIMENTAL

Na aula prática de toxoplasmose é muito importante o aluno conhecer as formas fundamentais do parasito, taquizoítos e cistos, observados em lâminas fixadas e coradas, obtidas de tecidos de camundongos infectados experimentalmente.

É possível fazer exames de caixas de areia frequentadas por gatos e as fezes de gatos jovens, usando técnicas de FAUST e HPJ, descritas no final deste livro, tendo-se o cuidado de colocar todo o material (areia, fezes) imersos em formol 10%, durante 15 minutos, para se evitar infecção por acidentes de laboratório.

CAPÍTULO 19

Tricomonose

Apresentação

Denomina-se tricomonose ou tricomoníase a infecção das vias genitais de mulheres e homens pelo *Trichomonas vaginalis*. É uma doença venérea de distribuição geográfica mundial, cuja prevalência tem aumentado bastante em decorrência da promiscuidade sexual e da falta de uso correto de preservativos masculinos. Caracteriza-se como a doença sexualmente transmissível (DST), não viral, mais comum no mundo. A prevalência mundial anual da tricomoníase é de cerca de 200 milhões de casos, e na Europa é responsável por cerca de 40% dos casos de vaginite.

Agente Etiológico

- **Filo:** Sarcomastigophora.
- **Subfilo:** Mastigophora.
- **Família:** Trichomonadidae.
- **Espécie:** *Trichomonas vaginalis*.

Morfologia e Hábitat

O *T. vaginalis* apresenta-se sob uma única forma, o trofozoíto. É piriforme ou oval, medindo cerca de 12 μm de comprimento por 8 μm de largura. Conforme visto na Figura 19.1, esse protozoário tem um núcleo alongado, quatro flagelos livres e um quinto flagelo formando uma membrana ondulante típica. O axóstilo funciona como peça de sustentação do protozoário. Esse parasito tem como hábitat os órgãos genitais femininos e masculinos.

Ciclo Biológico

O *T. vaginalis* apresenta um ciclo biológico monoxênico (sem hospedeiro intermediário) muito simples, pois usualmente

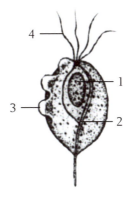

FIGURA 19.1. Trofozoíto de *Trichomonas vaginalis*, vendo o núcleo (1), o axóstilo (2), a membrana ondulante (3) e quatro flagelos livres (4).

a transmissão é feita pelo contato sexual. Um parceiro contamina o outro quando os trofozoítos passam a se reproduzir por divisão binária, no novo indivíduo. Essa reprodução por divisão binária produz grande número de novos trofozoítos, podendo levar o paciente a alterações patológicas típicas. Não forma cistos.

Patogenia e Sintomatologia

Nos homens, a tricomonose é usualmente assintomática ou provoca lesões muito discretas na uretra peniana, desenvolvendo o quadro de uma uretrite. Pode provocar ardor ao urinar, mas não impede o homem de manter relações sexuais. Nas mulheres, as lesões são mais graves provocando vulvovaginite, com intenso prurido e corrimento amarelo-esverdeado (leucorreia). Na fase aguda da doença, a mulher não consegue manter relações sexuais, mas na fase crônica consegue e pode infectar o parceiro, caso não esteja protegido pela "camisinha".

Imunidade

Em tricomonose, a imunidade dura enquanto permanece a infecção. Este estado de imunidade concomitante (ou premunição) é bem evidente nos pacientes crônicos, que ao eliminarem a infecção via medicamentos, as taxas de anticorpos específicos desaparecem rapidamente. Assim, em pacientes crônicos, são encontrados IgG, IgA, IgM e IgE, além da ativação de anticorpos fixadores do complemento.

Durante a tricomonose crônica e a forte resposta imune celular, há uma acentuada inflamação do epitélio vaginal e uretral (em homens), o que induz uma grande infiltração de leucócitos, incluindo células-alvo do HIV, como linfócitos TCD4 e macrófagos. Nesses pacientes, esse quadro imunoinflamatório favorece a infecção pelo vírus HIV e outras ISTs. As lesões provocadas pela tricomonose são portas de entrada para outras doenças.

Diagnóstico

Como toda doença venérea, a tricomonose requer exames especiais para comprovar o agente etiológico. Os métodos parasitológicos constam de colheita do corrimento uretral peniano ou vaginal, e com ele podem ser feitos os seguintes exames: observação a fresco em microscópio, esfregaços em lâminas fixadas e coradas pelo Giemsa ou Panótico Rápido e cultura em meios próprios.

Os testes imunológicos apresentam boa especificidade e sensibilidade, porém não são feitos na rotina. Exames complementares podem ser solicitados, e os testes mais usados são a reação de imunofluorescência indireta e ELISA, que poderão ajudar quando os diagnósticos clínico e parasitológico não foram conclusivos.

Epidemiologia

- **Distribuição geográfica:** mundial.
- **Fonte de infecção:** os humanos parasitados, especialmente os homens, pois como usualmente são assintomáticos, costumam ser os grandes disseminadores dessa doença venérea.
- **Forma de transmissão:** os trofozoítos.
- **Veículo de contaminação:** o contato sexual e fômites (isto é, objetos, como o espéculo vaginal), toalhas úmidas, assentos sanitários e roupas íntimas.
- **Via de penetração:** o parasito é depositado na região genitourinária, sem penetrar nos tecidos.

Profilaxia

Sendo a tricomonose uma infecção sexualmente transmissível (doença venérea típica), a profilaxia consiste basicamente no seguinte: educação sanitária em larga escala, uso de preservativo masculino quando os parceiros são desconhecidos, diagnóstico precoce e tratamento dos positivos (homens e mulheres), com ou sem sintomas.

Tratamento

Existem vários medicamentos eficientes contra a tricomonose, podendo ser administrados via oral ou local. Os medicamentos usados para o tratamento são metronidazol, secnidazol e tinidazol, contraindiciados para gestantes, podendo ser usados cremes, géis ou óvulos para aplicação local.

Outros Trichomonadidae

Outras duas espécies da família Trichomonadidae podem ser encontradas em humanos: a *Trichomonas tenax*, que pode ser vista na cavidade bucal, especialmente nas pessoas que possuem higiene bucal precária. Mesmo sendo frequentes nas cáries dentárias, não é considerada patogênica. A *Pentatrichomonas hominis*, que pode ser vista no intestino grosso humano, também não é considerada patogênica e o encontro de trofozoítos nas fezes de humanos é bastante raro.

ESTUDO DIRIGIDO

1. Discuta a seguinte afirmativa: a *Trichomonas vaginalis* não possui cistos, apenas trofozoítos como forma de transmissão.
2. Avalie a importância epidemiológica do diagnóstico da tricomonose no homem e diga quais exames devem ser realizados.
3. Quais são os sintomas e consequências patológicas da tricomonose na mulher infectada?
4. Quais são os outros Trichomonadidae encontrados em humanos e sua importância?
5. Quais as implicações da promiscuidade masculina para a transmissão da tricomonose?
6. (ANASEN, 2016) Em uma aula prática de microbiologia, ao analisar uma lâmina de exame de secreção vaginal, foram observados os organismos mostrados na imagem a seguir.

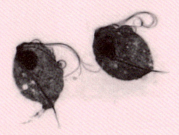

O agente etiológico observado na imagem é:
a) O fungo *Candida* sp.
b) A bactéria *Actinomyces israelii*.
c) A bactéria *Lactobacillus doderlein*.
d) O protozoário *Trichomonas vaginalis*.

AULA EXPERIMENTAL

É possível adquirir lâminas fixadas e coradas com trofozoítos de *T. vaginalis* em laboratórios de anatomia patológica ou em instituições onde são realizadas pesquisas científicas e são mantidos trofozoítos em meios de culturas. Faça um desenho esquemático indicando as estruturas morfológicas observadas ao microscópio óptico.

CAPÍTULO 20

Protozooses Emergentes

Apresentação

Neste capítulo estão reunidos protozoários que se têm tornado cada vez mais frequentes em casos de diarreia aguda, principalmente em crianças e imunossuprimidos: o *Blastocystis hominis*, o *Cryptosporidium*, o *Sarcocystis*, o *Cystoisospora* (*Isospora*) e o *Cyclospora*. Também serão estudados alguns microsporídeos e a *Babesia*, com manifestações clínicas diversas. São chamados também de coccídeos intestinais, parasitos intracelulares obrigatórios, que habitam a mucosa do intestino delgado dos humanos.

Embora existam dúvidas quanto à patogenicidade do *Blastocystis hominis*, em muitos estudos este protozoário tem sido considerado patogênico. Pode ser transmitido principalmente por águas, mãos e hortaliças contaminadas, estando associado a hábitos de higiene inadequados, ausência de saneamento básico e deficiências do sistema imune. O número de casos destes parasitos pode estar sendo subestimado em razão do desconhecimento, até mesmo por parte dos médicos, da falta de diagnóstico e pela não procura por atendimento médico por parte dos pacientes com diarreia.

Blastocystis hominis

Blastocistose é a infecção causada pela presença do *Blastocystis hominis* nas fezes de pessoas com e sem manifestações gastrointestinais. A classificação do *B. hominis* permanece controversa e existe muita dificuldade para definir a sua posição taxonômica. Já foi considerado uma levedura comensal do intestino grosso, até ser classificado como um Protozoa. Alguns pesquisadores o incluem no filo Sarcomastigophora, subfilo Sarcodina, ordem Amoebida, subordem Blastocystida. Entretanto, estudos filogenéticos baseados em estruturas genéticas não incluem o *B. hominis* em nenhuma das classificações atuais, mas em uma nova classe, Blastocystea, do complexo grupo Protozoa/Stramenopila. Embora seja um protozoário polimórfico, são descritas quatro formas principais: vacuolar, granular, ameboide e o estágio de cisto, que pode variar de 2 a 200 μm. A primeira é a mais frequente observada nas fezes, sendo, portanto, a mais utilizada para fazer o diagnóstico.

Várias tentativas de estabelecer um ciclo de vida para o *B. hominis* têm sido realizadas, mas as múltiplas formas que ele apresenta, assim como alguns aspectos obscuros quanto ao modo de transmissão, torna difícil deter-

PARTE II – PROTOZOÁRIOS

minar um ciclo definitivo. Sua transmissão pode ocorrer por via fecal-oral, tanto por contato direto quanto indireto através de água, mãos ou alimentos contaminados. É um protozoário intestinal e a sua capacidade de causar sintomas e patologia ainda é motivo de discussão. Embora existam indivíduos assintomáticos, vários estudos têm mostrado a sua patogenicidade e associação com vários sintomas como dor e distensão abdominal, diarreia, urticária, náuseas, vômitos, flatulência e prurido anal. Em crianças, pessoas desnutridas ou portadoras de HIV/Aids, a blastocistose é geralmente mais grave, evidenciando a possibilidade de ser um protozoário oportunista.

Estudos mostram uma elevação significativa na prevalência deste protozoário em vários países. A distribuição geográfica de *B. hominis* é global, porém, acontece mais comumente nos países em desenvolvimento das regiões tropical e subtropical, aparecendo, no entanto, em números significativos também em nações desenvolvidas. Por ser encontrado em suínos, bovinos, primatas, roedores e aves, tem caráter zoonótico.

O diagnóstico é feito pela identificação microscópica de *B. hominis* em esfregaços direto com salina ou sedimentação espontânea com as fezes coletadas em formol 10%, pois a água pode causar a lise do protozoário, decorrendo disso resultados falso-negativos. Outras formas de identificação podem ser por cultivo em meio de cultura e colorações dos esfregaços com o tricrômico. A droga de escolha para o tratamento é o metronidazol e a segunda escolha, a nitazoxanida.

Cryptosporidium

O *Cryptosporidium* é conhecido como um dos principais protozoários de veiculação hídrica. Tem ganhado muita atenção nos últimos anos, como um importante patógeno humano, principalmente em crianças e imunodeficientes. Pertence ao filo Apicomplexa, ordem Eucoccidiida; família:

Cryptosporidiidae; gênero *Cryptosporidium*. O *C. parvum* é a espécie mais encontrada nas infecções humanas e também tem sido assinalada em animais domésticos como bovinos, ovinos, aves, roedores, caracterizando a criptosporidiose como uma zoonose.

A forma infectante é o oocisto, que pode ser ingerido juntamente com a água, alimentos ou mãos contaminadas. O oocisto, ao ser ingerido ou inalado, libera quatro esporozoítos no intestino delgado. Estes penetram na mucosa e se transformam em trofozoítos que, por sua vez, se multiplicam e se transformam em merozoítos. Os merozoítos podem invadir novas células da mucosa intestinal ou se transformarem em gametas, que irão formar um ovo ou zigoto e romper-se, liberando o oocisto já esporulado, que sairá juntamente com as fezes.

A sua presença em vários surtos de infecção por via hídrica, ocorridos sobretudo em países desenvolvidos, além do aumento do número de casos em pacientes imunodeficientes, aumentou a ênfase neste patógeno. No Brasil, o relato da sua presença em crianças com diarreia aguda tem sido frequente e, recentemente, no estado de Pernambuco, foi comprovado que cerca da metade das crianças de uma creche, com idades entre 3 e 5 anos, estavam positivas para a presença deste protozoário. No Nordeste do Brasil, a soroprevalência chega a atingir 90% aos 2 anos de vida. Os oocistos são resistentes às pressões ambientais e o tratamento convencional da água não é suficiente para removê-los.

O *Cryptosporidium* foi considerado por muito tempo como um parasito oportunista, mas a sua presença em indivíduos imunocompetentes tem sido também assinalada. Os principais sintomas descritos são diarreia aquosa, enterocolite, náuseas, vômitos, flatulência, síndrome da má absorção, emagrecimento e desidratação. Esses sintomas são mais graves em indivíduos imunossuficientes e em crianças, podendo ser fatal.

O diagnóstico é feito principalmente por meio de exame de fezes, pelo método de Ziehl-Neelsen modificado, técnicas moleculares como a PCR e imunológicas para a detecção de coproantígenos (ELISA de captura) e testes imunocromatográficos. IgA nas mucosas atuam na proteção contra esse parasito.

O tratamento se dá por correção hidroeletrolítica e nutrição visto que, em indivíduos imunocompetentes, a doença é autolimitada. Em imunossuprimidos, o uso de azitromicina, espiramicina e nitazoxanida reduzem a gravidade da infecção. Pacientes com imunodeficiência relacionada ao HIV devem fazer uso de antirretrovirais associado à terapia com imunoglobulinas.

Cystoisospora

O gênero *Cystoisospora* pertence ao filo Apicomplexa, família Sarocystidae. Esse gênero era anteriormente denominado *Isospora*. Tem como característica maior apresentar o oocisto nas fezes contendo dois esporocistos e cada um com quatro espozoítos (as demais espécies desse grupo apresentam os oocistos contendo quatro esporocistos e cada um com dois esporozoítos). A espécie anteriormente denominada *Isospora hominis* hoje é identificada como *Sarcocystis hominis*. Assim, as duas espécies que atingem os humanos são: *C. belli* e *C. natalensis*, sendo a primeira mais frequente. A infecção ocorre através da ingestão de oocistos presentes em mãos, água e alimentos contaminados e a doença é conhecida como cistoisosporose.

Os oocistos maduros contêm oito esporozoítos que, depois de serem ingeridos, saem do oocisto e invadem as células da mucosa intestinal, onde se multiplicam por esquizogonia, produzindo merozoítos. Os merozoítos irão invadir outras células ou se diferenciar em gametas que, por sua vez, formarão novos oocistos que serão eliminados nas fezes.

Geralmente, a infecção é assintomática, mas em imunossuprimidos provoca febre, dor abdominal, síndrome da má absorção, perda de peso, diarreia fluida com desidratação, muitas vezes exigindo internação hospitalar.

O diagnóstico é feito pela visualização de oocistos nas fezes e o tratamento consiste em alimentação leve, reidratação oral ou venosa, repouso e medicação com sulfametoxazol associado ao trimetoprim.

Sarcocystis

O gênero *Sarcocystis* pertence ao filo Apicomplexa, família Sarcocystidae, compreendendo cerca de 130 espécies, todos parasitos intracelulares, requerendo um ciclo predador/presa (são, portanto, heteróxenos). Em cada tipo de hospedeiro apresenta uma forma de reprodução: a) reprodução assexuada, que se passa nos hospedeiros intermediários (presa), nos quais o parasito é encontrado na forma de cistos teciduais (sarcocistos), que contêm os bradizoítos; b) reprodução sexuada, que se passa nos hospedeiros definitivos (predador), nos quais ocorre a formação de gametas na parede da mucosa intestinal, com formação de oocistos, que já saem infectantes nas fezes.

Nesse gênero duas espécies são encontradas em humanos: *S. hominis* (= *S. bovihominis*) e *S. suihominis*, nos quais o bovino e o suíno são os hospedeiros intermediários (apresentam sarcocistos nos músculos) e os humanos são os hospedeiros definitivos (apresentam oocistos nas fezes).

A patogenia em humano se apresenta de formas distintas, pois o humano pode funcionar como hospedeiro definitivo, mas também como hospedeiro intermediário. Se estivermos participando do ciclo como hospedeiro definitivo, teremos um ciclo intestinal, cuja sintomatologia é: diarreia, vômitos, mal-estar. Aí a doença é denominada sarcocistose intestinal. Se estivermos participando do ciclo como hospedeiro intermediário, iremos apresentar sarcocistos nos músculos e, em consequência, dor muscular. É uma forma muito rara e aí a doença é denominada sarcocistose muscular.

O diagnóstico da forma intestinal é feito por exame de fezes especial em solução saturada de açúcar; na forma muscular, o diagnóstico é feito pela imunofluorescência indireta a partir do soro sanguíneo.

A epidemiologia desse parasito mostra que ele é de distribuição mundial e que a profilaxia básica consiste na criação dos animais em instalações sanitárias de boa qualidade e os humanos só ingerirem carne de suíno ou bovino bem cozida (aliás, nunca devemos ingerir qualquer tipo de carne se não estiver bem cozida ou bem assada).

Cyclospora cayetanensis

O C. cayetanensis é um parasito do grupo dos Coccidia, família Eimeriidae, encontrado até o presente somente em humanos, no mundo todo. É um parasito intracelular do intestino delgado humano, sendo os oocistos encontrados nas fezes. As infecções ocorrem pela ingestão de oocistos maduros junto com a água ou alimentos contaminados.

A ciclosporose é responsável por uma diarreia que pode ser muito grave em pacientes imunodeficientes. O diagnóstico é feito pelo exame de fezes e encontro de oocistos imaturos ou maduros, requerendo técnicas especiais e laboratorista competente.

Microsporídios

Existem cerca de 1.200 espécies de microsporídios e todas pertencendo ao filo Microspora, sendo que a maioria é encontrada em vertebrados e artrópodos, algumas poucas espécies podem ocorrer em humanos: Enterocytozoon bieneusi, no intestino delgado, bexiga, fígado e pulmão; Encephalitozoon intestinalis, E. hellen e Nosema connori, disseminado em diversos órgãos do paciente; e N. ocularum, na córnea.

As microsporoses (ou microsporidioses) são doenças pouco comuns, com sintomatologia variada, dependendo da espécie e do órgão acometido. Em pessoas imunodeficientes, as manifestações podem ser graves e até letais. Entre os portadores do HIV, a prevalência é elevada.

A forma contaminante é um esporo que apresenta grande resistência no meio ambiente, sendo que a infecção ocorre pela ingestão ou inalação desse esporo. Várias espécies de animais podem ser acometidas, indicando ser uma zoonose: cães, equinos, coelhos, roedores, primatas. Após a infecção pelos esporos, desenvolvem-se dois tipos de ciclo no paciente: o assexuado e o sexuado, concluído pela eliminação dos esporos pelas fezes ou urina.

O diagnóstico pode ser feito pelo exame de fezes por técnicas especiais ou através da PCR (Polymerase Chain Reaction).

Babesia

As espécies do gênero Babesia são compostas por parasitos de hemácias de vários animais: bovinos – B. bigemina e B. bovis; equinos – B. caballi; cães – B. canis; e roedores – B. microti. Esta última espécie ainda não foi encontrada em nosso país, porém ocorre na América do Norte, inclusive com vários casos humanos nos Estados Unidos.

Os casos humanos são raros e mais frequentes em pacientes imunodeficientes, além de maior risco com tratadores de animais, como bovinos e equinos. O ciclo desses parasitos sempre passa por um carrapato (Ixodidae), no qual ocorre o ciclo sexuado, que se passa em seu tubo digestivo. Os esporocinetos aí formados se disseminam pelo corpo do carrapato, atingindo as glândulas salivares (de machos e fêmeas) e os ovários das fêmeas. Nesse caso, a progênie das fêmeas nasce infectada (transmissão transovariana). A transmissão para o hospedeiro animal ou humano é feita pela picada do carrapato (adulto ou ninfas). O carrapato por sua vez se infecta ao picar um animal com babesiose.

Os casos humanos são raros e os pacientes queixam-se de febre aguda, mialgias, fadiga, anemia, icterícia e hemoglobinúria.

O diagnóstico é feito pelo exame de sangue (esfregaço sanguíneo) durante a fase aguda, quando a parasitemia é mais elevada, tornando-se mais visíveis os trofozoítos ou merozoítos nas hemácias. Na fase crônica, exames sorológicos (ELISA, imunofluorescência indireta) e a PCR são eficientes.

ESTUDO DIRIGIDO

1. Discuta a razão da presença de alguns protozoários considerados emergentes estar sendo negligenciada.
2. Avalie a importância patológica dos protozoários emergentes.
3. Quais são os veículos de transmissão destes protozoários emergentes?

História 2
O HOMEM, O JOVEM E A ESTRELA DO MAR

Essa é uma fábula antiga que mostra a importância de se ter esperança nas atitudes positivas de cada um para se alcançar o bem-estar próprio e coletivo. Ao se fazer o bem, todos se beneficiam.

Ela diz o seguinte:

Um homem fazia um passeio na praia ao alvorecer. Ao longe avistou um jovem que parecia dançar, acompanhando o movimento das ondas com alegria e graça. Ao aproximar-se um pouco mais, percebeu que o jovem pegava estrelas-do-mar na areia e as atirava suavemente de volta à água. Tomado de curiosidade, perguntou ao jovem:

– O que você está fazendo?

O jovem respondeu:

– O sol está subindo e a maré baixando; se eu não devolver as estrelas ao mar elas irão morrer!

– Mas meu jovem, há quilômetros de praias cheios de estrelas-do-mar... Você não conseguirá fazer qualquer diferença...

O jovem curvou-se, pegou mais uma estrela-do-mar e atirou-a carinhosamente de volta ao oceano e olhando bem para o homem, falou:

– Para essa fiz a diferença!

PARTE **III**

HELMINTOS

Helmintos

CAPÍTULO 21

Apresentação

Os helmintos, ou vermes, são organismos pluricelulares, podendo ser encontrados no mundo todo, como espécies de vida livre e outras parasitando vegetais, animais e humanos. Usualmente, ocorrem em número reduzido de exemplares, mantendo certo equilíbrio entre o parasito e o hospedeiro, pois ambos necessitam viver... Por outro lado, quando os vegetais, os animais ou os humanos vivem em sob situações de promiscuidade, população adensada, nutrição deficiente, baixas condições higiênicas, sanitárias e de imunodeficiência, ocorre o desequilíbrio a favor dos helmintos. Estes então se reproduzem e se propagam intensamente, tornando-se graves pragas agrícolas ou provocando doenças debilitantes ou mortais em animais e humanos.

Conforme mostramos no Capítulo 4, os seres vivos estão agrupados em impérios, reinos e filos, e os helmintos são classificados da seguinte forma:

Império Eucariota e reino Animalia, com quatro filos:

- **Filo Platyhelminthes:** são os helmintos de corpo achatado (*platy* = chato), podendo apresentar-se em forma de folha ou de fita, característica que os divide em duas classes:

- Classe Trematoda: são os helmintos em "forma de folha", e que apresentam simetria bilateral, com o corpo revestido por uma cutícula, com ou sem espinhos ou cílios. Possuem duas ventosas como órgãos de fixação (os que possuem apenas uma ventosa pertencem à classe Monogenea) e seu corpo não apresenta segmentação. Possuem sistema digestivo incompleto ou ausente, sistema respiratório ausente, sistema excretor do tipo células em flama e sistema nervoso ganglionar. Usualmente são hermafroditas, havendo poucas espécies com sexos separados. O ciclo biológico é do tipo heteroxênico, tendo um hospedeiro intermediário.

Apresenta uma subclasse com espécies de nosso interesse:

- Subclasse Digenea: com as famílias Schistosomatidae (*Schistosoma mansoni*) e Fasciolidae (*Fasciola hepatica*).

- Classe Cestoda: são os helmintos em forma de fita, achatados dorsoventralmente, com simetria bilateral e corpo apresentando segmentação, denominados anéis ou proglotes. Todas as espécies são parasitos de vertebrados e hermafroditas. O corpo é dividido em três partes: a) escólex ou cabeça, com ventosas, podendo ou não ter um rostro; b) colo ou pescoço, que é a região de crescimento ou formação das proglotes; c) estróbilo, formado por uma sequência de proglotes (jovens, maduras e grávidas). Existem cestódeos diminutos (0,5 cm) até enormes (10 m).

As espécies que se destacam como parasitos, pertencem à superfamília Taenioidea, que engloba as famílias Taeniidae (*Taenia solium*, *Taenia saginata* e *Echinococcus granulosus*) e Hymenolepididae (*Hymenolepis nana* e *H. diminuta*). Além disso, se destacam as famílias Diphyllobothriidae pela espécie *Diphyllobothrium latum*, a "tênia do peixe" e a Anisakidae, gênero *Anisakis*.

- **Filo Nematoda:** são os vermes alongados, com corpo cilíndrico. São revestidos por uma cutícula, sendo pseudocelomados, tendo o tubo digestivo completo; ausência dos sistemas circulatório e respiratório; sistema nervoso formado por um anel localizado em torno do esôfago e feixes nervosos distribuídos pelo corpo. Sexos geralmente separados, sendo as fêmeas usualmente maiores que os machos, os quais apresentam a extremidade posterior recurvada ou munida de uma bolsa copuladora.

A classificação do filo Nematoda está sendo reformulada, porém como a nova ainda não está de todo definida, continuaremos adotando a seguinte:

- Classe Enoplea (= Adenophorea), com espécies que não ocorrem em humanos.
- Classe Cromadorea (= Secernentea), com as seguintes famílias de interesse médico: Ascarididae (*Ascaris lumbricoides*), Ancylostomidae (*Ancylostoma duodenale*, *Necator americanus*, *Ancylostoma caninum* e *Ancylostoma braziliense*), Oxyuridae (*Enterobius vermicularis*), Strongyloididae (*Strongyloides stercoralis*), Trichuridae (*Trichuris trichiura*), Metastrongylidae (*Angiostrongylus costaricensis* e *A. cantonensis*) e Onchocercidae (*Onchocerca volvulus*, *Mansonella ozzardi* e *Wuchereria bancrofti*).

- **Filo Acanthocephala:** são vermes alongados, cilíndricos, pseudocelomados, pseudossegmentados apresentando uma probóscida proeminente, armada de ganchos. Na classificação desse filo temos a ordem Archiacanthocephala, na qual encontramos as espécies *Moniliformes moniliformes* e *Macracanthorhynchus hirudinaceus*, parasitos de ratos e suínos, mas que podem parasitar humanos.

- **Filo Annelida:** no qual encontramos as minhocas e as sanguessugas.

A maioria dos helmintos habitam o tubo digestivo dos hospedeiros, mas algumas espécies possuem hábitats distintos, tais como: *S. mansoni* vive em vasos do sistema porta (veias mesentéricas), a *W. bancrofti* vive nos vasos linfáticos, a *O. volvulus* vive no tecido subcutâneo. Assim, dependendo do hábitat, a espécie do helminto apresentará um ciclo que permita ou favoreça o seu desenvolvimento e a sua propagação, podendo usar ou não um hospedeiro intermediário. Os que têm ciclo direto, ou seja, um único hospedeiro são denominados monoxenos, e os com hospedeiro intermediário e/ou invertebrado são denominados heteroxenos. Mas todos eles passam pelas fases de ovo, larva e adulto, sendo que a larva tem formas e biologias peculiares para cada espécie. Cada fase do ciclo é denominada estágio e uma larva passa por até cinco estádios. Assim, estágio são as formas de transição (imaturos) do helminto (ou de um artrópode) e estádio é a fase intermediária ou intervalo entre duas mudas da larva do helminto (ou do artrópode).

Existe também uma denominação muito comum, empregada pelos especialistas em saúde pública: geo--helmintos. Refere-se aos helmintos cuja transmissão depende da complementação do ciclo no solo, com amadurecimento dos ovos e desen- volvimento de larvas infectantes. Esse desenvolvimento larval acontece dentro do ovo, conforme ocorre em *A. lumbricoides* e *T. trichiura*, ou livre, conforme ocorre nos ancilostomídeos e em *S. stercoralis*.

A Tabela 21.1 apresenta os helmintos mais frequentes em humanos e suas respectivas doenças.

Cerca de 25% ou ¼ da população mundial encontra-se parasitada, biparasitada ou poliparasitada por algum tipo de helminto, em especial *A. lumbricoides*, *T. trichiura* e ancilostomídeos. Essas três espécies são as mais frequentemente encontradas parasitando humanos. Esses "vermes intestinais" representam as infecções mais comuns em todo o mundo e afetam as comunidades mais carentes e seres humanos mais susceptíveis e vulneráveis.

Tabela 21.1. Quadro geral dos helmintos mais frequentes em humanos

Espécie	Doença	Fonte de infecção	Forma de transmissão	Veículo de transmissão	Via de penetração
S. mansoni	Esquistossomose	Humanos	Cercárias	Água	Pele
T. solium	Teníase	Suínos	Cisticercos	Carne Porco	Boca
T. saginata	Teníase	Bovinos	Cisticercos	Carne Boi	Boca
T. solium	Cisticercose	Humanos	Ovos	Alimentos	Boca
E. granulosus	Hidatidose	Cães	Ovos	Mãos	Boca
A. lumbricoides	Ascaridíase	Humanos	Ovos	Alimentos	Boca
T. trichiura	Tricuríase	Humanos	Ovos	Alimentos	Boca
A. duodenale	Ancilostomíase	Humanos	Larvas (L3)	Solo	Pele
N. americanus	Necatoríase	Humanos	Larvas (L3)	Solo	Pele
E. vermicularis	Enterobíase	Humanos	Ovos	Mãos	Boca
S. stercoralis	Estrongiloidíase	Humanos	Larvas (L3)	Solo	Pele
Wuchereria bancrofti	Filariose	Humanos	Larva	*Culex*	Pele
O. volvulus	Oncocercose	Humanos	Larva	*Simulium*	Pele

Esquistossomose *mansoni*

CAPÍTULO 22

Apresentação

A xistose, barriga d'água, mal do caramujo ou esquistossomose *mansoni* é a doença provocada pelo *Schistosoma mansoni*. Este helminto tem larga distribuição geográfica no Brasil, além de vários outros países na América Latina, na África e na Ásia, cuja presença, geralmente é reflexo do baixo nível social e sanitário da população ali presente. A esquistossomose é uma doença milenar, presente desde o desenvolvimento da agricultura irrigável pelos egípcios, e um dos maiores problemas de Saúde Pública nas regiões tropical e subtropical do mundo. Ocorre em 76 países da África, Ásia e América. No Brasil, o *S. mansoni* tem como hospedeiros intermediários caramujos do gênero *Biomphalaria*, cujas espécies mais importantes são o *B. glabrata*, o *B. straminea* e o *B. tenagophila*. Os humanos exercem o papel de hospedeiro definitivo e reservatório do helminto. A maioria dos autores que estudaram o assunto acreditam que a doença tenha sido introduzida no Brasil no século XVI, através de escravos originários da África Ocidental e de Moçambique, na parte oriental do continente africano. Estes se estabeleceram inicialmente nas áreas de produção canavieira do Nordeste brasileiro,

para onde drenava a maior parte da mão de obra escrava e onde existiam condições favoráveis para que se completasse o ciclo evolutivo do parasito. A esquistossomose, ou esquistossomíase, é uma doença grave, cuja profilaxia não é fácil, pois depende de saneamento básico eficiente, além da melhoria da qualidade de vida das comunidades atingidas.

Agente Etiológico

- **Filo:** Platyhelminthes.
- **Classe:** Trematoda.
- **Família:** Schistosomatidae.
- **Espécie:** *Schistosoma mansoni*.

Além do *S. mansoni*, única espécie que ocorre de forma endêmica no Brasil, existem as seguintes espécies de *Schistosoma* que acometem humanos: 1) *S. haematobium*, agente da esquistossomose vesical, encontrada no Norte da África e no Oriente Médio. Nessa espécie, os ovos são eliminados pela urina; 2) *S. japonicum*, agente da esquistossomose japônica, encontrada no Japão, na China, nas Filipinas e no sudeste asiático. Os ovos são eliminados pelas fezes; 3) *S. mekongi*, espécie semelhante à anterior, encontrada no Camboja; e 3) *S. intercalatum*, encontrada na África Central.

Morfologia e Hábitat

O *S. mansoni* apresenta várias formas e diferentes hábitats, dependendo da sua fase biológica. Assim temos os vermes adultos, que vivem acasalados dentro dos vasos componentes do sistema porta (isto é, veias mesentéricas, que recolhem o sangue das vísceras e o levam para o fígado); os casais adultos vivem principalmente nos vasos da veia mesentérica inferior, que drena o sangue do intestino grosso (retossigmoide).

O macho mede cerca de 1 cm de comprimento e apresenta um canal ginecóforo (fenda) onde permanece a fêmea para acasalamento. O corpo do macho é recoberto por tubérculos e protuberâncias que, junto com as ventosas, impedem que sejam arrastados passivamente pelo sangue. A fêmea mede cerca de 1,5 cm de comprimento e seu corpo tem formato cilíndrico e delgado. Tanto o macho quanto a fêmea possuem ventosa oral e ventosa ventral, conforme mostrado na Figura 22.1. As outras formas encontradas são: ovos (nas fezes, presos na mucosa intestinal, no tecido hepático ou outros órgãos do paciente), miracídio (encontrado dentro dos ovos maduros ou nadando na água para penetrar em um hospedeiro intermediário: caramujo do gênero *Biomphalaria*), esporocisto (forma vista dentro do caramujo que origina as cercárias) e cercária (forma produzida no caramujo e que nada na água até penetrar na pele de algum novo hospedeiro definitivo) (Figura 22.2).

Ciclo Biológico

Um humano parasitado elimina em suas fezes ovos maduros, contendo miracídios; os ovos entrando em contato com a água (córregos, lagoas, açudes, barragens etc.) liberam os miracídios, que passam a nadar durante cerca de 6 horas, até encontrar um caramujo *Biomphalaria*; nesse molusco, o miracídio se transforma em esporocisto e cerca de 30 a 40 dias depois inicia a liberação de cercárias. É importante dizer que um miracídio pode produzir cerca de 300 mil cercárias, que vão sendo liberadas lentamente, durante a vida

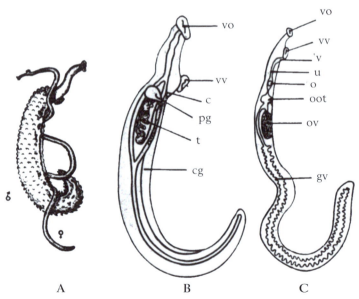

Figura 22.1. Morfologia do *Schistosoma mansoni*: **A**. Casal de vermes adultos, vendo-se a fêmea com parte dentro do canal ginecóforo do macho; **B**. Macho: vo – ventosa oral; vv – ventosa ventral; pg – poro genital; t – testículos; cg – canal ginecóforo; **C**. Fêmea: vo – ventosa oral; vv – ventosa ventral; u – útero; o – ovo; oot – oótipo; ov – ovário; gv – glândulas vitelínicas.

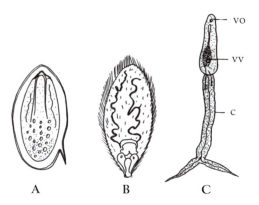

Figura 22.2. Morfologia do *Schistosoma mansoni*: **A.** Ovo maduro, contendo o miracídio; **B.** Miracídio livre, notando-se os cílios; **C.** Cercária: vo – ventosa oral; vv – ventosa ventral; c – cauda bifurcada.

do caramujo, que é de 1 ano aproximadamente. Os adultos podem viver até 30 anos no hospedeiro humano.

As cercárias saem do caramujo nos horários mais quentes e ensolarados do dia, isto é, entre 10 e 14 horas, expondo o hospedeiro humano a maior risco de infecção. Vivem mais de 24 horas, porém só são capazes de penetrar na pele e viáveis durante as primeiras 8 horas de vida. Ao penetrar na pele humana, mesmo intacta, e fazendo uso do terebratorium, as cercárias perdem a cauda e se transformam em esquistossômulos. Estes, agora presentes na corrente sanguínea, migram pelo organismo do hospedeiro até alcançar as veias do sistema porta intra-hepático. Acasalam-se e migram, através dos vasos, até alcançar a veia mesentérica inferior, onde 30 a 40 dias após a penetração das cercárias, período de incubação, iniciam a postura nos vasos da submucosa do intestino grosso. Os ovos colocados aí podem tomar quatro caminhos: 1) alcançar a luz intestinal, e serem eliminados para o exterior, juntamente com as fezes do indivíduo parasitado e completar o ciclo no caramujo; 2) ficarem presos na mucosa e formar os granulomas intestinais; 3) voltar pela corrente sanguínea e serem depositados no tecido hepático, onde formarão granulomas hepáticos; 4) transporem o fígado e atingirem outras regiões do corpo humano, tais como pulmões, coração e medula espinhal, levando também a formação de granulomas pulmonares e cardíacos, além de mielorradiculopatia esquistossomótica (Figura 22.3).

Patogenia

Conforme mostrado no ciclo biológico, a patogenia da esquistossomose *mansoni* pode apresentar as seguintes formas clínicas:

- **Forma cutânea**: representada pela penetração de cercárias, com formação de uma dermatite cercariana, em que se nota erupção urticariforme, eritema e prurido; esses sintomas aparecem cerca de 10 a 15 minutos após a penetração das cercárias e duram 24 a 72 horas; são mais intensos nas pessoas muito sensíveis ou nas reinfecções.

- **Forma intestinal**: representada pela passagem dos ovos, cuja expulsão dura entre 5 a 7 dias, e pela presença de granulomas, formados nas paredes do reto e do sigmoide. Causam dor, diarreia mucossanguinolenta no início (fase aguda) e, mais tarde, até dificuldade de defecar.

- **Forma hepática**: representada pela formação de granulomas no fígado, os quais provocam uma fibrose hepática, cujo desdobramento é a dificuldade circulatória (o sangue não consegue passar pelo fígado para atingir a veia cava), que resulta na hipertensão portal e na esplenomegalia. Esse quadro de hipertensão portal (esquistossomose hepatoesplênica), geralmente aparece vários anos depois que o paciente se infectou (portanto na fase crônica da doença), gerando a ascite (barriga d'água) e varizes esofagianas. É importante falar que no baço não existem granulomas, a esplenomegalia

PARTE III – HELMINTOS

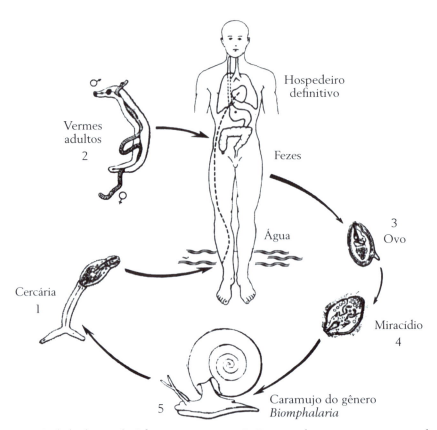

FIGURA 22.3. Ciclo biológico do *Schistosoma mansoni*: 1. Cercárias livres na água, penetrando na pele; 2. Vermes adultos presentes nos vasos do sistema porta (principalmente no plexo hemorroidário); 3. Eliminação de ovos nas fezes, cerca de 40 dias após a penetração das cercárias; 4. Miracídio sai do ovo e penetra em um caramujo do gênero *Biomphalaria* (5) o qual libera cercárias cerca de 30 dias após.

existente é decorrente da hipertensão portal (Figura 22.4).

- **Forma nervosa**: representada pela presença dos ovos na medula espinhal, formando granulomas e lesões que podem, inclusive, deixar os pacientes com paraplegia temporária ou definitiva, se não tratados. É denominada mielorradiculopatia esquistossomótica.

- **Forma pulmonar**: os ovos podem ficar retidos nos capilares dos pulmões, onde irão formar granulomas. Ocorre uma dificuldade na pequena circulação aumentando o esforço cardíaco, que poderá causar insuficiência cardíaca (*cor pulmonale*).

Imunidade

É conhecido o fato de que em regiões endêmicas, os indivíduos da população local, por serem expostos a frequentes infecções e reinfecções, a carga parasitária é usualmente menor, indicando a presença de uma resistência (imunidade) adquirida. Por outro lado, pessoas vindas de regiões não endêmicas, ao entrarem em contato pela primeira vez com as cercárias infectantes, podem apresentar uma carga parasitária elevada, gerando uma doença grave. Essa doença grave pode acontecer com turistas, por exemplo, a banharem-se em águas contaminadas.

Essa defesa para reinfecções começa na pele, onde a grande maioria das cercárias é

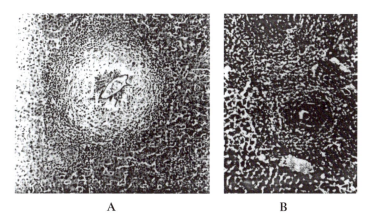

Figura 22.4. Granulomas hepáticos formados pela presença do ovo do *S. mansoni*: **A**. Granuloma em início de formação, vendo-se ainda a casca do ovo e restos do miracídio; **B**. Granuloma antigo, com ovo já destruído e calcificado.

morta ao iniciar a penetração. Essa morte se dá em virtude de um infiltrado de neutrófilos e eosinófilos na parte inferior da epiderme, matando a larva por citotoxicidade. Aquelas que conseguirem penetrar se transformam em esquistossômulos e também poderão ser destruídas durante sua migração por eosinófilos. Essa defesa que destrói as cercárias e esquistossômulos é estimulada por um inibidor de proteinases, além da ação de células mono (linfócitos, monócitos) e polimorfonucleares (neutrófilos e eosinófilos). Há também participação ativa de imunoglobulinas, em especial a IgE.

Nos pacientes crônicos, após essa destruição de cercárias e esquistossômulos, o sistema imune reduz a formação de granulomas, caracterizando uma imunidade concomitante.

A imunidade protetora é dos tipos Th1 e Th2, havendo participação das imunoglobulinas das classes IgG, IgM, IgA e, especialmente de IgE. Estudos apontam que citocinas Th1 (IL-2, TNF-alfa e IFN-gama) reduzem a fibrose na esquistossomose mansônica, enquanto as Th2 (IL-4, IL-5, IL-10 e IL-13) têm papel importante na patogênese da doença na formação dos granulomas. A resposta inflamatória que ocorre na fase aguda da esquistossomose é modulada negativamente pela produção de IL-10. Por isso, a forma crônica da doença é caracterizada por uma inibição da resposta imune Th1 e Th2.

Por outro lado, interessante que o parasito adulto, por mecanismos diversos, pode escapar da resposta imune dos indivíduos parasitados. Um desses mecanismos de escape (evasão) é o de adsorção, aonde o parasito adere em seu corpo moléculas do próprio hospedeiro humano, numa espécie de "camuflagem". Por outro lado, a formação dos granulomas é decorrente de uma resposta inflamatória granulomatosa, que ocorre em torno dos ovos vivos e do miracídio no seu interior, e depositados nos tecidos. Os antígenos que estimulam essa reação granulomatosa são secretados principalmente pela membrana interna da casca do ovo maduro. Esses antígenos induzem a resposta imunológica humoral e celular.

Produtos de excreção/secreção do verme adulto funcionam como antígenos produzindo imunoglobulinas e citocinas, que ao circularem pelo organismo do hospedeiro humano, podem depositar-se na membrana do glomérulo, produzindo insuficiência renal grave.

Diagnóstico

O diagnóstico pode ser imunológico ou parasitológico. O diagnóstico imunológico pode ser feito através da reação de ELISA, que é muito eficiente, ou pela intradermorreação (esquistossomina) que é mais indicado para o diagnóstico coletivo ou epidemiológico (isto é, detecta o número de pessoas positivas numa região). O diagnóstico parasitológico é feito pelo exame de fezes, no mínimo 40 dias depois da penetração das cercárias. Ovos podem ser visualizados no exame de sedimentação espontânea ou mesmo observados e quantificados, por grama de fezes e carga parasitária, pelo método Kato-Katz, considerado o exame padrão para o diagnóstico parasitológico da esquistossomose. A biópsia retal, usualmente, só é indicada nos casos de controle de tratamento ou quando há forte suspeita clínica e os exames de fezes apresentam-se negativos.

Os exames sorológicos têm como limitações as reações cruzadas em coinfecções ou a positividade no soro de indivíduos curados, onde há persistência nos títulos de anticorpos. Os exames parasitológicos de fezes possuem baixa sensibilidade e podem apresentar resultados falsos-negativos. Recentemente, estão sendo comercializados testes imunológicos simples e rápidos para a detecção de antígenos do parasito na urina (CCA – *Circulating Cathodic Antigen*), sendo capazes de demonstrar uma infecção ativa.

Epidemiologia

– **Distribuição geográfica:** ocorre frequentemente nas regiões quentes e pobres do mundo, especialmente na África, nas Américas e na Ásia. No Brasil, as áreas endêmicas e focais abrangem 18 unidades federadas incluindo Alagoas, Bahia, Pernambuco, Rio Grande do Norte, Paraíba, Sergipe, Espírito Santo, Minas Gerais e o Distrito Federal. O estado da Bahia é hoje, juntamente com Minas Gerais, os estados brasileiros com maior número de casos notificados anualmente.

– **Fonte de infecção:** os humanos infectados, e alguns roedores, podem infectar-se e até eliminar ovos viáveis nas fezes.

– **Forma de transmissão:** cercárias presentes na água e oriundas de caramujos do gênero *Biomphalaria*.

– **Veículo de transmissão:** através da água (é considerada uma doença de transmissão hídrica).

– **Via de penetração:** via cutânea ou mucosa bucal (se atingirem o estômago morrem).

A esquistossomose *mansoni* é uma doença que depende diretamente de quatro fatores epidemiológicos: 1) presença de humanos positivos; 2) hábito de defecar no solo ou em privadas, cujo esgoto vai ao ambiente sem tratamento, diretamente nos córregos, rios ou valas de irrigação; 3) presença de caramujos *Biomphalaria* nesses ambientes aquáticos, dulciaquícolas; 4) hábito ou necessidade da população de frequentar esses córregos ou valas quer para uso na lavoura, quer para o lazer, quer para lavar roupas.

É importante salientar que os córregos ou valas são peridomésticos e as três espécies de caramujos envolvidas são: *Biomphalaria glabrata* (presente em quase todo o país), *B. straminea* (predominante na região Nordeste) e *B. tenagophila* (presente desde o sul da Bahia e predominante na região Sul do país). Por fim um fato curioso é que, apesar da região amazônica ser a maior bacia hidrográfica de água doce do planeta, esta não é endêmica para esquistossomose. Nessa região, o pH ácido das águas, causada pela presença de ferro e alumínio da lixiviação do solo e da deficiência de cálcio para as conchas dos caramujos, dificulta sua reprodução e sobrevivência (Figura 22.5).

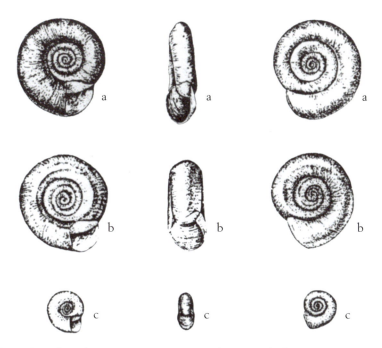

Figura 22.5. Conchas das principais espécies de *Biomphalaria* transmissoras (hospedeiro intermediário) do *S. mansoni* em nosso país: a: *B. glabrata*; b: *B. tenagophila*; c: *B. straminea*.

Profilaxia

Como ocorre em todas as parasitoses cujas formas de transmissão são os cistos ou os ovos eliminados pelas fezes humanas, "uma única e simples medida seria perfeita: o uso de privadas que tenham a descarga dirigida para fossas ou para esgotos sanitários, e tratados!" Factível? Sim, para a faixa social já educada para isso, mas para os ainda "não iniciados", essa medida está longe de ser uma realidade!

Portanto, a profilaxia da esquistossomose *mansoni* consiste no tratamento dos doentes, na educação sanitária e cívica da população e saneamento ambiental, além da construção de esgotos sanitários, simples, mas eficientes e baratos, conforme o modelo mostrado na Figura 10.1 (amebíase). O combate ao caramujo é uma medida cara, pouco eficiente e só recomendada em situações muito especiais, tais como pequenos focos peridomiciliares, em acampamentos, cisternas, clubes campestres ou sítios e fazendas. Nesses locais, o controle biológico usando-se patos, peixes ou outros caramujos competidores pode ter algum efeito benéfico. Por outro lado, o caramujo, que também é hermafrodita, se reproduz com bastante velocidade.

Em suma, a profilaxia da esquistossomose, assim como de todas as doenças parasitárias, passa obrigatoriamente pela melhora da qualidade de vida da comunidade, incluindo aí as condições sanitárias, a qualidade da casa, da alimentação, do vestuário, do trabalho, do transporte, dos salários, da educação básica e sanitária, água encanada e tratada, e da autoestima. Mas tudo isso só funciona se for uma conquista das comunidades, jamais se forem soluções impostas de fora. Já está provado que uma comunidade só cresce e progride se for apoiada em suas reivindicações, mas nunca quando recebe melhoras sem luta e sem participação ativa da maioria. Por fim, o uso de placas indicando risco da doenças em locais frequentados

PARTE III – HELMINTOS

pela população e evitar tomar banho em áreas suspeitas, são as melhores medidas de controle. Não existem vacinas e, pelas suas dificuldades peculiares, num curto espaço de tempo, não existirá.

Tratamento

Existem vários medicamentos eficientes que devem ser usados com critério e por médicos experientes, além de aplicadas o mais precocemente possível. O tratamento se faz pelo uso de praziquantel, contraindicado na gestação, durante a fase de amamentação, em pacientes com insuficiência hepática grave e insuficiência renal, crianças menores de 2 anos, entre outros. A segunda droga de escolha é a oxamniquina, porém, algumas formas do parasito são resistentes a esta droga como, por exemplo, o *S. japonicum*. Nas formas mais graves, como na mielorradiculopatia, se faz necessário acompanhamento médico para evitar formação de gralulomas. É importante salientar que já existem algumas populações do parasito resistentes aos medicamentos usuais. A dieta para o paciente esquistossomótico é bastante variável, dependendo do quadro da doença, podendo ser instituída desde uma dieta normal até uma dieta muito leve, com pouco lipídio, porém rica em proteínas de fácil digestão e assimilação.

ESTUDO DIRIGIDO

1. Marque a alternativa INCORRETA. O *Schistosoma mansoni* é um parasito que:
   a) Vive no intestino delgado do hospedeiro definitivo, onde elimina seus ovos.
   b) Possui sexos separados e a fêmea vive no canal ginecóforo do macho.
   c) Possui formas intermediárias denominadas miracídios que são ciliados e encontram o hospedeiro intermediário por quimiocinese.
   d) Infecta os humanos através da penetração ativa de cercárias na pele ou mucosas que, ao caírem na circulação, transformam-se em esquistossômulos antes de se tornarem vermes adultos.
   e) Tem como hospedeiro intermediário, as espécies de caramujo denominadas *Biomphalaria glabrata*, *B. straminea* e *B. tenagophila*.
2. Discuta a afirmação: os ovos são a principal causa da patogenia na esquistossomose.
3. A esquistossomose não é uma parasitose de difícil profilaxia, porém depende muito da atitude da comunidade e dos grupos envolvidos nesta atividade. Justifique a afirmativa considerando os fatores epidemiológicos envolvidos na manutenção desta doença.
4. É comum haver exames parasitológicos de fezes com resultados falso-negativos para esquistossomose. Por que ocorre esse fato e que outros métodos de diagnóstico podem ser utilizados para comprovar a suspeita clínica de esquistossomose?
5. Descreva, detalhadamente, o ciclo da esquistossomose *mansoni* e suas principais medidas de prevenção.
6. (ANASEN, 2016 modificada) Um homem com 30 anos de idade mora em área de assentamento recentemente ocupada, próxima a uma lagoa, que é utilizada como fonte principal de água, pois não há saneamento no local. Ele procura a Unidade Básica de Saúde por apresentar dor abdominal de leve intensidade, associada a náuseas, que piora com a alimentação. Refere, também, prurido em face anterior de perna esquerda.
   O agente etiológico responsável pelo agravo descrito é:
   a) *Giardia lamblia.*
   b) *Ascaris lumbricoides.*
   c) *Schistosoma mansoni.*
   d) *Ancylostoma duodenale.*

AULA EXPERIMENTAL

A aula prática sobre a esquistossomose pode ser muito rica e variada. É um helminto muito importante. As práticas podem ser as seguintes:

- Fazer exames de fezes de pacientes ou obter fezes positivas em laboratórios e observar os ovos típicos, apresentando o espinho lateral.
- Recolher cuidadosamente (sem deixar que a sua pele entre em contato com a água, usando luvas e botas de borracha) com pinças longas ou conchas de feijão perfuradas, caramujos presentes em algum foco. Colocá-los em um recipiente de vidro transparente com água limpa expondo-os à luz para observar a possível eliminação de cercárias. Recolher a água com uma pipeta ou seringa, adicionar gotas de lugol para matar as possíveis cercárias liberadas pelos caramujos. Observá-las ao microscópio óptico. O caramujo *Biomphalaria* é fácil de se encontrar em lojas de aquários e pode-se adquirir alguns exemplares para estudo da morfologia da sua concha.
- Observar lâminas fixadas e coradas com vermes adultos, macho e fêmea, dentro do canal ginecóforo; corte histológico de fígado e intestino com granulomas, lâminas de Kato-Katz contendo ovos do parasito. As lâminas podem ser obtidas em laboratórios de pesquisa (Universidades Federais, FIOCRUZ).

CAPÍTULO 23

Fasciolíase

Apresentação

A fasciolíase ou fasciolose é uma zoonose emergente causada pela *Fasciola hepatica*, que acomete o fígado e as vias biliares de muitos animais domésticos (bovinos, ovinos, caprinos, suínos) e selvagens (lebre, ratão-do-banhado, veados). É originária da Europa, porém há muitos anos passou a ter distribuição geográfica mundial nas áreas alagadiças. É considerada uma zoonose, pois os humanos comumente se infectam a partir de animais domésticos. Os humanos são considerados um hospedeiro acidental do parasito, podendo apresentar quadros clínicos graves. Estima-se que seja bastante elevado o número de pessoas infectadas em todo o mundo, pois em muitas regiões os relatos de casos não são devidamente diagnosticados e notificados. No Brasil, é uma parasitose importante entre os animais, especialmente entre bovinos e ovinos, porém pouco comum entre os humanos. Entre nós, os casos humanos foram encontrados no Mato Grosso, Paraná, São Paulo, Rio de Janeiro e Bahia. Outros países que apresentam casos humanos são: França, Inglaterra, Malawi, Argentina, Uruguai, Chile, Cuba, México, Porto Rico e Venezuela.

Agente Etiológico

- **Filo:** Platyhelminthes.
- **Classe:** Trematoda.
- **Família:** Fasciolidae.
- **Gênero:** *Fasciola*.
- **Espécie:** *Fasciola hepatica*.

Morfologia e Hábitat

A *F. hepatica* é um parasito grande, medindo cerca de 3 cm de comprimento por 1,5 cm de largura. O corpo tem aspecto foliáceo e é achatado dorsoventralmente, sendo conhecida popularmente como baratinha-do-fígado. O tegumento é coberto por minúsculos espinhosos, principalmente na porção anterior do corpo, os quais têm a função de fixação do helminto nos ductos biliares. São hermafroditas e, quando estão adultos, vivem nos canais biliares mais calibrosos e na vesícula biliar dos hospedeiros definitivos como ovinos, bovinos, caprinos, suínos, bubalinos, vários mamíferos silvestres e, eventualmente, os humanos.

Ciclo Biológico

Os ovos produzidos pelos vermes adultos são lançados no intestino através da bile e

139

alcançam o meio exterior, eliminados juntamente com as fezes. Em boas condições de umidade e temperatura, há formação de um miracídio que, em contato com a água e a luz, eclode do ovo. O miracídio nada à procura do hospedeiro intermediário, o caramujo do gênero *Lymnaea*, morrendo em aproximadamente 6 horas, caso não o encontre. Ao encontrar o molusco, o miracídio penetra em seus tecidos e forma um esporocisto, que origina 5 a 8 rédias e, que por sua vez, podem originar rédias de segunda geração ou cercárias. As cercárias de cauda única (não bifurcada) nadam até encontrarem um vegetal (capins, agrião e hortaliças em geral etc.) ou outro local para se fixarem, perdem a cauda e encistam-se, transformando-se em uma forma cística, a metacercária. Essa metacercária pode também ser encontrada no fundo da coleção hídrica. Os humanos ou animais são infectados quando ingerem vegetais crus ou água contendo metacercárias. O uso de adubos de origem fecal animal, estercos, podem influenciar nessa contaminação alimentar. Chegando ao intestino delgado, as metacercárias desencistam-se, perfuram a parede do intestino e caem na cavidade peritoneal de onde caminham até atingir o fígado. Perfuram a cápsula hepática, migram pelo parênquima hepático e chegam aos ductos e vesícula biliar, reiniciando o ciclo (Figura 23.1).

Patogenia

No início da infecção, as lesões são causadas pelas formas jovens da *F. hepatica* que, ao migrarem no parênquima hepático, causam danos em função da ação mecânica dos espinhos ou de seus metabólitos. À medida que caminham pelo fígado, destroem hepatócitos e vasos sanguíneos, levando à deposição de tecido fibroso ao longo do trajeto desenvolvido pelas larvas. Os sintomas são febre, forte dor abdominal no hipocôndrio direito, urticária, diarreia, aumento do fígado e anorexia. Cerca de 7 semanas após o início da infecção, os parasitos tornam-se adultos

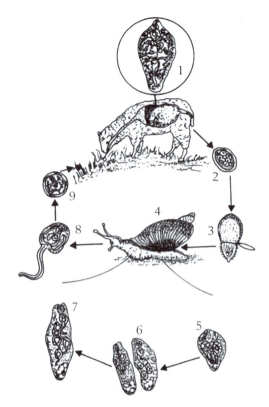

Figura 23.1. Ciclo biológico da *Fasciola hepatica*: 1. Verme adulto nos ductos biliares de carneiros (de bovinos ou de humanos); 2. Ovo operculado eliminado nas fezes; 3. Miracídio sai do ovo dentro da água, nada e penetra no molusco; 4. *Lymnaea* (hospedeiro intermediário); 5. Esporocisto; 6. Rédias; 7. Rédia com cercária; 8. Cercárias com uma cauda única saem do molusco e nadam livremente; 9. Cercárias se encistam (metacercária) na vegetação aquática e são ingeridas por novo hospedeiro definitivo. *(Segundo Neves, D. P. Parasitologia Dinâmica, 2009.)*

e os espinhos presentes no seu tegumento causam irritações e lesões nos ductos biliares, levando a uma hiperplasia e hipertrofia dos mesmos. Em função dos processos inflamatório e cicatricial, as paredes ficam fibrosadas, enrijecidas e reduzem a luz dos ductos. O mesmo pode ser observado com a vesícula biliar que pode ser obstruída levando ao um quadro de icterícia obstrutiva, às vezes confundida com tumores ou outras

Capítulo 23 – Fasciolíase

lesões hepáticas. Recentemente, foi relatado um caso autóctone do Rio Grande do Sul, onde foram retirados por cirurgia 25 adultos de *F. hepatica* presentes no ducto biliar de uma agricultora de 53 anos e que relatava dores no hipocôndrio direito, náuseas, vômitos, icterícia e eosinofilia (sinal marcante). Além destes sintomas, também têm sido relatadas febre, diarreia e perda do apetite em indivíduos parasitados por *F. hepatica*.

Diagnóstico

Pode ser feito pelo encontro de ovos presentes nas fezes ou na bile (tubagem). Como nos humanos normalmente é eliminada uma pequena quantidade de ovos, torna-se necessário o diagnóstico sorológico como intradermorreação, imunofluorescência indireta, ELISA e hemaglutinação. Os métodos de diagnóstico por imagem, como o ultrassom, podem contribuir para o diagnóstico.

Epidemiologia

– **Distribuição geográfica:** tem distribuição geográfica mundial. No Brasil, os estados com maior número de casos de fasciolose são: Rio Grande do Sul, Santa Catarina, Paraná, São Paulo, Minas Gerais, Rio de Janeiro e Goiás.
– **Fonte de infecção:** principalmente bovinos e ovinos.
– **Forma de transmissão:** ovos/metacercárias.
– **Veículo de transmissão:** água e hortaliças, principalmente o agrião.
– **Via de penetração:** boca.

Profilaxia

A profilaxia consiste principalmente em:
– Monitoramento do rebanho e tratamento dos animais com vermífugos adequados.
– Evitar adubar solo e hortaliças com fezes animais *in natura*.
– Impedir o acesso dos animais aos pastos alagadiços ou córregos onde são cultivadas hortaliças.
– Fiscalização do comércio de animais, principalmente de um estado para outro.
– Uso de moluscocidas em situações especiais como, por exemplo, uma população que depende de uma fonte de água para irrigação, porém durante a ação do moluscocida, essa água não poderá ser utilizada.
– Limpeza de valas para retirada dos moluscos (*Lymnaea*).
– Controle biológico com animais predadores (patos, outros moluscos).

Tratamento

Para o tratamento de humanos os medicamentos usados são o bithionol e a deidroemetina.

ESTUDO DIRIGIDO

1. Por que a fasciolose é considerada uma zoonose? Por que motivos não está presente na maioria dos estados brasileiros? Discuta e proponha algumas possibilidades de respostas.
2. Discuta: como os ovos da *Fasciola hepatica* alcançam a luz do intestino?
3. Descreva a patogenia causada por larvas e vermes adultos de *F. hepatica*.
4. Que medidas profiláticas devem ser empregadas para evitar a contaminação humana por *F. hepatica*, considerando os principais veículos de transmissão do parasito?

CAPÍTULO 24

Teníase

Apresentação

Denomina-se teníase a doença provocada pelas *Taenia solium* e *Taenia saginata*, formas adultas, presentes no intestino delgado humano. As tênias são parasitos conhecidos desde longa data pelos humanos e são popularmente conhecidas como "solitárias", pois se achava que o paciente só albergava uma tênia; muitos anos depois, verificou-se que os humanos podem ter várias tênias simultaneamente, porém o nome popular ainda permanece.

As tênias são helmintos heteroxenos, pois necessitam de hospedeiro intermediário: os humanos são os hospedeiros definitivos, enquanto o hospedeiro intermediário da *T. solium* é o suíno e o da *T. saginata* é o bovino.

Agente Etiológico

- **Filo:** Plathyelminthes.
- **Classe:** Cestoda.
- **Espécies:** *Taenia solium* e *Taenia saginata*.

Morfologia e Hábitat

As duas espécies de tênia citadas vivem no intestino delgado humano, sendo vermes muito longos, pois a *T. solium* pode medir cerca de 4 metros e a *T. saginata*, atingir até 10 metros.

Todas duas tênias são formadas pelas seguintes partes: um escólex, contendo quatro ventosas (sendo que a *T. solium* tem também um rostro armado de ganchos, a coroa de acúleos), localizado entre as quatro ventosas), um pescoço ou colo e o corpo constituído por centenas de proglotes, que podem ser jovens, maduras e grávidas (Figuras 24.1 e 24.2).

As tênias também produzem ovos, com cerca de 30 µm, que se assemelham a pequenos "pneus", com sua membrana radiada, com filamentos de quitina. No seu interior está presente a oncosfera (ou embrião hexacanto). Esses ovos permanecem dentro das proglotes grávidas até que estas se rompam, liberando-os. Nos hospedeiros intermediários esses ovos darão origem aos cisticercos, encontrados nos músculos ("canjiquinha") dos respectivos hospedeiros intermediários: o suíno, para a *T. solium*, e o bovino, para a *T. saginata*.

Ciclo Biológico

O ciclo biológico das tênias é heteroxênico e relativamente simples: os humanos

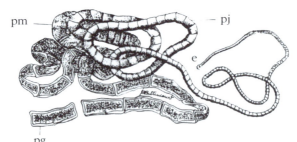

Figura 24.1. *Taenia solium*: e. Escólex, com quatro ventosas e um rostro armado, seguida do colo ou pescoço; pj: Proglotes jovens; pm: Proglotes maduras; pg: Proglotes grávidas, que saem junto com as fezes do paciente.

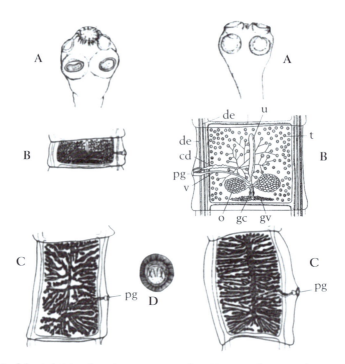

Figura 24.2. Morfologia básica das tênias: à esquerda a *Taenia solium* e à direita a *Taenia saginata*: **A**. Escólex; **B**. Proglote jovem (lado esquerdo) e proglote maduro (lado direito: de. ducto excretor; cd. canal deferente; pg. poro genital; v. vagina; o. ovário; gc. glândula da casca e oótipo; gv. glândulas vitelinas; t. testículo; u. útero); **C**. Proglote grávida com as ramificações uterinas repletas de ovos: pg. poro genital; **D**. Ovo, que é igual para ambas espécies de tênias, mostrando o embrião hexacanto em seu interior.

eliminam em suas fezes as proglotes cheias de ovos (raramente saem ovos misturados às fezes), os quais alcançam os locais em que vivem os animais e no ambiente como um todo: pocilgas, valas com esgotos, fontes hídricas ou pastos. Quando o suíno ingere os ovos (dentro das proglotes ou livres no ambiente) da *T. solium*, esses ovos chegam ao seu intestino e liberam a oncosfera. Esta, penetra na parede do intestino, cai na corrente sanguínea e migra até os músculos dos hospedeiros intermediários, onde se transformam em

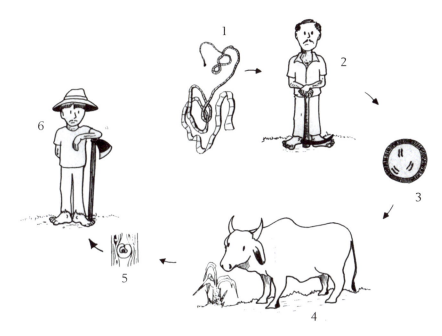

Figura 24.3. Ciclo biológico da *Taenia saginata*: 1. Verme adulto no intestino delgado humano; 2. Eliminação de proglotes no intervalo das defecações; 3. Ovos livres no pasto; 4. Bovino ingere ovos; 5. Cisticerco ("canjiquinha") presente no músculo do bovino; 6. Humano ingerindo carne mal cozida contendo cisticercos (comparar com a Figura 25.1).

cisticercos, que se tornam maduros cerca de 2 meses depois. Os cisticercos maduros podem permanecer infectantes por cerca de 3 a 6 meses (Figuras 24.3 e 24.4).

Os humanos adquirem a teníase ao ingerir carne de suíno crua ou malcozida, contendo cisticercos maduros. O mesmo ocorre com a *T. saginata*, sendo que aqui o hospedeiro intermediário é o bovino, e que nesse animal o cisticerco permanece infectante por menos tempo, isto é, 1 a 2 meses. Os cisticercos ingeridos, ao chegarem ao intestino delgado, estimulados pela bile, exteriorizam-se, prendem-se à mucosa do intestino delgado pelo escólex e dão início à formação das tênias adultas. Lembrando que as formas adultas são hermafroditas. Cerca de 2 meses depois da ingestão da carne crua ou malpassada, o paciente inicia a eliminação de proglotes nas fezes. Essas proglotes são eliminadas espontaneamente, por um processo denominado apólise.

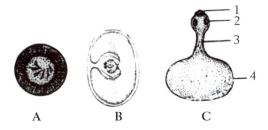

Figura 24.4. Formas da *Taenia solium*: **A**. Ovo (que é igual ao da *T. saginata*); **B**. Cisticerco invaginado ("canjiquinha"); **C**. Cisticerco desenvaginado; 1. Escólex mostrando o rostro armado com ganchos; 2: Ventosas; 3: Colo ou pescoço; 4. Vesícula.

Patogenia e Sintomatologia

A teníase, em si, é uma doença pouco patogênica nos humanos, sendo que a grande maioria dos indivíduos parasitados não se queixam de nada. Quando muito, apresentam manifestações abdominais, tais como dor epigástrica (dor de fome), náusea, perda ou aumento do apetite. Às vezes pode apresentar dor de cabeça, desnutrição (especialmente quando apresenta várias tênias simultaneamente) e emagrecimento. Podem provocar, ocasionalmente, apendicites.

Imunidade

Nas teníases sabe-se que existe uma boa resposta imunológica, pois usualmente os pacientes albergam poucos parasitos, além de pacientes imunodeficientes poderem albergar inúmeras tênias (tanto a *T. solium* quanto a *T. saginata*).

As pesquisas para caracterizar a resposta imune em humanos e nos hospedeiros intermediários (suínos e bovinos) têm avançado bastante, chegando-se a conseguir a produção de uma vacina provisória para os animais, tendo-se alcançado em suínos uma proteção de 75%. Entretanto, nada de efetivo foi ainda conseguido para humanos.

Sabe-se que durante a migração da oncosfera, e após a fixação do cisticerco, ocorre aumento significativo de linfócitos T e B, além de eosinófilos. Também estão elevadas as imunoglobulinas IgG, IgM, IgA e IgE. Nas teníases, no nível da mucosa intestinal, é particularmente elevada a taxa de IgE.

Diagnóstico

Feito pelo encontro das proglotes nas fezes ou nas roupas íntimas, quando as proglotes de *T. saginata* podem sair espontaneamente entre as defecações. Não dá para diferenciar as espécies pela morfologia dos ovos, via microscopia óptica, pois são muito semelhantes. O exame de fezes deve ser feito por um método especial, quando todo o bolo fecal deve ser examinado pela técnica da "tamização" (lavagem em peneira) e a localização das proglotes grávidas. Essas proglotes devem ser montadas em lâmina, usando o ácido acético glacial diluído para clareamento e identificação específica da tênia encontrada. A proglote grávida da *T. saginata* apresenta um maior número de ramificações uterinas (17 a 30) e do tipo dicotômica. Na *T. solium* é menor o número de ramificações e são do tipo dendríticas. É importante salientar que o diagnóstico por *T. solium* merece atenção especial, pelo risco da cisticercose por autoinfecção.

Epidemiologia

- **Distribuição geográfica:** mundial, sendo a *T. solium* pouco encontrada entre judeus e muçulmanos, que não comem carne de porco; por sua vez, a *T. saginata* é pouco encontrada entre os indianos, que não comem carne de bovinos.
- **Fonte de infecção:** os humanos parasitados, que contaminam os respectivos hospedeiros intermediários, são criados de forma que entram em contato com as fezes humanas.
- **Forma de transmissão:** para os hospedeiros intermediários é o ovo, e para os humanos é a larva cisticerco, presente no músculo dos hospedeiros intermediários.
- **Veículo de transmissão:** carne crua ou malpassada de suínos ou de bovinos que contenhamos cisticercos.
- **Via de penetração:** oral.

Profilaxia

Consiste nos seguintes pontos: 1) tratamento de humanos parasitados; 2) melhora do sistema de criação de animais, de tal forma que não entrem em contato com fezes humanas; 3) defecar em fossas ou privadas; 4) educação sanitária e ambiental, visando não defecar no solo; 5) vigilância sanitária em criações animais; 6) não comer carne de bovinos ou suínos crua ou mal cozida. Aliás, esse último item é da mais elevada importância, entretanto, de difícil obediência, pois existe um péssimo hábito de se comer churrasco malpassado.

Tratamento

O tratamento das teníases é fácil, pois os medicamentos disponíveis são eficientes. Os mais indicados são a niclosamida e o praziquantel.

A dieta deve ser rica em carboidratos, lipídios, cálcio, ferro e vitaminas, pois os helmintos são grandes espoliadores desses nutrientes.

ESTUDO DIRIGIDO

1. Preencha o quadro abaixo com informações sobre a biologia das tênias humans:

Espécie	Hospedeiro definifitivo	Hospedeiro intermediário	Veículo(s) de transmissão para humanos	Veículo(s) de transmissão para os animais
Taenia saginata				
Taenia solium				

2. Embora a carne bovina seja mais consumida no Brasil, a T. saginata é, proporcionalmente, mais frequente entre os humanos. Discuta as causas.
3. Diferencie, morfologicamente, a Taenia solium da T. saginata em todas as suas formas evolutivas.
4. (FIDESA, 2010) O diagnóstico da teníase é realizado pela pesquisa de:
   a) Ovos e larvas.
   b) Ovos e proglotes.
   c) Trofozoítas e larvas.
   d) Larvas e proglotes.

AULA EXPERIMENTAL

Para a aula experimental de tênias, os vermes adultos podem ser obtidos junto aos serviços de saúde. Lâminas coradas e montadas com proglotes de tênias podem ser adquiridas em Universidades Federais ou centros de pesquisa, permitindo observar as diferenças entre as espécies. Também é possível obter fezes com ovos de tênias nos laboratórios de análises clínicas.

CAPÍTULO 25

Cisticercose

Apresentação

A cisticercose, antigamente, era considerada uma doença causada por uma espécie de verme diferente, denominada *Cisticercus cellulosae*. Quando se descobriu o ciclo das tênias, viu-se que a cisticercose não era provocada por uma espécie diferente, mas sim pela larva da *Taenia solium*, ou seja, pelo cisticerco dessa tênia. Em visto disso, não se justifica dar um nome científico para a larva de uma espécie conhecida. Assim cisticercose é a doença provocada pelo cisticerco da *T. solium*. A *T. saginata* não provoca cisticercose em humanos.

Agente Etiológico

Ovos de *Taenia solium*.

Morfologia e Hábitat

Os ovos se assemelham a pequenos "pneus", com membrana radiada com filamentos de quitina, contendo o embrião hexacanto no seu interior, conforme descrito no capítulo anterior. Após a ingestão dos ovos, o embrião hexacanto (o cisticerco) liberta-se no intestino delgado e pode, posteriormente, prender-se nos mais diferentes tecidos humanos, principalmente músculos, cérebro, tecido subcutâneo e olho.

Ciclo Biológico

Conforme já descrito anteriormente, os humanos parasitados pela *Taenia solium* eliminam em suas fezes proglotes grávidas ou ovos que, se ingeridos por humanos, irão liberar no intestino delgado a oncosfera. Esta penetrará na mucosa intestinal e cairá na corrente sanguínea, dispersando-se para os diferentes locais citados, onde darão origem aos cisticercos (ou seja, os humanos funcionam como hospedeiro intermediário, acidental). Os humanos não se infectam ao ingerir ovos de *T. saginata*. Uma das explicações pode advir das características do sistema digestório dos bovinos, por serem ruminantes, favorecendo a eclosão dos ovos da *T. saginata*. Outro fato importante é a autoinfecção, quando proglotes da *T. solium* se rompem dentro do intestino, liberando ovos que podem levar a cisticercose (Figura 25.1).

Patogenia e Sintomatologia

A patogenia e a sintomatologia podem ser muito graves e variadas, dependendo do número de cisticercos calcificados ou não e

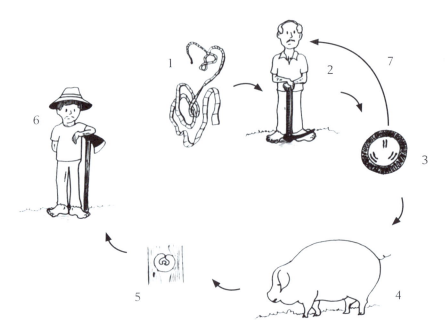

Figura 25.1. Ciclo biológico da *Taenia solium*: 1. Verme adulto no intestino delgado de humanos; 2. Eliminação de proglotes junto com as fezes; 3. Ovos livres contaminando o ambiente; 4. Suíno ingere ovos; 5. Cisticerco (canjiquinha) presente no músculo de suínos; 6. Humano ingerindo carne mal cozida contendo cisticercos; 7. Se o humano ingerir ovo de *T. solium* poderá adquirir a cisticercose, sendo no caso um hospedeiro acidental.

do local de implantação. Na neurocisticercose, as partes mais atingidas são a leptomeninge e o córtex cerebral; na cisticercose ocular é mais frequente a presença de cisticercos na retina. Outras localizações mais frequentes são: tecido subcutâneo, formando nódulos, e nos músculos de maior movimentação: diafragma, mastigadores, sublinguais, cardíaco. Epilepsias, problemas neurológicos e hidrocefalias podem estar presentes.

Em qualquer uma dessas localizações o cisticerco estimula a formação de um processo imunoinflamatório pelo hospedeiro, que tende a envolver e matar o cisticerco, que posteriormente se calcifica.

Imunidade

Os comentários sobre esse item foram feitos no capítulo anterior, Teníase.

Diagnóstico

O diagnóstico é preferencialmente clínico e imunológico, pois a associação dos dois permite verificar a causa da sintomatologia. Para o diagnóstico da cisticercose ocular, o exame oftalmológico é de grande valia, pois o cisticerco pode ser visualizado, muitas vezes se movimentando.

O diagnóstico da neurocisticercose é feito por tomografia computadorizada ou ressonância magnética. Os métodos imunológicos mais usados são: reação de ELISA e imunoeletroforese.

Epidemiologia

Já comentada no capítulo anterior. Deve-se acrescentar aqui que os veículos de transmissão que podem ocorrer nos humanos são:

- **Heteroinfecção** (o paciente ingere ovos oriundos de outra pessoa e que podem estar presentes na água, em verduras, nas mãos sujas etc.).
- **Autoinfecção externa** (o paciente está infectado pela *T. solium* e ingere os ovos de sua própria tênia, por meio de mãos sujas).
- **Autoinfecção interna** (por mecanismos de retroperistaltismo, proglotes grávidas da *T. solium* chegariam até o estômago do indivíduo e depois retornariam ao intestino, se rompendo e liberando as oncosferas, que penetrariam na mucosa e cairiam na corrente sanguínea, disseminando-se pelo organismo). Entretanto, a via usual de penetração é através da boca, ingerindo ovos da *Taenia solium*.

Profilaxia

A mesma para a teníase, além da orientação de uma rigorosa higiene pessoal, ingestão de água filtrada ou fervida, higienização correta de verduras e um tratamento imediato do paciente com teníase por *T. solium*, eliminando as formas adultas do intestino humano.

Tratamento

O tratamento da cisticercose não é fácil de ser feito, apesar da existência de medicamento específico contra o cisticerco. A dificuldade consiste na localização do cisticerco e das complicações advindas após a morte do parasito, provocada pelo medicamento. Dessa forma, a terapêutica só pode ser recomendada e acompanhada por um médico experiente com essa patologia. A neurocisticercose é tratada com praziquantel associado à dexametasona; pode-se utilizar também o albendazol associado a metilprednisolona; a associação com os corticosteroides visa reduzir a resposta inflamatória decorrente da morte de cisticercos e, em alguns casos, é necessário o uso de anticonvulsivantes, visto que o quadro pode cursar com epilepsia secundária ao parasitismo.

Muitas vezes, são usados medicamentos para evitar sintomas, como as cefaleias e ataques epilépticos pois, se os cistos estiverem calcificados, permanecerão durante toda a vida do ser humano parasitado.

ESTUDO DIRIGIDO

1. Diferencie teníase e cisticercose, e como ocorre a infecção humana em cada uma destas patologias.
2. Compare as consequências patológicas entre a teníase e a cisticercose humanas.
3. Enumere as ações indispensáveis para a profilaxia destas enfermidades.
4. Compare os regimes de criação intensiva e extensiva de gado suíno e suas relações com a propagação desta enfermidade.

AULA EXPERIMENTAL

Para a aula experimental de cisticercose seria possível obter carnes suínas ou bovinas em abatedouros, mantendo-as conservadas em frascos com formol 10%. Os cisticercos podem ser removidos e dissecados para observação do escólex da tênia. As Universidades Federais ou centros de pesquisa especializados possuem lâminas coradas e montadas com cisticercos, permitindo visualizar as estruturas de cada espécie.

Nessa prática, é interessante promover uma discussão sobre as medidas profiláticas para evitar a cisticercose humana.

Hidatidose

CAPÍTULO 26

Apresentação

Denomina-se hidatidose a doença que ocorre em humanos provocada pelo cisto hidático, que é a forma larvária do *Echinococcus granulosus*. O hospedeiro definitivo desse parasito é o cão, onde ocorre no intestino delgado, provocando a equinococose; o cisto hidático ocorre em vísceras dos hospedeiros intermediários (especialmente carneiros), porém pode acometer humanos, causando a hidatidose.

O *E. granulosus* e a hidatidose são parasitos de ampla distribuição geográfica, sempre ocorrendo em países ou regiões que fazem grandes criações de carneiros e usam cães ovelheiros para ajudar no manejo desses animais. Em nosso país, é mais frequente nos estados do Sul, porém sua prevalência está bastante reduzida em decorrência da intensa campanha profilática desenvolvida há vários anos nessa região.

Agente Etiológico

- **Filo:** Platyhelminthes.
- **Classe:** Cestoda.
- **Família:** Taenidae.
- **Espécie:** *Echinococcus granulosus.*

Morfologia e Hábitat

O verme adulto é pequeno, medindo apenas 4 a 6 mm; possui escólex, que apresenta um rostro armado e quatro ventosas; segue um pescoço e três proglotes: uma jovem, uma madura e uma grávida, que se vai desprendendo e sendo substituída continuamente. Conforme foi dito, os vermes adultos vivem no intestino delgado de cães (e de canídeos silvestres: lobos, raposas).

A forma larvária, denominada cisto hidático ou hidátide, é encontrada nas vísceras (fígado, pulmões e cérebro) de animais herbívoros, especialmente ovelhas, bovinos, suínos, equinos. A hidátide varia de tamanho conforme a idade: inicialmente mede cerca de 1 mm de diâmetro, mas com o passar dos meses e anos pode chegar a 10 cm de diâmetro. É uma forma arredondada, apresentando três membranas: adventícia (mais externa), anista (posição média) e membrana prolígera (mais interna), de onde se originam as vesículas prolígeras e dentro das quais estão os protoescólices (que são as formas infectantes, isto é, darão origem a novos vermes quando a hidátide for ingerida por um cão). O cisto é cheio de um líquido cristalino, denominado líquido hidático; algumas vezes, vesículas prolígeras e protoescólices podem desprender-se da membrana prolígera e formar a "areia hidática" que se deposita no fundo do cisto e continua infectante.

Ciclo Biológico

É do tipo heteroxênico, pois exige um hospedeiro intermediário. Esse parasito usualmente está associado aos cães pastores e às ovelhas. Os cães eliminam ovos ou proglotes nas fezes que são ingeridos pelas ovelhas durante a pastagem. Ao chegar ao intestino delgado, a oncosfera sai de dentro do ovo, penetra na mucosa, cai na corrente sanguínea e dispersa-se pelas vísceras, onde se desenvolve e forma o cisto hidático, que estará maduro cerca de 6 meses após a ingestão do ovo. Em criações antigas, sem cuidados profiláticos, era comum tratar os cães com as vísceras de ovelhas abatidas e, assim, fechava-se o ciclo. A partir desse momento, quando os cães ingerem as vísceras de carneiros, os protoescólices se instalam no intestino delgado do cão, transformam-se em vermes adultos e completam o ciclo. Cerca de 40 a 60 dias depois que ingeriu as vísceras com hidátides, o cão já estará eliminando ovos nas fezes. Os humanos se infectam ao ingerir, acidentalmente, ovos provenientes das fezes dos cães (Figura 26.1).

Patogenia

A presença do cisto hidático nos hospedeiros intermediários nem sempre é notada, pois estes costumam ser abatidos cedo, não havendo tempo para se desenvolver. Entretanto, em humanos, as manifestações aparecem muitos anos depois de infectados, isto é, as pessoas se infectam quando crianças, mas apenas na idade adulta (10, 15 anos depois) apresentarão sintomas, de acordo com a localização do cisto. As alterações podem ser muito graves, pois há compressão do órgão com disfunção do mesmo e distúrbios circulatórios. A localização mais grave é a cerebral, que felizmente não é muito frequente. Quando o cisto se rompe, especialmente durante a cirurgia para sua remoção,

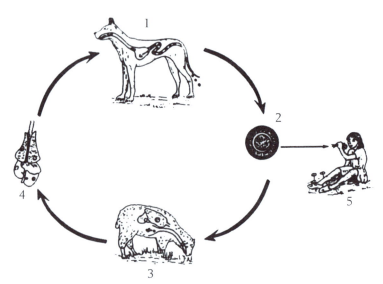

Figura 26.1. Ciclo biológico do *Echinococcus granulosus* e a forma como os humanos adquirem a hidatidose: 1. Cão eliminando ovos (ou proglotes) nas fezes; 2. Ovos contaminando pastos ou crianças; 3. Carneiros ingerindo ovos; 4. Formação de cistos hidáticos (= hidátides) nas vísceras (fígado, pulmões dos herbívoros), que irão infectar cães novamente; 5. Crianças e adultos adquirem a hidatidose ao ingerir ovos provenientes de cães.

pode haver disseminação de protoescólices, formando grande quantidade de novos cistos no paciente, o que pode ser fatal.

Diagnóstico

O diagnóstico clínico é mais fácil de ser feito se o paciente reside em região onde há criação de ovelhas pastoreadas por cães; em regiões diferentes, o diagnóstico clínico é muito difícil. Os diagnósticos imunológico e de imagem são os mais usados. Assim, os métodos de diagnóstico mais usados são: reação de ELISA, hemaglutinação indireta, imunofluorescência, imunodifusão dupla do arco 5, além da radiografia, da tomografia, da ecografia, do ultrassom e da cintilografia.

Imunidade

O sistema imune nos hospedeiro intermediário normal (ovinos) e acidental (humanos) é ativado já na tentativa de penetração da oncosfera na parede do intestino delgado. Também nas reinfecções em canídeos, quando os protoescólices se fixam na mucosa intestinal, há resposta imune ativa, especialmente IgE, reduzindo o número de vermes adultos.

No hospedeiro intermediário, os mecanismos envolvidos na morte do parasito, após reinfecções, são dependentes de anticorpos e mediados pelo complemento. A partir da segunda semana da infecção encontra-se uma resposta imunoinflamatória no entorno do cisto hidático, com presença de neutrófilos e macrófagos, além de eosinófilos, linfócitos e monócitos. Em humanos, encontram-se muito elevados os níveis de IgG e IgE, capazes de estimular diferentes populações de células T, dos tipos Th1 e Th2.

Epidemiologia

– **Distribuição geográfica:** ocorre no mundo todo onde há criação de ove-

lhas pastoreadas por cães, sendo esses alimentados com vísceras das ovelhas abatidas. Até alguns anos atrás, a Europa, a América do Norte, a Nova Zelândia, o Sul do Brasil, a Argentina, o Uruguai e o Chile eram os países ou regiões mais atingidas. Atualmente, essa doença ainda ocorre nessas áreas, porém com muito menor intensidade, em decorrência de mudanças na forma de criação das ovelhas e dos cães.

– **Fonte de infecção:** cães.
– **Forma de transmissão para os humanos:** ovos oriundos de cães parasitados.
– **Veículo de transmissão:** mãos sujas, poeira, água contaminada, verduras mal lavadas.
– **Via de penetração:** boca.

Profilaxia

Basicamente, o tratamento em massa de cães positivos, a educação sanitária com proibição drástica (inclusive com multas) de alimentar cães com vísceras cruas de ovelhas, bovinos ou suínos, reduzir o número de cães ovelheiros e o sacrifício de cães de rua.

Tratamento

Existe tratamento eficiente para a equinococose canina; para os casos de hidatidose humana, a terapêutica pode ser medicamentosa e cirúrgica. Os medicamentos indicados são o albendazol que, combinado ao praziquantel, tem mostrado bons resultados. O tratamento pela PAIR (punção, aspiração, injeção e reaspiração do cisto) consiste da punção do líquido hidático por aspiração e inoculação do medicamento (albendazol), seguida da reaspiração após 10 minutos. A remoção cirúrgica de cistos de localização acessível é um método bastante utilizado.

PARTE III – HELMINTOS

ESTUDO DIRIGIDO

1. O que é hidatidose e qual é a patogenia em humanos infectados?
2. A profilaxia da hidatidose envolve medidas simples e de fácil execução. Discorra sobre as ações de controle desta enfermidade.
3. Quais são as opções de tratamento da hidatidose em humanos?

CAPÍTULO 27

Himenolepíase

Apresentação

Denomina-se himenolepíase a doença provocada pelo *Hymenolepis nana*, a tênia anã, que ocorre no intestino delgado de humanos, especialmente crianças. É um helminto de prevalência relativamente elevada, porém de patogenicidade bastante reduzida. Tem ampla distribuição geográfica, ocorrendo no mundo todo, especialmente em famílias ou comunidades que vivem em aglomerados (creches, asilos, favelas). Existe ainda uma outra espécie, a *Hymenolepis diminuta*, tênia do rato, cuja infecção humana é mais rara e geralmente assintomática, podendo provocar diarreia em crianças.

Agente Etiológico

– **Filo:** Platyhelminthes.
– **Classe:** Cestoda.
– **Família:** Hymenolepididae.
– **Espécie:** *Hymenolepis nana*.

Morfologia e Hábitat

O *Hymenolepis nana* é um parasito pequeno, que mede 3 a 5 cm de comprimento e vive no intestino delgado de humanos, especialmente de crianças. O verme adulto apresenta um escólex com quatro ventosas e um rostro retrátil, armado de ganchos. A forma larvária é muito pequena (mede cerca de 1 mm) e se chama larva cisticercoide, a qual apresenta um rostro pequeno e uma diminuta vesícula que a envolve.

Ciclo Biológico

Pode apresentar dois tipos de ciclo biológico (Figura 27.1):

– **Ciclo monoxênico**, isto é, sem hospedeiro intermediário, quando as pessoas se infectam ingerindo ovos desse helminto, que ao chegarem ao intestino delgado liberam a oncosfera, que irá penetrar nas vilosidades da mucosa do intestino delgado, tranformando-se em uma larva cisticercoide, que cerca de 10 dias depois estará madura. Aí vai sair da vilosidade, desenvaginar-se e se fixar na mucosa com o auxílio do rostro e das ventosas, tranformando-se em verme adulto cerca de 20 dias depois.

– **Ciclo heteroxeno**, isto é, com hospedeiro intermediário, ocorre quando os ovos que contêm a oncosfera são

PARTE III – HELMINTOS

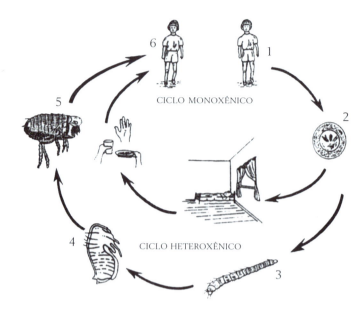

Figura 27.1. Ciclo biológico do *Hymenolepis nana*: 1. Criança parasitada eliminando ovos nas fezes; 2. Ovos contaminando ambiente domiciliar, onde dará origem ao ciclo monoxênico (isto é, sem hospedeiro intermediário), ou sendo ingerido por larvas (3) de pulgas ou de coleópteros (carunchos de cereais), quando dará origem ao ciclo heteroxeno (isto é, com hospedeiro intermediário); 4 e 5. Pupa e adulto dos insetos contendo larva cisticercoide no seu interior; 6. Criança ingerindo ovos junto com alimentos ou ingerindo insetos com a larva cisticercoide no seu interior.

eliminados para o exterior, e são ingeridos por formas larvais de pulgas ou besouros (carunchos). No interior desses insetos, cada oncosfera dará origem a uma larva cisticercoide; quando esses insetos são ingeridos por uma criança, a larva cisticercoide ao chegar ao intestino delgado sai de dentro do inseto, fixa-se na mucosa do intestino delgado e, 20 dias depois, dá origem ao verme adulto.

Patogenia

As complicações advindas da himenolepíase ocorrem após a infecção heteroxênica, quando os humanos são suscetíveis. Pode ocorrer um segundo ciclo interno (autoinfecção interna), possibilitando a presença de milhares de vermes, que podem causar manifestações intestinais, além de irritabilidade e até ataques epileptiformes. Esses helmintos são identificados pelo exame de fezes e, se não houver reinfecções, haverá cura espontânea (ação imunitária) cerca de 20 dias depois. Recentemente, um caso raro de câncer, em paciente com HIV/Aids, foi associado a presença da *Hymenolepis nana*. As células cancerígenas encontradas, responsáveis pelo câncer, apresentavam DNA do parasito.

Imunidade

Ao se estudar o ciclo do *H. nana*, vemos que na infecção heteroxênica a larva cisticercoide não entra em contato prolongado com a mucosa do intestino delgado, razão pela qual não produz nenhuma resposta imune. Já na infecção monoxênica, a presença por 10 dias da larva cisticercoide, nas mucosas do íleo e do jejuno, produz uma efetiva resposta imune. Assim, após as infecções heteroxênicas, pode haver hiperinfecções secundárias, o que não ocorre após o ciclo monoxênico. Em verdade, a partir do ciclo monoxênico são raras as reinfecções e o parasito tende a desaparecer (autocura).

Isso ocorre porque, no ciclo direto (ou monoxênico), a larva cisticercoide desencadeia nos pacientes ampla resposta celular e humoral. Foi verificado que nesses pacientes há presença marcante de citocinas com perfil Th1 e Th2, sendo que as citocinas Th1 ocorrem na fase inicial da doença e as Th2 na fase ativa do parasito. Nessa fase há expulsão dos *Hymenolepis* com a participação de macrófagos ativados e de IgE.

Diagnóstico

O diagnóstico da himenolepíase é feito por exames de fezes e encontro de ovos típicos.

Ovos de *H. nana* são menores e possuem filamentos polares; os ovos de *H. diminuta* são maiores e não apresentam filamentos. Um exemplo curioso é que, morfologicamente, esses ovos tem a forma de "chapéu de mexicano".

Epidemiologia

– **Distribuição geográfica:** mundial, sendo mais frequente em ambientes com aglomerações humanas ou ambientes confinados, associados à falta de higiene. Sua prevalência se eleva nos meses de inverno, quando os ambientes permanecem mais fechados.

– **Fonte de infecção:** os humanos.
– **Forma de transmissão:** ovos ou pequenos insetos contendo larvas cisticercoides.
– **Veículo de transmissão:** mãos sujas e alimentos.
– **Via de penetração:** boca.

Profilaxia

Consiste, basicamente, no tratamento das pessoas infectadas e nas higienes pessoal (lavar as mãos com frequência, defecar apenas em privadas, descartar corretamente as fraldas) e ambiental (limpeza da casa, abrir as janelas) e evitar a presença de pulgas (*Xenopsylla cheopis, Ctenocephalides canis* e *Pulex irritans*) e besouros (tenebrionídeos) dentro de casa ou da cozinha.

Tratamento

O tratamento da himenolepíase é fácil, pois os medicamentos são eficientes. Os medicamentos utilizados são o praziquantel ou niclosamida. O tratamento deve ser repetido após 10 dias, pois as drogas não agem no estágio larvário. Além disso, se não houver reinfecções, haverá cura espontânea do paciente.

ESTUDO DIRIGIDO

1. Que fatores favorecem a transmissão da *Hymenolepis nana*?
2. Compare os ciclos monoxênico e heteroxênico da *H. nana*.

AULA EXPERIMENTAL

Uma ótima aula prática de himenolepíase pode ser montada com facilidade em sala de aula. Para isso, basta usar camundongos criados em biotérios comuns, onde mais de 80% deles costumam estar parasitados com *H. nana*. Seleciona-se alguns camundongos jovens (menos de 20 gramas) e faz-se exames de fezes dos mesmos. Os que estiverem parasitados podem ser sacrificados e submetidos à necropsia, após aprovação de um comitê de ética em pesquisa com animais. Abre-se cuidadosamente o intestino delgado em placa de Petri ou cuba de vidro contendo fixador AFA, onde os vermes serão recolhidos; posteriormente, podem ser comprimidos entre duas lâminas, corados e montados para exames detalhados. Antes de serem colocados em fixador, seria interessante recolher alguns helmintos do intestino e colocá-los em placa de Petri contendo salina, onde podem ser vistos se movimentando.

Ascaridíase

Apresentação

Denomina-se ascaridíase, ascaridiose ou ascaríase a doença provocada pelo *Ascaris lumbricoides*. Este parasito é de distribuição geográfica mundial e, como ocorreu com o *Trichuris trichiura*, seus ovos foram encontrados em coprólitos, acompanhando a migração humana desde os primórdios da humanidade. Estimativas apontam que três em cada dez pessoas no mundo encontram-se parasitadas por este helminto. O mais prevalente na população humana.

A ascaridiose é uma doença grave, pois acomete milhões de pessoas, especialmente crianças, tornando-as debilitadas, afetando-as física e intelectualmente; portanto, causa e consequência do subdesenvolvimento de um país ou de uma região.

Esse helminto é popularmente denominado lombriga, de onde se derivou a palavra "lombrigueiro" como sinônimo de vermífugo.

Agente Etiológico

- **Filo:** Nematoda.
- **Classe:** Secernentea.
- **Família:** Ascarididae.
- **Espécie:** *Ascaris lumbricoides*.

Morfologia e Hábitat

Os vermes adultos são grandes, sendo que o macho mede cerca de 20 cm, e a fêmea pode atingir 35 cm de comprimento. Vivem no intestino delgado humano, produzindo grande quantidade de ovos, os quais são cobertos por uma camada mais externa mamilonada e de cor castanha (semelhante a casca de um abacaxi). São geo-helmintos, ou seja, precisam do solo e suas características para amadurecimento e formação da larva.Os suínos apresentam um parasito muito semelhante, denominado *Ascaris suum*, que pode até parasitar humanos, porém são eliminados espontaneamente (Figura 28.1).

Ciclo Biológico

Machos e fêmeas, no intestino delgado, se acasalam, e as fêmeas botam grande quantidade de ovos (até 200 mil por dia), os quais chegam ao meio exterior contendo embrionados. Estando em ambiente sombreado e úmido, passados 15 dias já se encontra no interior de cada ovo uma larva (L1), que 15 dias depois se transforma em L2, e mais 15 dias se transforma em L3 infectante ainda dentro do ovo. A L3 é a forma infectante aos seres humanos (Figura 28.2).

PARTE III – HELMINTOS

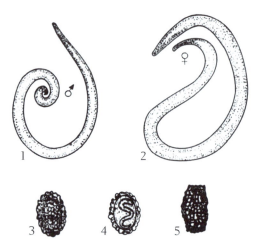

FIGURA 28.1. Morfologia do *Ascaris lumbricoides*: 1. Macho (notar extremidade posterior recurvada); 2. Fêmea, com a extremidade posterior retilínea; 3. Ovo normal, coberto por uma membrana mamilonada (semelhante a um abacaxi); 4. Ovo larvado, no meio exterior; 5. Ovo infértil.

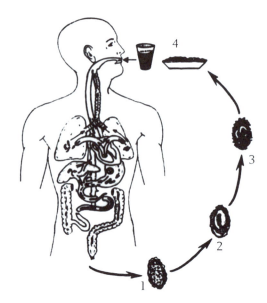

FIGURA 28.2. Ciclo biológico do *Ascaris lumbricoides*: 1. Ovos contendo uma massa de células alcançando o exterior junto com as fezes; 2. Ovos tornam-se embrionados no exterior; 3. L3 infectante no interior do ovo; 4. Ingestão de ovos contendo L3 infectante junto com alimentos, ou mãos sujas; larvas eclodem no intestino, penetram na mucosa, caem na corrente sanguínea, vão ao fígado, depois ao coração direito e daí aos pulmões, onde perfuram os alvéolos, sobem a árvore brônquica, chegam à faringe e laringe, podendo ser expelidas junto com a expectoração produzida, ou ser ingeridas, indo ao intestino delgado onde se transformam em vermes adultos.

Esses ovos infectantes são ingeridos por um novo hospedeiro humano e no intestino delgado as larvas eclodem. Devido ao seu metabolismo aeróbio, as larvas L3 penetram na mucosa intestinal e caem na corrente sanguínea. Passam pelo fígado, depois se dirigem para o coração e alcançam os pulmões, denominado ciclo pulmonar ou de Loss. Perfuram os alvéolos, sobem a árvore brônquica e chegam até a faringe, onde podem ser expelidas, junto com o muco produzido, ou ingeridas; ao serem ingeridas, chegam ao intestino delgado, onde se transformam em adultos machos e fêmeas, que 30 dias depois iniciam a oviposição (isto é, desde que houve a ingestão dos ovos até que as fêmeas iniciem a oviposição, demora cerca de 60 dias).

Patogenia e Sintomatologia

A ascaridíase é uma das parasitoses mais difundidas no mundo e, juntamente com a ancilostomíase e a necatoríase, tem grande importância em saúde pública, devido as alterações que provocam nos pacientes, especialmente nas crianças.

A patogenia da ascaridíase pode apresentar duas fases:

– **Pulmonar:** ocasionada pela passagem das larvas, causando manifestações semelhantes às dos helmintos que realizam ciclo pulmonar: tosse produtiva, febre e síndrome de Löffler ou Loeffler.

– **Intestinal:** variam muito, dependendo do número de parasitos presentes, isto é, sua carga parasitária. Assim, em infecções mais numerosas (100 vermes ou mais) os indivíduos apresentam depauperamento físico, magreza, palidez e barriga com volume aumentado. Isso tudo é decorrente da grande ação espoliadora dos vermes pois, para se alimentar, consomem grande quantidade de proteínas, carboidratos (açúcares), lipídios e vitaminas A e C. Essa hipovitaminose A pode ser responsável pelas manchas brancas na pele que pessoas parasitadas podem apresentar. Além disso, os vermes podem provocar irritações na parede do intestino, a qual pode levar o indivíduo a apresentar manifestações nervosas, inclusive ataques epilépticos. Esse parasito pode, eventualmente, se enovelar no intestino delgado, causando obstruções e provocando o quadro de "abdome agudo", representado por dor violenta e necessitando intervenção cirúrgica imediata. Localizações ectópicas ou "*Ascaris* errático", quando o verme se encontra fora do seu hábitat, podem ocorrer, inclusive de forma fatal. Podem entrar no apêndice cecal (apendicite aguda), canal colédoco, vesícula biliar (colecistite), ducto pancreático (pancreatite aguda), trompa de Eustáquio e canal lacrimal.

Imunidade

Conforme foi mostrado nos capítulos anteriores, a resposta imune nas helmintoses é muito semelhante, tanto no que se refere à imunidade humoral, quanto à celular. Em todas elas a eosinofilia é elevada e a participação de macrófagos ativados também o é. As larvas, na corrente sanguínea e durante o ciclo pulmonar, morrem por citotoxicidade, causada pelos eosinófilos. A resposta imune é do tipo Th2 e presença de IgE (Figura 28.3). A IL-4 estimula a produção de IgE, o que favorece a expulsão dos vermes adultos. Também favorece a expulsão dos adultos a IL-13, estimulando a produção de mastócitos. Os mastócitos promovem aumento da secreção de mediadores da inflamação, secreção de muco e aumento da contratilidade da musculatura intestinal (Figura 28.3).

Interessante que, na ascaridíase, ocorre um fenômeno bem nítido: a eliminação "espontânea" de vermes adultos em pessoas anteriormente infectadas. Isso ocorre pela participação da reativação do sistema imune, a partir das células da memória imunológica.

Nas helmintoses que apresentam o ciclo pulmonar (ascaridíase, estrongiloidíase, ancilostomíase/necatoríase), ocorre uma manifestação típica, denominada síndrome de Loeffler. Essa síndrome representa uma reação imunológica representada por infecção pulmonar disseminada, decorrente da presença das larvas daqueles helmintos na passagem pelos pulmões, além de resíduos larvários. Como consequência, o indivíduo apresenta um infiltrado eosinofílico alérgico, cujos sintomas são tosse, dispneia e anorexia, os quais podem regredir em poucos dias após a conclusão dessa fase do ciclo.

Diagnóstico

Exame parasitológico de fezes, pelo método de sedimentação espontânea, de Lutz ou HPJ (Hoffman, Pons e Janer) e localização do ovo característico, com membrana mamilonada e coloração castanha. Por vezes, alguns ovos saem mal formados, com membrana decorticada e inférteis. Exames por imagens podem ser úteis para visualizar o parasito e possíveis obstruções. Existem também métodos imunológicos.

Epidemiologia

– **Distribuição geográfica:** mundial.
– **Fonte de infecção:** os humanos.
– **Forma de transmissão:** ovos contendo larva infectante dentro.

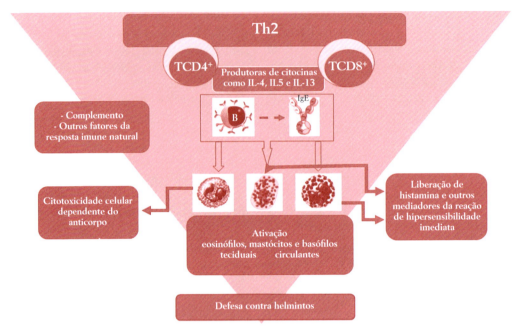

Figura 28.3. Resposta imune contra helmintos, incluindo o *Ascaris lumbricoides*.

- **Veículo de transmissão:** alimentos contaminados, mãos sujas, água, poeira, moscas etc.
- **Via de penetração:** boca.

Um aspecto importante que explica a enorme prevalência dessa helmintose, é que os ovos de áscaris permanecem viáveis por mais de 1 ano, nos ambientes doméstico e peridoméstico. Acredita-se que cerca de 30% da população mundial esteja parasitada por *A. lumbricoides*, cuja distribuição se dá de forma não uniformemente distribuída, atingindo a população mundial mais carente. Estudos recentes têm evidenciado a presença marcante de áscaris em populações de idosos no Brasil, influenciada pela imunossenescência e outros fatores.

Profilaxia

A presença da ascaridíase em uma comunidade é o reflexo mais expressivo das baixas condições sociais e higiênicas ali vigentes. Portanto, a profilaxia requer, antes de mais nada, a melhora desses fatores sociais, tais como higiene pessoal, lavar corretamente verduras, beber somente água filtrada, proteger alimentos contra moscas e poeira, saneamento básico, educação sanitária, cívica e ambiental.

Simplesmente tratar dos doentes e deixá-los nas mesmas condições sociais e sanitárias é decretar a perpetuação do subdesenvolvimento e da pobreza da comunidade atingida.

Tratamento

As drogas indicadas para o tratamento de ascaridíase são o albendazol, o mebendazol e o levamisol, não sendo recomendados para gestantes. Como alternativa podem ser usados o pamoato de pirantel e a ivermectina. A ascaridíse pode evoluir com obstrução intestinal e, nesses casos, indica-se jejum, hidratação e passagem de sonda nasogástrica com piperazina (que causa paralisação dos vermes), associada a um óleo mineral, na tentativa de eliminar os vermes.

Existe um hábito muito errado que diversas pessoas têm de comprar na farmácia um anti-helmíntico e tratar os filhos, sem antes fazer um exame de fezes. É uma prática totalmente contraindicada, pois não se deve tomar remédio sem uma razão certa e muito menos sem a prescrição médica! Nas infecções maciças, dependendo da escolha do medicamento, o quadro clínico pode ser agravado podendo levar até ao óbito.

ESTUDO DIRIGIDO

1. Que fatores contribuem para que a ascaridíase seja uma das parasitoses mais difundidas no mundo?
2. Descreva as ações espoliativa, mecânica e tóxica causadas pelos vermes adultos do *Ascaris lumbricoides*.
3. Quais são os mecanismos envolvidos na resposta imune contra os helmintos, incluindo *A. lumbricoides*?
4. O que é síndrome de Loeffler e como ela é desencadeada?
5. Discuta: o hábito de tratar crianças, anualmente, com vermífugos sem um diagnóstico positivo é uma prática comum, porém esse hábito não é adequado.

AULA EXPERIMENTAL

Para a aula experimental de ascaridíase podem ser obtidos ovos em laboratórios de análises clínicas, guardados em líquidos conservantes. Os vermes adultos podem ser obtidos com profissionais de saúde que atuam em hospitais ou outros locais de atendimento ao público e que podem guardá-los em vidros contendo formol a 10%. Outra opção é visitar abatedouros de suínos para obtenção de vermes adultos de *A. suum*, que são morfologicamente semelhantes ao *A. lumbricoides*. Observar as dimensões do verme, o dimorfismo sexual e, se houver oportunidade, podem ser feitos cortes histológicos de machos e fêmeas e a dissecação do helminto para a observação dos órgãos internos e dos ovos retirados diretamente do útero. Para a dissecação do helminto, proceder:

– Colocar o verme sobre uma superfície macia (isopor, tábua de cortiça) e fixar com alfinetes suas extremidades, distendendo-o.
– Com uma tesoura de ponta fina cortar longitudinalmente a cutícula, tendo cuidado de não aprofundar a tesoura e não seccionar as estruturas internas.
– Rebater a cutícula para os lados, com pinças ou estiletes, cuidadosamente, mostrando os órgãos genitais e o aparelho digestivo, procurando identificar cada parte.

CAPÍTULO 29

Tricuríase

Apresentação

Denomina-se tricuríase a infecção humana provocada pelo *Trichuris trichiura*. Quando, em 1758, esse parasito foi descrito, achava-se que ele possuía a cauda em forma de cabelo (*tricho* = cabelo + *uris* = cauda), porém posteriormente se viu que na verdade ele possui a cabeça em "forma de cabelo" (*tricho* = cabelo + *cephalus* = cabeça) e passou a ser denominado *Trichocephalus trichiurus* (razão pela qual até hoje algumas pessoas o denominam assim). Porém, em decorrência das regras de nomenclatura (lei da prioridade), o nome que deve prevalecer é *Trichuris trichiura*.

É um parasito de distribuição geográfica mundial e sempre associado às baixas condições sociais e sanitárias das pessoas. Outro aspecto interessante desse parasito é que, em exames de coprólitos (fezes humanas petrificadas seculares), foi possível verificar a migração humana e datar os caminhos e trajetórias de nossa espécie.

É muito comum encontrá-lo em coinfecção com *Ascaris lumbricoides*, pelas semelhanças geográficas, fontes de infecção, forma de transmissão e resistência dos ovos no meio ambiente.

Agente Etiológico

– **Filo:** Nematoda.
– **Classe:** Secernentea.
– **Família:** Trichuridae.
– **Espécie:** *Trichuris trichiura*.

Morfologia e Hábitat

O *T. trichiura* apresenta as seguintes formas: fêmeas e machos, que vivem invadindo a mucosa do intestino grosso humano, especialmente do ceco e do colo ascendente; ovos, que são eliminados juntamente com as fezes, os quais no meio exterior dão origem às larvas (L1) (geo-helminto), cujos ovos permanecem viáveis no solo por cerca de 1 ano.

Os vermes adultos medem cerca de 4 cm, apresentando a extremidade anterior, 2/3 do seu tamanho, muito fina e a posterior (1/3) mais espessa, dando ao helminto aspecto de um "chicote". O macho tem a extremidade posterior recurvada, para proteção da região do espículo (órgãos acessórios da cópula). Na fêmea, essa extremidade é retilínea.

Seus ovos tem a forma de uma "bola de futebol americano" ou de "barril", com dois

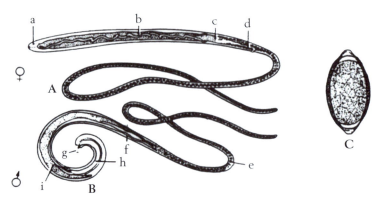

Figura 29.1. *Trichuris trichiura*: **A**. Fêmea; **B**. Macho; **C**. Ovo característico; a. ânus; b. útero; c. ovário; d. vagina; e. faringe filiforme (nos dois sexos); f. canal deferente; g. espículo; h. cloaca; i. testículo. *(Adaptada de Rey, 1973.)*

tampões mucosos (opérculos) em extremidades opostas (Figura 29.1).

Ciclo Biológico

O ciclo desse helminto é relativamente simples: as fêmeas botam grande quantidade de ovos todos os dias (cerca de 7.000 ovos/dia/fêmea), que saem para o exterior junto com as fezes, embrionado. No meio externo sombreado e úmido, esse embrião dá origem a uma larva (L1), dentro do ovo, que permanece viável por 1 ano. Como ocorre em vários helmintos (e com cistos de protozoários intestinais), os ovos posteriormente podem ser disseminados por moscas, poeira etc. e ingeridos junto com alimentos ou água.

Chegam ao intestino delgado onde liberam as larvas, que migram para o intestino grosso, alojando-se nas criptas cecais, onde se fixam (penetram) na mucosa. Nesse local, as larvas sofrem quatro mudas e transformam-se em vermes adultos. Cerca de 2 a 3 meses após a ingestão dos ovos larvados, o paciente inicia a eliminação de ovos pelas fezes. Os vermes adultos vivem cerca de 2 a 3 anos (Figura 29.2).

Patogenia

A grande maioria dos pacientes com tricuríase (também denominada tricurose ou tricocefalose, em razão do antigo nome) não apresenta sintomas ou alterações significativas. Nos casos de infecções maciças, podem ocorrer diarreia, nervosismo, insônia, emagrecimento, anemia e tenesmo. Em alguns pacientes com infecções elevadas, especialmente em crianças, pode ocorrer o prolapso retal durante ou no intervalo das evacuações. Não realiza ciclo pulmonar. O mecanismo de agressão do parasito se dá quando os adultos invadem a mucosa do intestino grosso (penetra seus 2/3 do corpo), por meio de enzimas digestivas. Essa invasão pode levar a infecções bacterianas secundárias, úlceras, abscessos, necroses, hemorragias e prolapso retal.

Recentemente, algumas tentativas foram feitas utilizando *T. trichiura* para tratamento da colite ulcerativa e a doença de Crohn, além de outras doenças inflamatórias do intestino grosso, que aparentemente são reflexos de um sistema imunológico hiperativo, em alguns pacientes. Os resultados, até então, não são conclusivos.

Imunidade

Em humanos são conhecidas as infecções crônicas, com parasitismo baixo, em decorrência da ação imunogênica humoral e celular. Essa resposta imune dificulta as reinfecções, porém é incapaz de eliminar

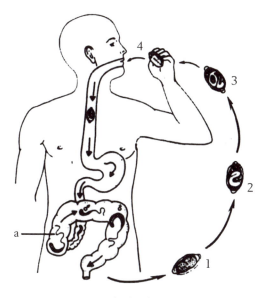

Figura 29.2. Ciclo biológico do *Trichuris trichiura*: 1. Ovos saindo nas fezes humanas contendo uma massa de células; 2. Ovos contendo uma larva dentro; 3. Larva infectante (L1) no interior do ovo, contaminando alimentos; 4. Ingestão de ovos contendo a L1 infectante no seu interior; sem desenvolver o ciclo pulmonar, as larvas se desenvolvem no trajeto intestinal até se transformarem em vermes adultos, que penetram na mucosa do intestino grosso; a. vermes adultos.

os parasitos adultos totalmente (imunidade concomitante), interferindo na fixação de novas larvas no intestino grosso.

Muitos conhecimentos sobre a imunidade na tricuríase foram obtidos em pesquisas nos próprios pacientes, mas a maioria delas foi conhecida através de infecções experimentais do *Trichuris muris*, em camundongos.

Uma resposta imunológica típica é a eosinofilia bastante elevada, além das imunoglobulinas, especialmente da classe IgE. Nessa helmintose há participação ativa de macrófagos e outras células imunoinflamatórias, junto dos pontos do intestino grosso onde os vermes estão fixados. Sabe-se também que a resposta imune do tipo Th2, que produz interleucinas (IL-4, IL-5, IL-9 e IL-13), está associada à proteção contra o parasito.

Diagnóstico

Exame de fezes, usando-se métodos de rotina e localização de ovos, iguais aos da Figura 27.1.

Epidemiologia

– **Distribuição geográfica:** mundial, especialmente nas áreas mais pobres e subdesenvolvidas. Pode ser encontrado em coinfecção com *A. lumbricoides*.

– **Fonte de infecção:** os humanos (suínos, *T. suis*, e cães, *T. vulpis*, possuem parasitos muito semelhantes ao que atinge os humanos, mas parece que este não infecta nossa espécie).

– **Forma de transmissão:** ovos, contendo larva infectante.

– **Veículo de transmissão:** mãos sujas, alimentos e água contaminados com ovos larvados.

– **Via de penetração:** boca.

A epidemiologia da tricuríase é muito semelhante à do *Ascaris lumbricoides*, razão pela qual é muito comum os pacientes serem infectados pelos dois parasitos. A falta de esgotamento sanitário adequado, a falta de higiene pessoal, a falta de serviços de água potável e as baixas condições sociais são os fatores que mais influenciam na presença desses parasitos intestinais.

Profilaxia

Consiste no tratamento das pessoas infectadas, por se tratar de um ciclo monoxênico, e na adoção de serviços sanitários, juntamente com a educação sanitária, cívica e ambiental, conforme mostrado anteriormente.

Tratamento

Para o tratamento das geo-helmintoses como a tricuríase, são indicados o albendazol, mebendazol, tiabendazol e, como segunda escolha, o levamisol e pamoato de pirantel. É importante uma dieta leve, com muito líquido e pouca fibra, para se evitar o prolapso retal. O tratamento do prolapso retal se dá pelo uso de dietas, medicamentos, evitando constipação e incontinência, e tratamento cirúrgico.

ESTUDO DIRIGIDO

1. Em infecções maciças por *Trichuris trichiura*, quais são as consequências patológicas para o hospedeiro?
2. É comum haver coinfecção por *T. trichiura* e *Ascaris lumbricoides*. Discuta os fatores que favorecem a presença dos dois parasitos em um mesmo indivíduo.

AULA EXPERIMENTAL

Nessa aula pode-se observar os ovos do *T. trichiura* para visualização do formato característico de uma "bola de futebol americano". Os ovos podem ser obtidos de exames de fezes realizados em laboratórios de análises clínicas. Seria interessante obter vermes adultos de animais como porco (*T. suis*) cuja espécie é morfologicamente semelhante à espécie encontrada em humanos. O intestino grosso dos suínos pode ser obtido em abatedouros e preservados no formol a 10%. A peça contendo os vermes será transportada ao laboratório de aulas experimentais onde os vermes poderão ser retirados e observados em lupas, e montados em lâminas para visualização ao microscópio óptico.

CAPÍTULO 30

Enterobíase

Apresentação

Denomina-se enterobíase ou enterobiose, a doença provocada pelo *Enterobius vermicularis*. Esse helminto, antigamente, era denominado *Oxyurus vermicularis*, nome esse muito conhecido pela população e, por isso, alguns ainda chamam a doença, provocada por esse verme, de oxiurose. Popularmente, também é conhecida como "caseira", pois podem acometer outros membros da família.

Tem ampla distribuição geográfica, ocorrendo em todos os países e atingindo as mais diversas classes sociais, porém é mais frequente entre as crianças que vivem em ambientes mais restritos e favoráveis, como creches, escolas e mesmo dentro do domicílio.

Agente Etiológico

- **Filo:** Nematoda.
- **Classe:** Secernentea.
- **Família:** Oxyuridae.
- **Espécie:** *Enterobius vermicularis*.

Morfologia e Hábitat

Os vermes adultos são pequenos, medindo cerca de 1 cm de comprimento e vivem no ceco; as fêmeas grávidas são encontradas na região perianal. Os ovos usualmente não saem junto com as fezes, pois as fêmeas grávidas os eliminam no nível do ânus, razão pela qual os ovos podem ser encontrados nessa área ou nas roupas de dormir (Figura 30.1).

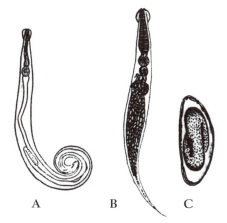

Figura 30.1. *Enterobius vermicularis*: A. Macho; B. Fêmea repleta de ovos; C. Ovos típicos, apresentando uma larva no seu interior.

Ciclo Biológico

É relativamente simples: após a cópula, as fêmeas repletas de ovos dirigem-se para a região anal, especialmente durante a noite, para ovipor. Essa migração noturna pode ser influenciada pelo repouso humano ou mesmo por questões peculiares do sistema digestório. Os ovos eliminados aí já contêm larvas de segundo estádio (L2) dentro, que poucas horas depois se transformam em larvas infectantes (L3), ainda dentro dos ovos. Esses ovos então podem ser ingeridos, junto com alimentos, ou mãos sujas. A coceira anal contamina as mãos e deixa ovos depositados embaixo das unhas, material subungueal. Chegando ao intestino do novo hospedeiro, essas larvas eclodem e dirigem-se para o ceco, onde se transformam em vermes adultos; os machos morrem dentro de 15 dias. As fêmeas se dirigem para o ânus cerca de 50 a 60 dias depois da infecção pela ingestão dos ovos, quando também morrem.

Podem ainda ocorrer autoinfecção interna e externa. Interna, quando os ovos, pelo seu rápido desenvolvimento embriológico e larval, eclodem ainda dentro do intestino grosso. Externa, quando o hospedeiro humano coça o ânus e leva a mão à boca, ingerindo ovos oriundos do seu próprio intestino (Figura 30.2).

Patogenia

A única manifestação frequente dessa parasitose é o prurido anal, provocado pela presença de fêmeas grávidas, muco e ovos depositados. Raramente, pode ocorrer que ovos presentes na região anal liberem larvas, as quais podem retornar ao intestino grosso, promovendo a espécie de autoinfecção (retroinfecção) do indivíduo. No caso de crianças do sexo feminino, as larvas podem atravessar o períneo e penetrar na vagina. No sistema reprodutor feminino, provo-

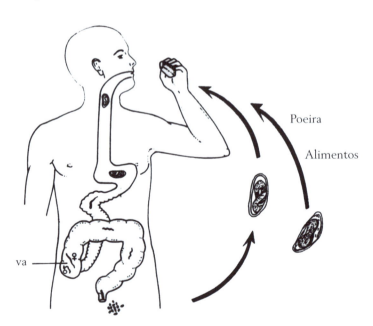

Figura 30.2. Ciclo biológico do *Enterobius vermicularis*: vermes adultos presentes no intestino grosso de humanos e ovos aderidos na região perianal; ovos larvados, contendo uma larva infectante (L3) no seu interior, que são ingeridos junto com alimentos, ou mãos sujas; sem fazer ciclo pulmonar, as L3 eclodirão no intestino delgado, onde sofrem duas mudas e se transformam em vermes adultos até chegar na região cecal, onde se acasalam. va. Verme adulto.

cam vaginites, ou mesmo podem atingir os ovários, causando infecções ou deixando a criança estéril.

Imunidade

Na enterobiose, o sistema imune tem uma eficiência mais efetiva, uma vez que são raros os casos de se encontrar pacientes crônicos por longos períodos. Usualmente, as primoinfecções apresentam um número maior de fêmeas do que nas reinfecções, que nem sempre ocorrem. A resposta imune é bastante semelhante à relatada na tricuríase, especialmente pela participação da IgE, na eliminação das fêmeas.

Diagnóstico

O clinico pode ser soberano, pois criança coçando o "bumbum" é uma grande indício de se tratar de enterobíase. Pode ser encontrado, esporadicamente, no exame convencional, de sedimentação espontânea. No entanto, o exame da "fita gomada" (ou método de Graham), por meio do qual se adere (pela manhã) uma fita gomada transparente na região perianal, e depois numa lâmina de vidro, examinando ao microscópio. O exame de fezes de rotina não é muito eficiente, pois raramente aparecem ovos desse parasito nas fezes. Já ocorreram casos de se encontrar ovos, realizando sumário de urina.

Epidemiologia

- **Distribuição geográfica:** mundial, tendo prevalência muito alta nos países europeus e América do Norte em decorrência do longo inverno e as pessoas permanecerem mais tempo em ambientes fechados.
- **Fonte de infecção:** os próprios humanos, em residências, creches, enferma-

rias etc., onde um paciente infectado pode contaminar todo o ambiente, principalmente se existe o hábito de sacudir pijamas e roupas de cama, o que espalha os ovos.

- **Forma de transmissão:** ovos larvados.
- **Veículo de transmissão:** alimentos, poeira ou mãos sujas. Curiosamente, já se encontraram ovos em dinheiro, maçanetas de banheiro, corrimão de ônibus e teclados de computador.
- **Via de penetração:** boca.

Profilaxia

Tratamento das pessoas infectadas, pois essas funcionam como a fonte de infecção doméstica; não sacudir roupas de cama e pijamas de pacientes, pois é de noite que a maioria das fêmeas se dirige para a região anal, de onde os ovos se dispersam. Assim, as unhas devem ser sempre bem limpas e cortadas, principalmente de crianças. As roupas de cama e de dormir devem ser fervidas; o uso de aspirador de pó em domicílios e creches infectados é uma medida eficiente, desde que se tenha cuidado especial no descarte do conteúdo do aspirador.

Tratamento

Esse parasito é de fácil tratamento e se não houver reinfeção haverá cura espontânea, pois as fêmeas são eliminadas cerca de 2 meses após a contaminação. Os medicamentos indicados são o pamoato de pirvínio ou albendazol. O pamoato de pirantel se apresenta como alternativa. O mebendazol pode ser utilizado com esquema maior de dose e todos os fármacos são contraindicados durante a gestação.

Cuidados médicos especiais são necessários em caso de invasão do sistema genital feminino.

PARTE III – HELMINTOS

ESTUDO DIRIGIDO

1. Discuta: o controle da enterobíase depende de medidas profiláticas que devem ser empregadas simultaneamente.
2. Explique por que o exame parasitológico de fezes não é suficiente para o diagnóstico da enterobíase.
3. (ANASEN, 2016 modificada) Noticiou-se na mídia que crianças de uma creche foram infestadas por enteróbios, alertando os gestores dessa creche e a Unidade Básica de Saúde para a necessidade de uma ação de educação. Na análise da rotina local, foram levantadas várias hipóteses para a ocorrência dessa infestação, sendo correto afirmar que:
   a) A infecção cruzada é causada provavelmente pela prática de utilização compartilhada das camas para o descanso das crianças.
   b) A retroinfecção ocorre pela deglutição dos vermes adultos (macho e fêmea), que ocupam o fundo do estômago, onde se reproduzem.
   c) A infecção é autolimitada, pois os ovos são pouco resistentes e não conseguem sobreviver mais de 12 horas em ambiente doméstico.
   d) A infecção pelo *Enterobius vermiculares* não acontece por meio da água ou alimento e, portanto, não foi esta a forma de infecção dessas crianças.

AULA EXPERIMENTAL

Os ovos do parasito podem ser encontrados nas fezes de camundongos parasitados por um Oxyuridae (*Syphacia obvelata*) semelhante ao *E. vermicularis*. Os vermes adultos podem ser obtidos de animais que forem necropsiados sem algum estudo ou pesquisa. Lâminas fixadas e coradas com *S. oblevelata* podem ser adquiridas em centros de pesquisa ou universidades que disponibilizam as lâminas para aquisição.

CAPÍTULO 31

Ancilostomíase e Necatoríase

Apresentação

Os parasitos responsáveis por essas helmintoses pertencem à mesma família (Ancylostomidae) e assemelham-se muito quanto a biologia, patogenia, diagnóstico, epidemiologia, profilaxia e tratamento, apesar de serem duas espécies morfologicamente bem distintas: o *Ancylostoma duodenale* e o *Necator americanus*. Esses dois helmintos são responsáveis pelo amarelão ou opilação, doenças que atingem milhões de pessoas no mundo todo, causando uma grave anemia e promovendo deficiência no crescimento físico e mental das crianças. A sua importância em saúde pública foi tão grande (e ainda é, nas regiões mais pobres do mundo), que em torno de 1930, Monteiro Lobato, criou sua famosa frase "o jeca não é assim, está assim", afirmando que nosso homem do campo não é apático, mas sim porque eram intensamente parasitados pelos ancilostomídeos.

A partir dessa constatação, intensas campanhas de tratamento das crianças e de saneamento básico foram instituídas, fazendo com que, hoje, nosso roceiro seja um profissional competente e produtivo. Mas, infelizmente, em algumas áreas ainda dominadas pela submissão e pela mediocri-

dade das lideranças locais, ainda há bolsões de pobreza, de fome e analfabetismo, com elevada prevalência dessas parasitoses.

O *A. duodenale* é mais frequente no hemisfério Norte, mas ocorre na América Latina também. *N. americanus* é mais frequente nas Américas, na África e nas ilhas do Pacífico, incluindo aí a Austrália. Achados de ovos de ancilostomídeos e *T. trichiura*, em coprólitos datados de 7 mil anos em sítios arqueológicos americanos, e seus ciclos biológicos, sugerem rotas alternativas, por mar, como uma possibilidade para as migrações humanas na América pré-colombiana, tornando questionável a chegada do homem pelo Estreito de Bering.

Agente Etiológico

- **Filo:** Nematoda.
- **Família:** Ancylostomidae.
- **Espécies nas Américas:** *Ancylostoma duodenale* e *Necator americanus*.

Morfologia e Hábitat

Esses parasitos vivem fixados à mucosa duodenal pela cápsula bucal, em virtude do seu hematofagismo, e apresentam uma

PARTE III – HELMINTOS

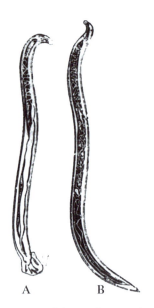

Figura 31.1. Um casal de Ancilostomídeos (*Necator americanus*): **A**. Macho, vendo-se a bolsa copuladora em sua parte final; e **B**. Fêmea, que termina em ponta fina.

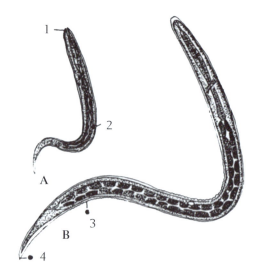

Figura 31.2. Larvas rabditoide e filarioide de Ancylostomidae: **A**. Larva rabditoide; 1. Vestíbulo bucal longo (10 micrômetros); 2. Primórdio genital pouco visível; **B**: Larva filarioide: esôfago mais curto; 3. Presença de bainha; 4: Cauda pontiaguda (comparar com a Figura 33.2).

grande diferença entre as duas espécies: em *A. duodenale* a cápsula é munida de dois pares de dentes, enquanto em *N. americanus* a cápsula contém placas cortantes.

Esses vermes medem cerca de 1 cm de comprimento; os machos terminam por uma dilatação, denominada "bolsa copuladora". As outras formas encontradas são: ovos, eliminados pelas fezes, larvas rabditoides (medindo 400 μm) e larvas filarioides (medindo 500 μm), encontradas em terreno argilo-arenoso, sombreado e úmido. Seus ovos apresentam uma membrana fina e transparente, formato oval e uma mórula bem evidente. Suas larvas, quando rabditoides, apresentam vestíbulo bucal longo, e as filarioides, cauda com terminação afilada (Figuras 31.1 e 31.2).

Ciclo Biológico

O ciclo biológico desses helmintos é monoxênico, mas necessita de uma fase no solo para a saída (eclosão) das larvas de dentro dos ovos e a transformação dessas larvas rabditoides (L1) (que saíram dos ovos) em larvas intermediárias (L2) e larvas filarioides infectantes (L3). Essas larvas são conhecidas como "larvas embainhadas", pois a cutícula da L2 permanece protegendo a L3, infectante (Figuras 31.3 e 31.4).

Essa forma larval vive de 1 a 6 meses no solo úmido e pode infectar o paciente de duas formas: 1) por penetração ativa na pele ou nas mucosas da boca; 2) ingestão das larvas junto com água ou alimentos. A complementação do ciclo se dará de forma diferente, conforme a via de contaminação:

– **Quando a infecção é por via cutânea ou mucosa**, as larvas caem na corrente circulatória, vão ao coração, depois aos pulmões (ciclo pulmonar), perfuram os alvéolos e sobem a árvore brônquica. Ao chegarem na faringe, podem ser eliminadas (expelidas

Capítulo 31 – Ancilostomíase e Necatoríase

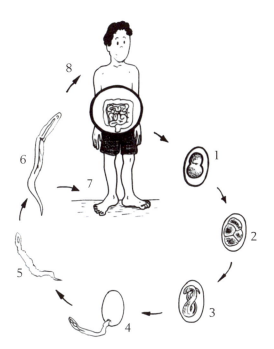

Figura 31.3. Ciclo biológico de Ancylostomidae: 1. Ovos eliminados com as fezes apresentando uma massa de células; 2. Ovo com a massa de células se organizando; 3. Ovo larvado; 4. Larva eclode no terreno adequado (solo argilo-arenoso, úmido e sombreado); 5. Larvas passando do estádio 1 para o estádio 2; 6. Larva infectante, embainhada (L3), capaz de penetrar na pele ou ser ingerida; 7. No novo hospedeiro essas larvas atingem o duodeno onde se transformam em vermes adultos.

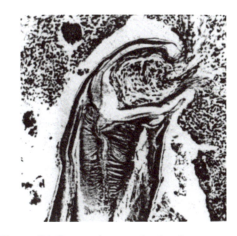

Figura 31.4. *Ancylostoma duodenale* preso à mucosa duodenal.

Patogenia e Sintomatologia

A ancilostomíase e a necatoríase são duas doenças muito semelhantes, provocando alterações locais e sistêmicas (em todo o organismo). Assim, a sintomatologia pode apresentar três fases, com os respectivos sintomas:

1) **Cutânea:** ocorre pela penetração de larvas na pele (pés descalços, nádegas e mãos); essa fase pode não ser percebida, mas quando é, o paciente queixa-se de uma reação urticariforme, com prurido, eritema e edema.

2) **Pulmonar:** ocorre durante a passagem das larvas pelos pulmões, ocasionando febre, tosse produtiva (isto é, com produção de muco, conforme ocorre em outros helmintos que apresentam o ciclo pulmonar, tais como o estrongiloides e o áscaris) e até a síndrome de Löeffler (pneumonite alérgica); essa fase pulmonar pode durar cerca de 30 dias.

3) **Intestinal:** havendo a presença de grande número de helmintos presos à mucosa duodenal, o paciente queixa-se de dor na porção alta e direita do abdome, febre, fraqueza e diarreia sanguinolenta; em infecções menores

junto com a expectoração produzida) ou deglutidas. Ao serem deglutidas, completam o seu desenvolvimento no intestino delgado, nas criptas duodenais (duodeno). Cerca de 30 dias após a infecção cutânea, os helmintos iniciam a postura de ovos que saem nas fezes.

– **Quando a infecção é via oral**, as larvas chegam ao duodeno e aí, diretamente, completam seu ciclo, sem a necessidade de ciclo pulmonar. Cerca de 30 dias depois os vermes já estão adultos e eliminando ovos nas fezes.

e crônicas, essa sintomatologia é variável e de longa duração, especialmente os quadros pulmonar e intestinal.

A partir da presença crônica dos helmintos no duodeno, o paciente (especialmente crianças) desenvolve uma típica "anemia ferropriva", pois usualmente essa parasitose está associada a uma deficiência alimentar. Essa anemia decorre de duas vias, o hematofagismo do parasito e a hemorragia por eles provocada pelas "mordidas", influenciada por sua saliva anticoagulante. Dessa forma, a criança anêmica, subnutrida e parasitada, terá um retardamento dos desenvolvimentos físico e mental, ou seja, não crescerá em estatura e terá dificuldade de aprendizagem. Em decorrência dessa anemia crônica, essa doença é também chamada de "amarelão" e "opilação".

Imunidade

Apesar de na ancilostomíase/necatoríase haver um ciclo pulmonar pelas larvas filarioides, a resposta imune é muito semelhante à que ocorre na tricuríase, que não tem ciclo pulmonar (conforme descrito no capítulo anterior). Também na ancilostomíase/necatoríase ocorrem parasitismos crônicos, com reinfecções discretas. Por outro lado, sabe-se que pessoas que nunca tiveram contato prévio com esses parasitos, ao serem atingidas por um número elevado de larvas filarioides (primoinfecção), desenvolvem quadros graves da doença, com manifestações típicas na pele (penetração das larvas), nos pulmões (migração das larvas) e no intestino delgado (estabelecimento dos vermes adultos).

Assim, em pacientes crônicos oriundos de região endêmica, encontramos alguns com uma resposta ativa do tipo Th2 e Th1, com produção de interleucinas (IL-4, IL-5, IL-9 e IL-13), sendo também elevados os níveis de IgG, de IgE e de eosinófilos. Além disso, sabe-se que os níveis de IgM e IgG se tornam patentes entre 1 e 2 meses após a infecção. Parece que o sistema imune ativado é capaz de eliminar grande número de larvas filarioides, pela citotoxicidade dos eosinófilos, reduzindo as reinfecções. Também se encontra em fase de testes em regiões endêmicas uma vacina contra a ancilostomíase, graças ao avanço dos conhecimentos da resposta imune nessas parasitoses.

Diagnóstico

Exame de fezes e localização dos ovos típicos, conforme mostrado na Figura 31.3 do ciclo biológico. O principal método utilizado é o de Baermann-Moraes e os kits diagnósticos a venda no mercado. Conforme descrito nos aspectos morfológicos, seus ovos apresentam uma membrana fina e transparente, formato oval e uma mórula bem evidente. Suas larvas, quando rabditoides, apresentam vestíbulo bucal longo, e as filarioides, cauda com terminação afilada. São diferentas das larvas do *S. stercoralis*. Raramente podem ser encontradas larvas rabditoides nesses exames. Ovos de um outro parasito, de ruminantes, o *Trichostrongylus* sp. e de *Meloidogyne* sp. podem ser encontrados em fezes humanas, e se assemelham muito aos dos ancilostomídeos. O ovo de *Trichostrongylus* tem uma das extremidades ligeiramente "afilada".

Epidemiologia

– **Distribuição geográfica:** mundial, isto é, em todas as áreas subdesenvolvidas do mundo (a Inglaterra e os Estados Unidos, há cerca de 100 anos atrás, eram largamente atingidos por esses helmintos). No Brasil, prevalece o *N. americanus*.

– **Fonte de infecção:** os humanos parasitados.

– **Forma de transmissão:** larvas filarioides (L3) infectantes.

– **Veículo de transmissão:** solo argiloarenoso, úmido e sombreado no peridomicílio.

– **Via de penetração:** penetração ativa de larvas na pele, nos pés ou pela mucosa bucal, ou ingestão das mesmas junto com água e alimentos contaminados pela L3.

Profilaxia

A profilaxia desta geo-helmintose (helmintos que dependem do solo para se desenvolver) consta basicamente do tratamento em massa da população, da instalação de serviços de esgoto, do uso de calçados, uso de luvas para manipular solos, de educação sanitária, ambiental e cívica. A parte filosófica para a adoção dessas medidas foi bastante comentada nos Capítulos 1, 2 e 3.

Tratamento

A terapêutica dessas helmintoses deve ser feita procurando-se atingir dois objetivos: 1) eliminar os parasitos pelo uso de medicamentos específicos; 2) promover a reposição de ferro. Este último objetivo é atingido pela melhora da alimentação (dieta rica em ferro) e o uso de sulfato ferroso. Os medicamentos específicos são os mesmos anti-helmínticos usados nas geo-helmintoses causadas pelo *Ascaris* e *Trichuris*.

CAPÍTULO 32

Larva *migrans*

Apresentação

Entende-se por larva *migrans* a síndrome (isto é, manifestações clínicas) provocada por larvas de helmintos parasitos de animais e que, quando atingem os humanos, ficam migrando na pele ou nas vísceras dos pacientes. Dessa forma, temos dois tipos de larva *migrans*: cutânea e visceral, aonde os hospedeiros humanos são do tipo acidental. Essas síndromes ocorrem no mundo todo, pois cada vez mais nós, os humanos, vivemos junto de cães e gatos. Assim, em seguida, estudaremos cada uma dessas doenças.

Larva *migrans* Cutânea

É também denominada dermatite pruriginosa, dermatite serpiginosa ou "bicho-geográfico", pois a larva migra na pele formando um contorno sinuoso. As principais espécies de helmintos causadores são: *Ancylostoma caninum*, *A. braziliense*, *A. tubaeforme* e *Uncinaria stenocephala*, que ocorrem no intestino delgado de cães e gatos; *Bunostomum phlebotomum*, que ocorre no intestino delgado de bovinos.

Os ovos desses parasitos vão para o exterior junto com as fezes dos respectivos animais. Estes ovos, chegando ao solo are-no-argiloso, sombreado e úmido, liberam as larvas, que depois se transformam em larvas filarioides infectantes, prontas para penetrar na pele dos respectivos hospedeiros. Se, entretanto, penetrarem na pele de humanos (pés descalços, nádegas ao se assentar no chão de calção ou maiô), as larvas permanecerão circulando entre a derme e a epiderme durante alguns meses (isto se o indivíduo suportar...) ou morrerão assim que se instituir a terapêutica apropriada, que é eficiente. Essa zoonose deve ser combatida, dando destino adequado às fezes dos cães e gatos, coletando-as dos parques, jardins e praias. Inclusive, pelo risco de cegueira que podem provocar, com casos já registrados no Brasil, denominado neurorretinite subaguda difusa unilateral (NSDU).

Larva *migrans* Visceral

Aqui, as larvas dos helmintos circulam pelas vísceras, especialmente fígado, pulmões e globo ocular; cérebro e linfonodos também podem ser atingidos. As principais espécies responsáveis por essa manifestação são o *Toxocara canis*, e o *Toxocara cati*. O *T. canis* é um parasito comum de intestino delgado de cães, raposas, lobos. O *T. cati* de gatos e outros felídeos. Ambos ocorrem em todo o mundo. Esse parasito elimina nas fezes dos hospedeiros grande quantidade de ovos, que se tornam embrionados no exterior. Os animais se infectam ingerindo esses ovos contendo a larva infectante (L3); se os humanos ingerirem esses ovos, as larvas eclodirão no intestino delgado do paciente, penetrarão na mucosa do intestino, de onde podem alcançar a circulação e atingir diversos órgãos. Os pacientes desenvolverão manifestações clínicas dependentes do número e da localização das larvas. Assim, poderemos ter manifestações hepáticas, pulmonares, cerebrais, oculares etc. Há um processo imunoinflamatório que determina as manifestações clínicas, as quais desaparecem, espontaneamente, cerca de 18 meses depois, quando as larvas morrem e a reação imunoinflamatória regride. Seu diagnóstico se dá através de exames sorológicos, já que não há eliminação de ovos nas fezes humanas. A terapêutica só é recomendada nos pacientes sintomáticos, devendo ser prescrita por médico, para se evitar complicações.

Tratamento

Para o tratamento da forma cutânea. o medicamento de escolha para uso tópico é o tiabendazol. Albendazol e ivermectina são indicados no tratamento por via oral, tanto para a forma cutânea quanto para a forma visceral, sendo contraindicados para gestantes e crianças menores de 2 anos. Os esteroides e anti-histamínicos podem ser associados, nos casos de infecção bacteriana secundária (pele) e manifestações cutâneas associadas à forma visceral. Os anti-helmínticos não penetram o globo ocular e, por isso, o tratamento da larva *migrans* ocular é feito com o uso de corticoides, fotocoagulação e vitrectomia, nos casos de granulomas. As infecções são usualmente autolimitantes.

ESTUDO DIRIGIDO

1. Defina larva *migrans* e diferencie a larva *migrans* cutânea da larva *migrans* visceral.
2. Quase são as medidas profiláticas que devem ser realizadas a nível individual e coletivo para que as infecções sejam controladas?
3. (FGV) Crianças que frequentavam um tanque de areia do condomínio onde residiam apresentaram, praticamente ao mesmo tempo, uma parasitose conhecida popularmente como "bicho-geográfico" ou larva *migrans*, cujo agente etiológico é o *Ancylostoma braziliense*. Quais os animais, a seguir, relacionados poderiam ter sido responsáveis pela contaminação da areia?
   a) Ratos e pássaros.
   b) Ratos e pombos.
   c) Morcegos e pombos.
   d) Cachorros e gatos.
   e) Papagaios e pombos.

Estrongiloidíase

Apresentação

Denominamos estrongiloidíase a doença humana provocada pelo *Strongyloides stercoralis*. Esse helminto tem distribuição geográfica mundial, raramente provocando doença grave; entretanto, em razão da Aids ou de qualquer outro fator que diminua a ação do sistema imune, ele pode ser responsável por sérias alterações no indivíduo parasitado e até provocar a morte. É, assim, considerado como uma helmintose "oportunista".

Agente Etiológico

- **Filo:** Nematoda.
- **Classe:** Secernentea.
- **Família:** Strongyloididae.
- **Espécie:** *Strongyloides stercoralis*.

Morfologia e Hábitat

Esse helminto é muito interessante, pois tem como única forma parasitária a fêmea partenogenética, que mede apenas 2 mm de comprimento, e vive mergulhada na mucosa do duodeno humano. Essa fêmea produz larvas rabditoides, medindo 250 µm, que apresentam uma dilatação no esôfago; essas larvas saem junto com as fezes do paciente. No meio ambiente ainda encontramos as larvas filarioides infectantes, medindo 500 µm e com o esôfago reto e alongado, além de fêmeas e machos de vida livre, medindo respectivamente 1,2 e 0,7 mm de comprimento (Figuras 33.1 e 33.2).

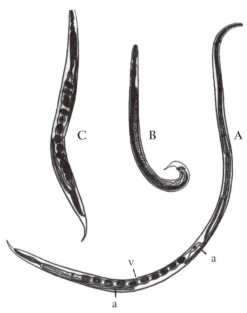

Figura 33.1. *Strongyloides stercoralis*: **A**. Fêmea partenogenética; **B**. Macho de vida livre; **C**. Fêmea de vida livre; a: ovário; v: vulva.

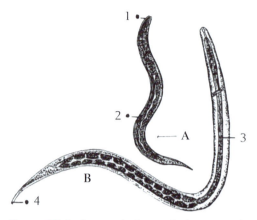

Figura 33.2. Larvas de *Strongyloides stercoralis*: A. Larva rabditoide; 1. Vestíbulo bucal pequeno (2 micrômetros); 2. Primórdio genital bem visível; B. Larva filarioide; 3. Esôfago longo; 4. Cauda terminando em um V invertido (comparar com a Figura 31.2).

Ciclo Biológico

Esse parasito tem dois tipos de ciclo biológico, muito interessantes, dependentes dos três tipos de ovos produzidos pelas fêmeas partenogenéticas, os quais podem dar origem a três tipos de larvas rabditoides: 1) larvas rabditoides que se diferenciam em larvas filarioides infectantes; 2) larvas rabditoides que evoluem uns para fêmeas de vida livre e outros para machos de vida livre. Assim, de acordo com os ovos produzidos poderemos ter dois tipos de ciclo biológico.

– **Ciclo partenogenético ou direto**, no qual as larvas rabditoides eliminadas com as fezes alcançam um ambiente propício (isto é, um terreno argilo-arenoso, úmido e sombreado) e temperatura variando entre 20 e 30 °C, onde se transformam em larvas filarioides infectantes (denominadas L3 ou de terceiro estádio), capazes de penetrar na pele de um novo hospedeiro.

– **Ciclo sexuado ou indireto**, no qual as larvas rabditoides, eliminadas com as fezes alcançam um ambiente propício igual ao anteriormente descrito, transformam-se em machos e fêmeas de vida livre. Estes acasalam e botam ovos, produzindo larvas rabditoides que se transformarão em larvas filarioides infectantes. Portanto, ocorre somente um ciclo de vida livre. O fato que determina a existência do ciclo direto (partenogenético) ou indireto (sexuado) é genético (Figura 33.3).

As larvas filarioides infectantes (ou L3) originárias de um ciclo ou de outro, penetram na pele humana, caem na corrente sanguínea, vão aos pulmões, perfuram os alvéolos, sobem a árvore brônquica e chegam até a faringe junto com o muco produzido. Nesse momento podem ser expelidas ou deglutidas, indo até o intestino delgado, onde se transformam em fêmeas partenogenéticas. Desde a penetração das formas infectantes na pele até a eliminação de novas larvas rabditoides nas fezes decorrem de 15 a 30 dias.

Patogenia e Sintomatologia

A estrongiloidíase é uma doença que pode apresentar manifestações clínicas muito diferentes entre os indivíduos, seja pelo número de parasitos presentes, seja pelo seu estado imunológico. Mas, em todas as variáveis, usualmente encontramos três etapas, quais sejam: 1) cutânea, decorrente da penetração das larvas infectantes (pode aparecer uma dermatite urticariforme, mas nem sempre observável); 2) pulmonar, decorrente da passagem das larvas, podendo produzir febre, tosse com expectoração, edema, dispneia etc.; 3) intestinal, decorrente das fêmeas presentes na mucosa duodenal, podendo produzir enterite catarral, edema, ulceração e dor no hipocôndrio direito. Todas essas manifestações podem tornar-se muito graves, especialmente nos indivíduos imunodeprimidos, como nos HIV/Aids positivos, nos quais pode ocorrer a autoinfecção interna e a forma disseminada (hiperinfecção) da doença. Alcoolistas, transplantados, neoplasias, imunodeprimidos e uso de corticoides também favorecem

Nos pacientes que possuem história de prisão de ventre, a demora em eliminar o bolo fecal pode levar a uma autoinfecção interna ou endógena, na qual as larvas rabditoides se transformam em larvas filarioides infectantes dentro do intestino grosso e reinfectam o paciente, agravando o quadro.

Imunidade

A imunidade na estrongiloidíase é bem estudada, não só em hospedeiros humanos infectados pelo S. stercoralis, como em infecções experimentais em ratos com o S. ratti e S. venezuelensis. Mesmo assim, alguns aspectos da resposta imune ainda permanecem obscuros.

Em pacientes humanos é conhecido o fato de que alguns evoluem para a cura. Outros permanecem por longo tempo parasitados em decorrência da autoinfecção interna, porém mantendo um número baixo de fêmeas partenogenéticas. Por outro lado, sabe-se também que pacientes crônicos que se tornam imunodeficientes (por ação medicamentosa, neoplasias, transplantados ou com infecção pelos vírus HIV e HTLV 1) apresentam quadros agudos graves, até mesmo letais, da estrongiloidíase. Tudo isso é explicado pelas diferentes formas da resposta imune, como será mostrado em seguida.

A infecção pelas larvas filarioides, sua migração pelo organismo e a presença das fêmeas partenogenéticas no intestino delgado estimulam o sistema imune a produzir uma efetiva resposta imune celular e humoral.

Na imunidade celular destacam-se as células Th1 e Th2, que secretam interleucinas (IL-4, IL-5, IL-10 e IL-13), induzindo as células B na produção de imunoglobulinas, especialmente IgE e IgG4. Indivíduos HTLV 1 positivos, com polarização da resposta Th1, podem também correr risco de apresentar as formas disseminadas, considerando que a resposta para helmintos se dá pela via Th2.

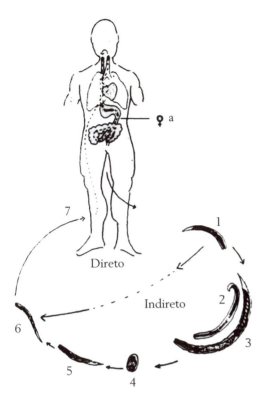

Figura 33.3. Ciclo biológico do *Strongyloides stercoralis*: 1. Humano eliminando larvas rabditoides nas fezes, que podem originar dois tipos de ciclos: direto, onde a larva rabditoide se transforma em larva filarioide infectante e indireto, formando machos (2) e fêmeas (3) de vida livre, as quais botam ovos (4), que depois liberam larvas rabditoides (5), que se transformam em larvas filarioides infectantes (6), que igualmente completam o ciclo, penetrando na pele (7), caindo na corrente sanguínea, indo aos pulmões e sendo ingeridas junto com a expectoração produzida; a. fêmea partenogenética no intestino delgado.

a forma disseminada da estrongiloidíase. Corticosteroides geram metabólitos semelhantes a hidroxiecdisona, um hormônio de crescimento das larvas de helmintos, acelerando seu ciclo de desenvolvimento e o risco de disseminação nos seres humanos vulneráveis. A estrongiloidíase disseminada se apresenta habitualmente sob a forma de sepse grave.

Diagnóstico

O diagnóstico imunológico pode ser feito, mas é complicado e apenas indicado para os pacientes que apresentam sucessivos exames de fezes negativos e possuem uma forte suspeita clínica. Os métodos imunológicos indicados são: reação de ELISA, hemaglutinação indireta, imunofluorescência indireta etc. Porém o método de escolha é o parasitológico pelo exame de fezes, especial para detectar larvas; para isso, as fezes devem estar frescas, não podendo usar conservador. Esses métodos especiais são: método de Rugai e método de Baerman-Moraes. Existem no mercado alguns kits, como o Parasitokit, e realizados em "banho-maria" bastante úteis para diagnóstico. Pode-se também proceder a cultura das fezes para se enriquecer a população do parasito. Em pacientes com forte expectoração pulmonar, pode-se fazer exame do escarro, o qual é diluído em água e centrifugado. As larvas rabditoides do *S. stercoralis* apresentam vestíbulo bucal curto e primórdio genital bastante nítido. As filarioides apresentam a cauda entalhada.

Epidemiologia

- **Distribuição geográfica:** mundial, ocorrendo tanto em países de clima quente, quanto nos de clima temperado.
- **Fonte de infecção:** os humanos infectados.
- **Forma de transmissão:** larvas filarioides.
- **Veículo de transmissão ou de contaminação:** contato das larvas filarioides na pele (andar descalço ou manipulando solo contaminado), autoinfecção interna ou endógena, com penetração de larvas filarioides formadas no intestino grosso.
- **Via de penetração:** pele mucosa bucal.

A epidemiologia da estrongiloidíase tem se modificado nos últimos anos em decorrência da Aids ou de outros mecanismos que determinam a depleção do sistema imune. Nesses casos, pacientes com estrongiloidíase que apresentavam manifestações clínicas discretas ou ausentes, passarão a apresentar sintomatologia gravíssima ou até fatal, pela disseminação descontrolada do parasito e sepse.

Profilaxia

Como toda helmintíase intestinal, na qual os humanos funcionam como hospedeiros e fontes de infecção, a base da profilaxia consiste no tratamento dos indivíduos parasitados, no uso de fossas ou privadas com tratamento de esgoto, no uso de calçados e na educação sanitária e cívica da população.

Tratamento

As drogas para o tratamento da estrongiloidíase são eficientes, com resultados muito bons nos pacientes sem comprometimento do sistema imunológico; nesses indivíduos, a terapêutica é muito mais complicada, principalmente na sepse (septicemia), daí resultar em casos fatais. De qualquer forma, o paciente dessa parasitose necessita uma dieta leve, pobre em fibras, de fácil absorção e rica em nutrientes para repor as perdas nos períodos diarreicos. O esquema terapêutico de tratamento da estrongiloidíase faz-se com o uso de cambendazol em dose única ou tiabendazol em várias doses, recomendado principalmente em casos de autoendoinfecção e deficiência da imunidade celular. O albendazol e a ivermectina se apresentam como drogas alternativas, mas nenhum destes medicamentos pode ser utilizado em gestantes.

Capítulo 33 – Estrongiloidíase

ESTUDO DIRIGIDO

1. Por que *Strongyloides stercoralis* pode ser considerado um parasito oportunista?
2. Diferencie os dois ciclos biológicos do *S. stercoralis*.
3. Compare a patogenia e sintomatologia da estrongiloidíase em indivíduos imunocompetentes e imunossuprimidos.
4. (CESPE-2009–SES-DF) Assinale a opção com o nome do nematelminto que, em indivíduos imuno-deprimidos, pode facilitar a penetração das bactérias intestinais na corrente sanguínea e desencadear quadro de sepse:
   a) *Strongyloides stercoralis.*
   b) *Necator americanus.*
   c) *Ascaris lumbricoides.*
   d) *Trichuris trichiura.*
   e) *Schistossoma mansoni.*

História 3
O PACIENTE

Esta é uma história da vida real. Não é uma fábula, mas é cheia de ensinamentos para todos os que buscam construir um mundo mais agradável e fraterno, em especial para os profissionais da saúde.

A vida real nos ensina o seguinte:

Qualquer pessoa fica muito satisfeita e feliz quando é atendida por um profissional atencioso, educado e competente, quer seja em uma loja, em um ônibus, em uma escola ou em um centro de saúde. E ao sermos bem atendidos, a satisfação produzida tem duas mãos: ficamos felizes, mas quem nos atendeu bem terá sua felicidade aumentada.

Já imaginou a situação de um doente, em um momento frágil de sua vida? Claro que ficará muito feliz se for atendido por um profissional competente mas, principalmente, se demonstrar paciência, dedicação e carinho. Nós, que lidamos com a saúde, com a doença e com a morte, estamos sempre envolvidos com algum paciente. Nesse momento, por mais cansados que estejamos, precisamos nos lembrar que a doença é uma lição de vida e que o paciente é nosso mestre. Precisamos nos lembrar que ao atendermos bem um paciente, nós também seremos beneficiados pelo bem que estamos proporcionando a um semelhante. E é agindo assim que poderemos construir uma história de vida útil e bem vivida.

O paciente, antes de tudo, necessita de respeito e carinho. Está em um momento difícil e frágil de sua vida, no qual, muitas vezes, uma palavra de conforto, um olhar amigo, um afago ou um sorriso podem transmitir amparo e segurança, amenizando o sofrimento, reforçando a autoestima, abreviando a cura.

O conhecimento científico é fundamental para a competência do profissional, mas ele só será capaz de completar a história de uma vida valiosa, só atenderá as expectativas do paciente, se estiver acompanhado de três palavras: carinho, respeito e solidariedade.

CAPÍTULO **34**

Filarioses

Apresentação

As filarioses são doenças que ocorrem em determinadas regiões do mundo, sempre tendo os humanos como fonte de infecção e dependentes da presença de um inseto como hospedeiro intermediário (isto é, todas as filárias têm ciclo heteroxênico). No Brasil, as espécies de filária que atingem os humanos são: *Wuchereria bancrofti, Onchocerca volvulus* e *Mansonella ozzardi*. As duas primeiras são mais conhecidas e serão estudadas em seguida. A *M. ozzardi* ocorre na Amazônia, e é considerada de baixa patogenicidade, assim teceremos apenas algumas considerações sobre a mesma (Figura 34.1).

Wuchereria bancrofti

É o helminto responsável pela filariose bancroftiana, filariose linfática ou elefantíase. Os vermes adultos vivem nos vasos linfáticos, especialmente antes dos linfonodos inguinais, pélvicos e mamários. A fêmea mede cerca de 7 cm e o macho, 4 cm.

Após fecundada, a fêmea bota ovos de casca mole, contendo uma larva, que ao sair da fêmea se estica e forma uma "microfilária" (essa forma apresenta uma bainha, que na verdade é a casca mole do ovo). Essa microfilária se dirige para o sangue circulante e apresenta uma periodicidade muito interessante: durante o dia permanece no sangue visceral, nos capilares profundos. Durante a noite (entre 22 horas e 2 horas da madrugada) se dirige para o sangue periférico. É nesse período noturno que a fêmea do mosquito *Culex quinquefasciatus* pica o indivíduo parasitado e se infecta (esse é o pernilongo comum, que pica à noite e é encontrado no mundo todo). Esse ritmo circadiano das larvas, parece ter relação com a saliva do inseto, que pica ao entardecer e a noite, estimulando as larvas a circularem no sangue periférico. Cerca de 8 a 10 dias depois, essas larvas ingeridas pelo mosquito tornam-se infectantes e se dirigem para a probóscida (aparelho bucal) do inseto. Ao pousar em outra pessoa e picar, essas larvas saem rapidamente da probóscida do mosquito e penetram na pele do novo hospedeiro (não são inoculadas). Atingem o sangue e aos poucos vão se dirigindo para os vasos linfáticos.

A patogenia dessa filariose é representada por um processo inflamatório e obstrutivo dos vasos linfáticos, de evolução lenta. As primeiras manifestações são linfangiectasia (dilatação dos vasos linfáticos), estase

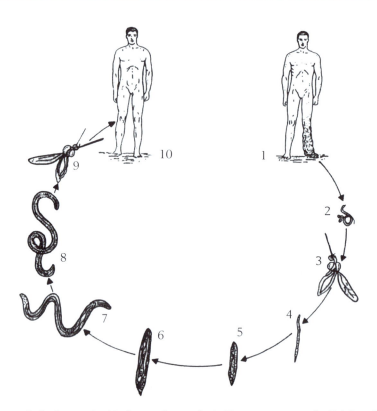

Figura 34.1. Ciclo biológico da *Wuchereria bancrofti*: 1. Humano parasitado; 2. Microfilária presente no sangue periférico entre 23 horas e 1 da madrugada; 3. *Culex quinquefasciatus* ingerindo microfilária; 4. Microfilária sem a bainha no estômago do inseto; 5 e 6. Larvas salsichoides nos músculos torácicos do inseto; 7. Larva infectante L3 no inseto; 8. L3 se dirigindo para a probóscida do inseto; 9. L3 na probóscida do inseto, que sairá daí para penetrar ativamente na pele lesada (orifício da picada ou arranhaduras provenientes da coceira) do novo hospedeiro humano; 10. Do sangue essas L3 atingem a circulação linfática, transformando-se em vermes adultos e cerca de 8 meses depois iniciam a eliminação de microfilárias que se dirigirão para o sangue novamente.

linfática, edema linfático, ascite linfática, linfúria (eliminação de linfa junto com a urina) e, com o passar dos anos, pode surgir a elefantíase. Em verdade, toda e qualquer obstrução crônica de vasos linfáticos produz a sintomatologia citada, razão pela qual a elefantíase pode ter outras causas, tais como infecções estafilocócicas e lepra.

Após 8 a 10 anos de infecção, o paciente pode apresentar as manifestações indicativas de elefantíase, quais sejam: acentuado aumento do volume do órgão, tais como membros inferiores e testículos, acompanhado de espessamento ou queratinização da derme.

O diagnóstico parasitológico é feito pelo exame de sangue, colhido especialmente entre 22 e 2 horas para encontro das microfilárias. Com o sangue colhido, são feitos esfregaços em lâminas que depois de coradas são examinadas em microscópio, para busca das microfilárias embainhadas.

O diagnóstico imunológico pode ser feito pelas técnicas de ELISA ou de imunocromatografia, muito sensíveis; são feitas com o soro do paciente, sendo que o sangue pode ser colhido a qualquer hora. A colheita de sangue apenas durante a noite para se realizar o exame parasitológico dificulta bastante os procedimentos de trabalho. Alguns pesquisadores tem optado por estudar escolares noturnos como um grupo especial.

A *W. bancrofti* tem grande distribuição geográfica, sendo encontrada na Ásia, na África, nas ilhas do Pacífico e nas Américas Central e do Sul. No Brasil, essa filária, até 2005, era encontrada em Maceió, Olinda, Recife, Jaboatão dos Guararapes, Paulista e Belém, mas sempre nos bairros mais pobres, onde não existem serviços de água e esgoto e há grande proliferação do mosquito transmissor. Após excelentes e dedicados trabalhos de controle, os focos de Belém e de Maceió foram considerados extintos, e nas demais cidades houve uma redução progressiva, já atingindo níveis de eliminação que, em um futuro próximo, poderão interromper a transmissão.

O tratamento é eficiente, e quanto mais precoce, melhor, não só sob o ponto de vista terapêutico, mas como profilático e estético também. O medicamento utilizado é a dietilcarbamazina em vários esquemas terapêuticos, sendo indicada a sua associação com a ivermectina ou albendazol.

Onchocerca volvulus

Nessa filária, os vermes adultos são encontrados em nódulos ou tumores subcutâneos, denominados "oncocercomas", e situados principalmente na cabeça e no tronco. Os vermes vivem enovelados nesses tumores benignos, sendo que a fêmea mede cerca de 60 cm de comprimento e o macho, apenas 4 cm. Na pele próxima desses nódulos podem ser encontradas as microfilárias, que permanecem aí noite e dia (isto é, não apresentam periodicidade). A doença provocada por essa filária é conhecida como "filariose cutânea" ou "cegueira dos rios", pois o transmissor é um borrachudo (gênero *Simulium*) que se cria preferentemente nas águas encachoeiradas dos rios e córregos. Um borrachudo, ao picar pessoa infectada, ingere as microfilárias presentes na pele do paciente. Cerca de 8 dias depois as larvas ingeridas se tornam infectantes e se dirigem para a probóscida do *Simulium* e, no momento da hematofagia, penetram (não são inoculadas) na pele e cerca de 2 meses depois se transformam em vermes adultos, desenvolvendo os nódulos.

A patogenia desta filariose é bastante variável, indo desde o paciente assintomático até aquele que apresenta diversos nódulos, dermatite pela presença das microfilárias e cegueira. A cegueira é determinada pela migração de larvas na córnea, câmara anterior do olho, que desenvolve um processo inflamatório, com opacificação da córnea e perda total ou parcial da visão.

O diagnóstico é feito pela observação dos oncocercomas e pelo exame de fragmentos cutâneos, retirados sob anestesia e examinados em microscópio para se observar as microfilárias.

O tratamento é relativamente eficiente, sendo que os oncocercomas são retirados cirurgicamente.

Essa parasitose é largamente encontrada na África e na parte norte da América do Sul, na América Central e parte do México. No Brasil, está restrita à parte norte do estado do Amazonas e em Roraima.

Mansonella ozzardi

Essa filária ocorre desde a Argentina até o México e o Caribe. No Brasil, é encontrada nos estados de Roraima e Amazonas. Os vermes adultos vivem no mesentério e nas membranas serosas da cavidade peritoneal de humanos, praticamente sem promover nenhum dano ao hospedeiro, porém alguns pacientes podem apresentar febre, cefaleia, dores articulares e frieza nas pernas. As microfilárias são encontradas no sangue durante qualquer hora do dia ou da noite e são transmitidas pela picada de insetos: no Brasil, a transmissão é feita por borrachudos, isto é, pequenos mosquitos do gênero

Simulium, e na América Central é feita por maruins, isto é, pequenos mosquitos do gênero *Culicoides*.

A *Mansonella streptocerca*, antigamente denominada *Dipetalonema streptocerca*, é vista apenas na África (Gana, Congo e Zaire), tendo os *Culicoides* como transmissores. A *M. perstans* também se encontra no continente africano.

Imunidade

A resposta imune nas filarioses ainda é motivo de muitas pesquisas e controvérsias. Muitos dos conhecimentos atuais foram obtidos em infecções experimentais em camundongos infectados com *Brugia malayi* e em pacientes humanos naturalmente parasitados pela *W. bancrofti*.

Sabe-se que nas filarioses usualmente as infecções são crônicas, pois os parasitos apresentam vários mecanismos de escape à resposta imune do paciente, havendo, portanto, uma imunidade concomitante. Nos pacientes crônicos encontramos respostas antigênicas específicas e produção de interferon, na produção da imunidade celular e na regulação de interleucina (IL) para a produção de imunoglobulinas.

Na fase ativa das filarioses, os pacientes apresentam altos níveis de IgG4 e baixos níveis de IgG3 e de IgE. IgG1 e IgG2 estão mais elevados quando os pacientes apresentam microfilárias no sangue. Níveis elevados de IgA são detectados em pacientes com baixos níveis de microfilariemia, indicando que esse anticorpo apresenta uma ação imunológica protetora.

Outro aspecto interessante é a diferença dos níveis de certas imunoglobulinas entre pacientes masculinos e femininos. Nos homens encontramos níveis mais baixos de IgE e de IgA, enquanto nas mulheres os níveis de IgE e de IgA são mais elevados. Isso pode explicar a maior prevalência da doença entre os homens e menor nas mulheres.

Outras filarioses que ocorrem em humanos são:

– **Dracunculus medinensis:** é popularmente conhecida como "filária de Medina" em razão de ter sido descrita na cidade de Medina, no Oeste da África (Guiné). Tem o aspecto peculiar de a fêmea se expor na pele das pernas dos pacientes, quando esses entram em contato com a água. Por isso, são conhecidas as figuras de nativos africanos retirando as fêmeas das pernas parasitadas, enrolando-as lentamente num pedaço de pau. A fêmea mede cerca de 1 metro e o macho apenas 5 cm.

Os vermes adultos são encontrados no tecido subcutâneo das pernas dos pacientes. As fêmeas grávidas migram para a pele, formando uma pápula que apresenta um pequeno orifício por onde a fêmea se exterioriza quando o paciente entra na água. Aí libera milhares de embriões que saem nadando e são ingeridos por *Cyclops*. Nesse pequeno crustáceo, os embriões se tornam infectantes e os humanos se infectam bebendo água com os *Cyclops*. Do estômago da pessoa contaminada as larvas migram para o intestino, penetram na mucosa, atingem a corrente sanguínea e se dirigem para o tecido subcutâneo das pernas do paciente.

Essa filária, durante o triste período da escravidão, apresentou um foco na região de Feira de Santana, Bahia, extinto pouco tempo depois.

– **Loa loa:** é popularmente conhecida como "tumor de Calabar", em razão de ter sido descrita na cidade de Calabar, na Nigéria. Ocorre nas áreas da floresta tropical africana, desde o Oeste até o Sahara. No Brasil, em 1979, na região de Pirapora, Minas Gerais, foram encontrados alguns franceses com essa filária, que se haviam infectado na África. Na época da escravidão vieram também vários africanos contaminados, porém essa filária, que tem mutucas (Tabanidae) do gênero *Crysops* como hospedeiros intermediários, não se adaptou a nenhuma das espécies dessa mosca aqui existente.

As fêmeas medem cerca de 6 cm e os machos, 3 cm de comprimento. Os casais dessa filária usualmente são encontrados no tecido subcutâneo, onde promovem um processo inflamatório temporário (tumor de Calabar) ou, algumas vezes, podem atingir a câmara anterior do olho, onde podem ser visualizadas pelo oftalmoscópio. As microfilárias são encontradas no sangue periférico, com periodicidade diurna (horário de hematofagia das mutucas).

– ***Dirofilaria immitis:*** é popularmente conhecida como "verme do coração", em razão do hábitat dos vermes adultos. Ocorre no mundo todo, parasitando cães, lobos, raposas e felídeos. Raramente ocorre em humanos. As fêmeas medem cerca de 30 cm e os machos 15 cm de comprimento. Vivem enovelados no ventrículo direito e na artéria pulmonar. As microfilárias são encontradas no sangue periférico, tanto de dia quanto de noite, de acordo com os hábitos alimentares dos mosquitos hospedeiros intermediários: *Anopheles, Mansonia, Aedes* e *Psorophora*.

No Brasil, essa doença é pouco conhecida, mesmo entre os canídeos, por falta de um trabalho epidemiológico mais amplo. A maior frequência de cães parasitados foi encontrada no Rio de Janeiro, em Niterói e Maceió.

ESTUDO DIRIGIDO

1. Relacione as espécies de filária que atingem os humanos no Brasil, com a patogenia e seus aspectos epidemiológicos.
2. Estabeleça uma associação entre o ritmo circadiano das larvas de *W. bancrofti* e o vetor.
3. [IFSP 2010] Visando reduzir a quantidade de casos de doenças parasitárias endêmicas no Brasil, foram sugeridas as seguintes medidas profiláticas:
   I. Uso de mosquiteiros ou cortinas impregnados com repelentes para evitar o contato entre os mosquitos e o ser humano.
   II. Utilização de calçados (sapato ou sandália), evitando o contato direto com o solo contaminado.
   III. Melhorar as condições de edificação de moradias.
   IV. Promover campanhas de vacinação.
   V. Evitar o consumo de carne de boi mal cozida.
   VI. Lavar as mãos antes das refeições.
   Para prevenir, exclusivamente, a filariose linfática, doença parasitária causada por vermes nematoides que causam a obstrução dos vasos e gânglios linfáticos e a formação de edemas e inchaços, é válido adotar:
   a) I.
   b) I e V.
   c) II, III e IV.
   d) III, IV e V.
   e) V, VI e VII.

PARTE III – HELMINTOS

4. (Mackenzie-SP) A elefantíase é uma verminose provocada por um nematódeo, e seu principal sintoma é o inchaço de pés e pernas. Esse inchaço é provocado:
   a) Pelo acúmulo de vermes nos vasos linfáticos, impedindo a reabsorção de linfa que se acumula nos espaços intercelulares.
   b) Pelo entupimento de vasos sanguíneos, causado pela coagulação do sangue na tentativa de expulsar os vermes.
   c) Pelo aumento no número de vermes nas células musculares das regiões infectadas.
   d) Pelo acúmulo de vermes nos capilares sanguíneos, dificultando o retorno do sangue.
   e) Pela reação do sistema imunológico à presença dos vermes.

5. (CESGRANRIO) A elefantíase ou filariose é uma parasitose comum na região amazônica. Sua profilaxia pode ser feita através do combate ao inseto vetor e do isolamento e tratamento das pessoas doentes. O agente causador e o hospedeiro intermediário dessa parasitose são, respectivamente:
   a) *Ascaris lumbricoides* e um mosquito do gênero *Culex*.
   b) *Wuchereria bancrofti* e um mosquito do gênero *Culex*.
   c) *Wuchereria bancrofti* e o caramujo.
   d) *Schistosoma mansoni* e a filária.
   e) *Ancylostoma duodenale* e a filária.

CAPÍTULO 35

Outras Helmintoses

Apresentação

Neste capítulo, descreveremos alguns helmintos pouco comuns entre nós, mas que necessitam ser mais conhecidos pelos profissionais da saúde, pois diversos casos novos têm sido diagnosticados. Esses helmintos são: *Diphyllobothrium latum*, *Angiostrongylus costaricensis*, *Lagochilascaris minor*, *Syngamus laringeus* e os pertencentes ao filo Acanthocephala.

Diphyllobothrium latum

Esse parasito antigamente era denominado *Dibothriocephalus latus*, razão pela qual a doença causada por esse helminto tem dois nomes: dibotriocefalose ou difilobotriose. As larvas desse helminto são conhecidas como espargano e podem, eventualmente, atingir humanos, ocasionando a esparganose.

Os vermes adultos medem de 8 a 10 metros de comprimento, habitando o intestino delgado de humanos. Esses parasitos são encontrados nos países onde a população tem o hábito de ingerir peixe cru fresco: norte da Europa, Rússia, Filipinas, Japão, Coreia, China, parte dos Estados Unidos, Chile.

No Brasil, em decorrência de novos hábitos alimentares com a comida japonesa (*sushi*, *sashimi*), feita com peixe cru (salmão, corvina, truta), já foram diagnosticados 52 casos em São Paulo e cinco em Belo Horizonte.

O ciclo biológico desse helminto é muito complicado. Os ovos saem nas fezes de humanos que, alcançando uma coleção de água limpa, liberam uma larva ciliada, denominada coracídio, a qual é ingerida pelo primeiro hospedeiro intermediário, que são *Cyclops* e *Diaptomus*. Esses artrópodes são então ingeridos por peixes (o segundo hospedeiro intermediário) nos quais se desenvolve o espargano, que permanece encistado em seus músculos. Caso os humanos ingiram os *Cyclops* infectados, poderão apresentar esparganos em sua musculatura. Os humanos adquirem os vermes adultos ao comerem carne de peixe crua contendo esparganos.

O *D. latum* vive cerca de 10 a 30 anos no intestino humano, usualmente ocorrendo dois ou três parasitos por paciente.

A dibotriocefalose pode ser assintomática ou provocar dores abdominais, anorexia, náuseas e emagrecimento, porém a manifestação mais grave é a anemia botriocefálica, desencadeada pela competição do helminto com a dieta deficiente do paciente em vitamina B_{12}.

O diagnóstico é feito pelo exame de fezes do paciente e a localização dos ovos típicos. Os ovos possuem uma casca lisa, de cor castanho-amarelada, um opérculo numa extremidade e um tubérculo na outra extremidade do ovo.

Angiostrongylus costaricensis

Esse helminto pertence à família Angiostrongylidae, sendo causador da angiostrongilíase abdominal. Foi descrito pela primeira vez em 1971 em crianças da Costa Rica e, posteriormente, encontrado em vários países americanos, desde os Estados Unidos até a Argentina. No Brasil, já foram diagnosticados 45 casos, especialmente nas regiões Sul e Sudeste do país, nos estados do Rio Grande do Sul, Santa Catarina, São Paulo, Minas Gerais, Distrito Federal e Espírito Santo.

O *A. costaricensis* é um helminto filiforme, sendo que a fêmea mede 32 mm e o macho, 20 mm.

Esse helminto é um parasito habitual de ratos silvestres, sendo o *Sigmodon hispidus* o hospedeiro usual na América Central, e *Oryzomys nigripes* e *O. ratticeps* os hospedeiros encontrados no sul do Brasil. Vivem nas artérias mesentéricas da região ileocecal dos roedores, onde realizam as posturas. Nos humanos (considerados hospedeiros acidentais), o hábitat dos vermes adultos também é nas artérias mesentéricas da região ileocecal. Os hospedeiros intermediários são lesmas da família Veronicellidae.

O ciclo biológico do parasito desenvolve-se assim: a oviposição é realizada dentro da veia mesentérica, e os ovos são arrastados até a parede intestinal, onde se fixam e dão origem às larvas (L1) que migram para a luz intestinal e saem nas fezes. No meio exterior, essas larvas são ingeridas por lesmas, nas quais se tornam infectantes (L3); são então eliminadas junto com o muco, contaminando os vegetais. Os roedores (e os humanos) se infectam ao ingerir as lesmas ou os vegetais contendo essas L3 infectantes. Depois de ingeridas, essas larvas alcançam as veias mesentéricas e se transformam em vermes adultos.

A patogenia desta helmintose está relacionada com problemas ligados à trombose e a processos inflamatórios nos vasos atingidos. As manifestações clínicas são agudas, representadas por dor abdominal, febre, astenia, emagrecimento e vômitos.

O diagnóstico nos roedores pode ser feito pelo exame de fezes e localização das larvas; entretanto, entre os humanos não há eliminação das larvas nas fezes, razão pela qual o diagnóstico tem sido feito por exames de imagem e após a intervenção cirúrgica e localização dos parasitos. Testes de ELISA e aglutinação em látex também são de grande ajuda, antes de se proceder ao ato cirúrgico, que é a única forma de tratamento.

Angiostrongylus cantonensis

A espécie *Angiostrongylus cantonensis*, é o agente etiológico da meningite eosinofílica, também conhecida como "verme do pulmão do rato". Essa meningite é considerada uma zoonose, que tem como hospedeiros definitivos naturais ratos das espécies *Rattus norvegicus*, *Rattus rattus* e roedores silvestres. Os hospedeiros intermediários naturais são algumas espécies de moluscos como a *Achatina fulica*, o caramujo africano. Esse caramujo, originário da África, tem se espalhado pelo mundo e disseminado a doença. Por ser espécie exótica, não tem seus predadores naturais em outros países invadidos por ele. Chamada de meningite eosinofílica ou angiostrongilíase cerebral, essa parasitose já foi diagnosticada em seis estados brasileiros, nas regiões Nordeste, Sudeste e Sul do país. No Sudeste da Ásia, o hábito de comer moluscos crus colabora na disseminação da doença. Já no Brasil, a infecção costuma ocorrer por meio da ingestão acidental destes animais ou do muco liberado por eles. O consumo de verduras, legumes e frutas crus sem a adequada higienização também pode levar à infecção, uma vez que os moluscos liberam muco sobre os alimentos. Uma vez ingeridas, as larvas do verme migram para o sistema nervoso central e se alojam nas meninges, causando a meningite, que pode ser fatal. Os sintomas, em geral, são os mesmos das meningites provocadas por outros agentes etiológicos. Uma das formas de se diagnosticar seria através da punção do liquor na medula óssea, aonde se encontra o número de eosinófilos aumentado e fora do padrão. A doença é de difícil controle, pois o caramujo vetor, o *A. fulica* se dispersa e se reproduz com muita rapidez. Deve-se catar o caramujo e descartar no lixo, quebrando suas conchas. Ainda não se conhece uma medida efetiva para esse controle.

Lagochilascaris minor

Esse helminto pertence à família Ascarididae, ocorrendo em felídeos silvestres e também em humanos. É um parasito de cor leitosa, com o macho medindo cerca de 8 mm e a fêmea, 10 mm, ocorrendo em nódulos purulentos na região cervical de humanos e dos felinos. Esses animais se infectam ao ingerir ratos (hospedeiros intermediários) contaminados com as larvas infectantes. Nos nódulos purulentos, as fêmeas fazem a postura de ovos típicos (semelhantes à tampinha de garrafa de ceveja), que no exterior são ingeridos por ratos; nesses animais, os ovos dão origem às larvas, que saem do tubo digestivo e se dirigem para a musculatura dos ratos, que são então ingeridos pelos gatos. Não se sabe com exatidão como os humanos se infectam. Os casos humanos encontrados até o momento se restringem à Região Amazônica. O diagnóstico é feito pela localização dos helmintos nas lesões purulentas na região cervical dos pacientes.

Syngamus laringeus

Esse parasito pertence à família Syngamidae, sendo também conhecido como *Mammonogamus laringeus*. Ocorre em laringe e brônquios de bovinos, búfalos, caprinos e, ocasionalmente, em humanos. Ocorre no mundo todo, com diversos pacientes humanos encontrados em diferentes países. No Brasil, foram diagnosticados pouco mais de 20 casos mas, em decorrência da dificuldade diagnóstica, é provável que esse número seja bem maior.

Esse helminto tem a cor avermelhada, sendo que o macho mede 3 mm e a fêmea, 8 mm. Vivem permanentemente acasalados; as fêmeas eliminam diariamente grande número de ovos (semelhantes aos ovos de ancilostomídeos, porém com a casca dupla), que saem pelas fezes do animal. No meio exterior esses ovos dão liberdade a uma larva infectante (L3), que pode penetrar em algum molusco ou artrópode; quando esses hospedeiros são ingeridos pelos animais ou pelos humanos, as larvas perfuram a parede do intestino, atingem a corrente sanguínea e dirigem-se para os pulmões e a laringe do novo hospedeiro.

Os pacientes humanos com singamose queixam-se de tosse crônica, que pode durar até 6 meses, algumas vezes com acessos fortíssimos e eliminação de muco sanguinolento, especialmente quando o paciente está deitado.

O diagnóstico tem sido realizado pela localização dos vermes expelidos durante os acessos de tosse. Todos os pacientes até o momento foram pessoas que relataram constante ligação com os animais reservatórios.

Filo Acanthocephala

Nesse filo encontramos duas espécies frequentes em animais, mas que raramente atingem os humanos. Uma é o *Macracanthorhynchus hirudinaceus*, cujo macho mede 5 a 10 cm e a fêmea, 20 a 35 cm. São parasitos de intestino delgado de suínos. A outra espécie é o *Moniliformes moniliformes*, cujo macho mede 4 a 8 cm e a fêmea, 7 a 11 cm. São parasitos de intestino delgado de ratos.

O ciclo biológico desses helmintos tem início quando os ovos chegam ao exterior junto com as fezes e são ingeridos por larvas do hospedeiro intermediário, usualmente coleópteros. Suínos, ratos e, eventualmente, humanos se infectam ao ingerir larvas ou coleópteros adultos contendo formas infectantes do parasito.

Os parasitos adultos prendem-se à mucosa do intestino delgado pela sua forte e proeminente probóscida, armada de ganchos, causando lesões (ulcerações) ou até perfuração da parede intestinal. Diarreia, dor abdominal e emagrecimento são as manifestações mais frequentes. O diagnóstico é feito pelo exame de fezes e localização dos ovos típicos.

PARTE IV

ARTRÓPODES

CAPÍTULO 36

Artrópodes

Apresentação

O filo Arthropoda é o mais numeroso do reino animal, e nele estão presentes oito em cada dez animais conhecidos do planeta. São cerca de 800 mil espécies descritas neste filo. A palavra "artrópoda" (do grego *arthros* = articulado e *podos* = pés) significa "pés articulados", em virtude dos seus apêndices articulados. O filo Arthropoda apresenta diversos subfilos e classes, das quais duas nos interessam: a classe Arachnida, representada pelos artrópodes com quatro pares de patas e corpo dividido em cefalotórax e abdome, e a classe Insecta, representada pelos artrópodes com três pares de patas e corpo bem dividido em cabeça, tórax e abdome.

Graças à diversidade de espécies e à capacidade de adaptação (ampla plasticidade genética) a diferentes ambientes e hábitats, encontramos artrópodes desde as regiões congeladas dos polos até as regiões tórridas de um deserto, e desde as mais elevadas montanhas até as fossas abissais mais profundas.

Em decorrência de uma falsa ideia de sempre associar inseto a doença, achamos importante ressaltar que dentre as milhares de espécies de insetos que existem, a maioria é de espécies benéficas, e apenas uma relativa minoria é prejudicial aos seres humanos. As espécies são úteis por várias razões, destacando-se a participação na cadeia alimentar, a polinização das flores, a decomposição da matéria orgânica, o fornecimento de produtos para a indústria alimentícia e farmacêutica e no controle biológico de pragas agrícolas ou urbanas.

As espécies nocivas geralmente são assim consideradas porque transmitem, ou causam, alguma doença. Mas deve ser dito que as espécies nocivas estão presentes entre nós por quase total responsabilidade nossa. Mantendo nossas casas e cidades limpas e bem cuidadas, não jogando lixo em ruas e córregos, não mantendo água acumulada em vasos e organizando um bom serviço de higiene, dificilmente teremos insetos nocivos nos rodeando. Assim, mais uma vez, chamamos a atenção: nós mesmos é que somos responsáveis pela nossa saúde e bem-estar. Em decorrência disso, devemos ser colaboradores ativos dos "serviços públicos de saúde". A civilidade é um processo cultural que precisa ser estimulado em nosso povo, respeitado no mundo todo pela sua amabilidade e engenhosidade, porém criticado por seu desleixo com relação à limpeza urbana e ambiental.

Todo artrópode apresenta simetria bilateral, sistema digestivo completo, que se estende da boca ao ânus, corpo coberto por um esqueleto esterno (exoesqueleto) formado por quitina, que lhes dá forma e proteção. Como essa quitina é rígida, o crescimento dos artrópodes se faz através de mudas ou ecdises, cuja quitina velha abandonada (casca) é denominada exúvia. O ciclo biológico dos artrópodes é bem variado, podendo ocorrer nos mais diversos ambientes, porém usualmente passando pelas fases de ovo, formas jovens denominadas larvas ou ninfas, forma intermediária denominada pupa em alguns grupos e adultos. Cada fase é denominada estágio. O estágio de larva passa por três ou quatro estádios. Assim, estágio é a forma de transição (imaturos) de um artrópode (ou helminto) para completar o ciclo biológico. Estádio é a fase intermediária ou intervalo entre duas mudas da larva. Exemplo: o estágio de larva do *Aedes aegypti* passa por quatro estádios (L1, L2, L3, L4), antes de passar para o estágio de pupa.

Nos insetos, a respiração (obtenção de oxigênio e eliminação de dióxido de carbono) é feita por meio de um intrincado sistema de tubos, chamado "sistema traqueal". As traqueias se abrem lateralmente em orifícios (variam de um a dez pares) denominados estigmas respiratórios; sistema circulatório completo, do tipo aberto, formado por um tubo dorsal que se inicia na cabeça e finda no abdome, com uma parte (no abdome) denominada coração. Esse coração contém válvulas e aberturas (óstios), os quais produzem pulsações, promovendo a circulação da hemolinfa para as demais partes do corpo. O sistema nervoso é constituído por um "cérebro", localizado na cabeça e por gânglios esofagianos, além de ramificações nervosas distribuídas por todo o corpo. O sistema excretor é formado por tubos de Malpighi, localizados no abdome e que se abrem na porção final do intestino. A reprodução pode ser dos tipos sexuada e/ou assexuada, pois alguns são partenogenéticos, com dimorfismo sexual e elevado potencial biótico. Apresentam os sentidos muito desenvolvidos: visão, olfato, paladar, tato e audição. Os insetos também se comunicam através de feromônios (semioquímicos), que podem ser de atração social, de alerta, de atração sexual e até de repelência ou defesa. Atualmente, são muito estudados na biotecnologia para controle biológico.

Entre os aracnídeos, daremos foco na ordem Acari que tem importância como vetores ou agentes etiológicos de patologias. Os ácaros têm respiração do tipo traqueal, o sistema circulatório é aberto e o coração é longo e tubular. O sistema nervoso corresponde basicamente a uma massa nervosa central (singânglio), de onde partem nervos para várias partes do corpo. O singânglio está localizado logo atrás do gnatossoma, sendo atravessado pelo esôfago, que o divide em um gânglio dorsal (supraesofageano) e outro ventral (subesofageano). Os ácaros possuem distintos órgãos sensoriais ligados à cerdas quimiorreceptoras, a reprodução é do tipo sexuada e a excreção é feita por tubos de Malpighi.

Classificação

Conforme mostramos no Capítulo 4, a classificação atual dos artrópodes é a seguinte: império Eucariota, reino Animalia, filo Arthropoda, com as seguintes divisões:

– **Classe Insecta:** Artrópodes com três pares de patas (Hexapoda), tendo o corpo segmentado em três partes: cabeça (com as antenas, peças bucais, olhos e outros órgãos sensoriais), tórax (onde se implantam as pernas e asas, quando presentes) e abdome (no final do qual se encontra a cloaca e a terminália sexual). Entre os insetos encontramos diferentes tipos de aparelho bucal: lambedor, picador/sugador, sugador, mastigador.

Os insetos são divididos em cerca de 32 ordens, das quais tem interesse médico as seguintes:

- Ordem Diptera: insetos com um par de asas (o outro par de asas, posteriores, são reduzidas, também chamadas de balancins); são as moscas e mosquitos:
  - Famílias: Culicidae (mosquitos), Psychodidae (flebótomos), Simuliidae (borrachudos), Muscidae (moscas) etc.
- Ordem Hemiptera: insetos com dois pares de asas, sendo o par anterior tipo hemiélitro, com a asa metade coriácea e metade membranosa (asas posteriores são membranosas).
  - Famílias: Reduviidae (barbeiros) e Cimicidae (percevejos de cama).
- Ordem Siphonaptera.
  - Famílias: Pulicidae (pulgas), Tungidae (bicho-de-pé).
- Ordem Phthiraptera, subordem Anoplura.
  - Famílias Pediculidae (piolhos), Pthiridae (chato).
- **Classe Arachnida:** Artrópodes com quatro pares de patas, englobando os carrapatos, ácaros, aranhas e escorpiões. O corpo é dividido em duas partes: cefalotórax e abdome, exceto em Acari, que tem uma morfologia peculiar, cujo corpo é dividido em gnatossoma e idiossoma.

A classe Arachnida apresenta diversas ordens, das quais tem interesse médico na Parasitologia as seguintes:
- Ordem Acari (Acarina): corpo fundido, as peças bucais inserem-se na falsa cabeça.
  - Famílias: Ixodidae (carrapatos verdadeiros), Sarcoptidae (sarnas), Argasidae (carrapatos moles), Demodecidae (*Demodex foliculorum* causador da acne) e Pyroglyphidae (ácaros causadores de alergias respiratórias).

As ordens a seguir, são mais estudadas na Zoologia e Medicina, por serem animais peçonhentos:
- Ordem Scorpiones: aqui estão os escorpiões (ex.: *Tityus serrulatus*).
- Ordem Araneida: aqui estão as aranhas (ex.: *Phoneutria* – aranha armadeira).

Hematofagia

A hematofagia dos artrópodes tem grande importância na parasitologia, pois é através dela que o ciclo de vários protozoários e helmintos se completa, além da forte reação alérgica que pode provocar nas pessoas sensíveis às picadas.

Para realizar sua alimentação sanguínea (hematofagia), um inseto ou carrapato seleciona o hospedeiro através da visão (cor, imagem, movimentação), do olfato (dióxido de carbono, o vapor d'água expelido pela respiração e o "cheiro" de cada um) e do calor radiante emitido pela pessoa.

Ao introduzir o aparelho bucal na pele da pessoa (ou do animal), o artrópode inocula sua saliva no ponto escolhido, podendo realizar dois tipos de sucção:
- **Solenofagia ou sucção direta:** o aparelho bucal atinge diretamente um capilar.
- **Telmofagia ou sucção indireta:** por esse processo o artrópode corta a pele com o aparelho bucal como se fosse uma minitesoura, sugando o sangue que aflora nesse ponto.

Em qualquer um dos processos citados, ao iniciar a hematofagia, o artrópode, como dito, inocula na pele do hospedeiro sua saliva, a qual tem grande importância, por dois motivos: a) pode conter a forma infectante de algum parasito e inclusive influenciar na infectividade do agente etiológico; b) tem as funções de anestesiar o ponto da picada, inibir a agregação plaquetária e/ou promover vasodilatação. Para realizar essas funções,

PARTE IV – ARTRÓPODES

a saliva contém vários compostos químicos, entre eles a enzima apirase, trialisina, maxadilan, nitroforinas etc. (ver Figura 36.6). O forte prurido e o edema que ocorrem no local da picada de um artrópode é uma reação imunoinflamatória à saliva depositada no início da hematofagia. A reação alérgica aí desenvolvida pode estender-se para todo o corpo da pessoa.

Assim como as sanguessugas, alguns insetos são considerados ectoparasitos temporários. Apresentam um parasitismo no qual o espécime procura um hospedeiro para a hematofagia, com o objetivo de viabilizar a reprodução. Podemos citar como exemplos de ectoparasitos temporários algumas fêmeas do *Culex*, *Aedes*, *Anopheles* e de flebotomíneos, pois obrigatoriamente precisam de sangue para o amadurecimento dos seus ovários e formação dos ovos. É o contrário dos piolhos, por exemplo, que são ectoparasitos permanentes, seja ninfa seja adulto, macho ou fêmea; não conseguem viver fora do hospedeiro.

CAPÍTULO 37

Hemípteros

Apresentação

Denominamos hemípteros os insetos que possuem dois pares de asas, sendo que o par de asas anteriores apresentam a metade basal coriácea (quitinizada) e a metade distal membranosa; daí o nome de hemiélitro (nos coleópteros, essa asa anterior é toda quitinizada, com o nome de élitro). O par posterior, que impulsiona o voo, é todo membranoso.

A ordem Hemiptera é muito numerosa e todos têm o aparelho bucal do tipo picador-sugador, especializado em sugar líquidos: sangue de animais (hematófagos), hemolinfa de outros artrópodes (predadores) ou seiva de plantas (fitófagos).

Essa ordem apresenta três subordens, sendo que na subordem Heteroptera encontramos as espécies que têm importância para nós, parasitologistas, incluídas em duas famílias: a Reduviidae, onde se encontram os barbeiros, e a Cimicidae, onde se encontram os percevejos de cama. Todas as espécies dessas famílias, durante toda a vida e estádios, se alimentam de sangue de humanos e de animais (Figuras 37.1 e 37.2).

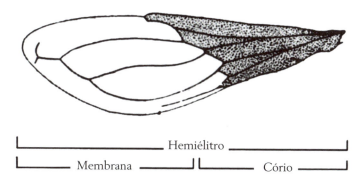

Figura 37.1. Asa anterior típica de um Hemiptera, apresentando-se com metade basal coriácea e metade final membranosa (a asa posterior, que fica escondida sob a asa anterior, é toda membranosa).

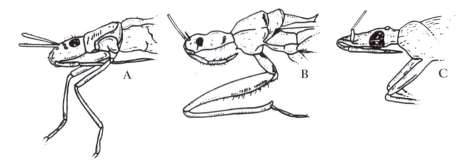

Figura 37.2. Aspecto da cabeça de um hemíptero, vista de perfil e mostrando o hábito alimentar desses insetos: **A**. Fitófago: probóscida reta, muito fina e longa, ultrapassando o primeiro par de patas (e sem pescoço); **B**. Predador: probóscida curta, robusta e curvada; **C**. Hematófago: probóscida curta, fina e reta (na Figura 32.3 são mostrados os gêneros dos hematófagos, isto é, dos triatomíneos = barbeiros).

Morfologia

Ao se deparar com um inseto "parecido" com barbeiro, por apresentarem aquelas "manchas laterais" (conexivo) comuns nos reduvídeos, o primeiro cuidado é identificar algumas características, para saber se há importância médica ou não. Em seguida deve-se examinar o tipo do aparelho bucal, para se conhecer o hábito alimentar. Essas características são observadas analisando-se os seguintes passos:

– Observar o aspecto das asas superiores, isto é, "olhar o inseto de cima" e verificar o formato das asas anteriores: metade coriácea e metade membranosa.

– Observar o inseto de perfil, para se identificar o hábito alimentar:
  • Se a probóscida (aparelho bucal) for longa, quadrissegmentada (ultrapassar o primeiro par de patas), reta e muito fina, é um "fitófago".
  • Se a probóscida for curta (não ultrapassar o primeiro par de patas), trissegmentada, robusta e curvada, é um "predador" (alimenta-se de outros insetos e artrópodes).
  • Se a probóscida for curta, trissegmentada, fina e reta, com aspecto de "agulha" é um "hematófago", isto é, é um barbeiro.

Os barbeiros pertencem à subfamília Triatominae, assim, triatomíneo e barbeiro são palavras sinônimas. Os barbeiros são também conhecidos como chupões, fincões e chupanças (Figuras 37.3 e 37.4).

O passo seguinte será identificar o gênero dos hematófagos, isto é, dos barbeiros. Para isso, pega-se o inseto e "olhando-se de cima", observa-se a implantação das antenas, que podem estar assim dispostas:

– Se as antenas estiverem implantadas junto aos olhos, pertence ao gênero *Panstrongylus*.

– Se as antenas estiverem implantadas entre os olhos e a ponta da cabeça, pertence ao gênero *Triatoma*.

– Se as antenas estiverem implantadas na ponta da cabeça, pertence ao gênero *Rhodnius*.

Biologia

Todo Hemiptera é paurometabólico, isto é, passa pelas fases de ovo, ninfas (com cinco estádios) e adultos. Algumas espécies são univoltinas, ou seja, completam um único ciclo, de ovo a adulto, durante o ano. Já outras são bivoltinas, dão origem a duas gerações, dois ciclos, por ano. Durante toda a vida, seja ninfa ou adulto, seja macho ou fêmea, se alimentam de sangue, o que potencializa

Capítulo 37 – Hemípteros

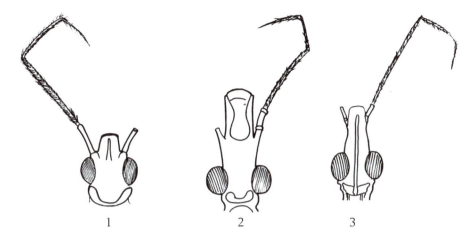

FIGURA 37.3. Cabeça de triatomíneos (barbeiros, isto é, hemípteros hematófagos) para se distinguir os gêneros: 1. *Panstrongylus*: antenas emergindo junto dos olhos; 2. *Triatoma*: antenas emergindo entre os olhos e a ponta da cabeça; 3. *Rhodnius*: antenas emergindo na ponta da cabeça.

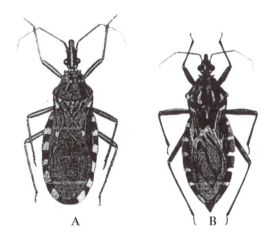

FIGURA 37.4. Duas espécies importantes de Triatominae entre nós: **A**. *Triatoma infestans*, macho; **B**. *Panstrongylus megistus*, fêmea.

o risco de transmissão da doença de Chagas. O período de incubação dos ovos é de cerca de 20 dias; de ninfa 1 até ninfa 5 e adultos demora, dependendo da espécie, de 2 meses a 1 ano para seu ciclo evolutivo completo. Ainda como ninfa 1, na sua primeira alimentação sanguínea, pode se infectar pelo *T. cruzi* se ingerir sangue de algum mamífero infectado (o protozoário não se desenvolve nas aves, que são refratárias ao *T. cruzi*); cerca de 20 dias depois, os tripomastigotas metacíclicos já são encontrados nos dejetos (fezes e urina) dos barbeiros (ver Capítulo 16, doença de Chagas). Habitam e podem se adaptar, dependendo da espécie, aos mais diferentes ecótopos naturais e artificiais, o que confere a algumas delas uma maior proximidade dos seres humanos (Figuras 37.4 e 37.5).

Espécies Principais

Atualmente, existem cerca de 150 diferentes espécies de triatomíneos conhecidas, subdivididas em 18 gêneros. Dos 18 gêneros conhecidos, 10 possuem representantes no Brasil e, até o momento, 65 das 150 espécies conhecidas foram encontradas no território nacional. Essas espécies de barbeiros estão presentes quase exclusivamente nas Américas (do sul dos Estados Unidos até o norte da Argentina), sendo que a grande maioria tem hábitos silvestres, vivendo em ninhos de aves e tocas de mamíferos, porém, eventualmente, são encontradas em domicílios humanos. Apenas cerca de uma dezena dessas espécies, têm importância

PARTE IV – ARTRÓPODES

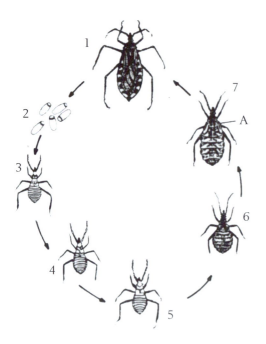

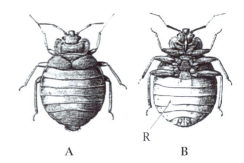

Figura 37.6. *Cimex lectularius* (percevejos de cama): **A**. Macho, vista dorsal; **B**. Fêmea, vista ventral, mostrando em R o órgão copulador de Ribaga.

Figura 37.5. Ciclo biológico de um Triatominae: 1. Fêmea; 2. Ovos; 3. Ninfa de primeiro estádio; 4. Ninfa de segundo estádio; 5. Ninfa de terceiro estádio; 6. Ninfa de quarto estádio; 7. Ninfa de quinto estádio, vendo-se em A o primórdio alar. A incubação demora cerca de 20 dias e o período de ninfa 1 até ninfa 5, demora cerca de 2 meses; o adulto vive em torno de 1 ano.

epidemiológica, isto é, podem transmitir o *T. cruzi*, pois colonizam em domicílios humanos e defecam logo após o repasto sanguíneo (as demais espécies são silvestres e mantêm o protozoário entre os animais silvestres: tatu, gambá, roedores etc.). Assim, existem vários critérios que confere a espécie competência vetorial, sendo os dois principais a domiciliação e a antropofilia. As espécies mais importantes no Brasil são: *Triatoma infestans* (também importante na Argentina, Paraguai e Bolívia), *Panstrongylus megistus, Triatoma brasiliensis, Triatoma pseudomaculata* e *Triatoma sordida*.

A importância das espécies de *Rhodnius* é variável. O *R. prolixus* tem grande importância na Venezuela e Colômbia; o *R. ne-*

glectus ocorre nos estados centrais do Brasil, em ambientes silvestres e peridomésticos; o *R. brethesi* ocorre em ambientes silvestres e peridomiciliares na Amazônia.

Quanto à questão da contaminação de alimentos crus (açaí, caldo de cana etc.) pelo *Trypanosoma cruzi*, o fato é o seguinte. Os triatomíneos apresentam o "fototropismo positivo", isto é, durante a noite são atraídos por lâmpadas acesas. Assim, no preparo de alimentos crus durante a noite, em áreas próximas de matas, açaizal ou canavial, triatomíneos silvestres podem cair nas vasilhas usadas. Pode ocorrer também que triatomíneos presentes em cachos de açaí ou feixes de cana sejam esmagados durante o processamento desses alimentos. Os tripomastigotas metacíclicos presentes nos alimentos crus penetram na mucosa bucal ou esofágica, promovendo a denominada infecção oral do *T. cruzi*. Isso pode ser considerado um acidente, mas tem ocorrido com certa frequência.

Controle

O controle dos triatomíneos baseia-se em três pontos fundamentais:

1) Combate ao barbeiro domiciliado pelo uso de inseticida de longa duração.
2) Educação sanitária, cívica e ambiental da população, pois é fundamental a

participação da mesma, não só para reconhecer um triatomíneo, incluído suas ninfas pouco conhecidas, mas principalmente para a limpeza de sua casa e arredores, e não destruir o meio ambiente, o que favorece a recolonização por barbeiros silvestres. É fundamental manter a higiene e a limpeza da casa e no seu entorno, pois galinheiros, pocilgas, pombais e abrigos de cães podem ter colônias de barbeiros que irão repovoar as casas sem higiene.

3) Melhoria das habitações, pois em casa construída com tijolos, rebocada e limpa não há espaço para barbeiros.

Além disso, é muito importante capturar (se possível e cuidadosamente, para evitar as fezes) e enviar aos serviços de saúde e vigilância exemplares suspeitos de serem barbeiros para serem identificados. Existe ainda a possiblidade de saber se está contaminado ou não pelo *T. cruzi*, extraindo as suas fezes e examinando ao microscópio.

Cimicidae

Os Cimicidae mais encontrados entre nós pertencem às espécies *Cimex lectularius* e C. *hemipterus*. São também conhecidos como percevejos-de-cama. Esses insetos ocorrem no mundo todo, sempre associados a colônias de morcegos em frestas de casas ou prédios de apartamentos, assim como a ninhos de andorinhas e pardais nos telhados e forros de casas, geralmente associados a falta de higiene nos quartos de dormir. Atualmente, existe um surto desses insetos na Europa e Estados Unidos.

Esses percevejos, de corpo achatado e medindo entre 4 a 6 mm, picam e copulam durante a noite. Sua picada é indolor, pela substância anestésica, semelhante a da saliva dos triatomíneos. Dentro das casas vivem nas frestas de paredes e móveis, onde botam seus ovos. Não transmitem doença, mas a hematofagia é muito irritante e pode provocar prurido. O controle depende de medidas básicas de higiene doméstica (varrer a casa, trocar roupa de cama etc.). Quando se verifica sua presença em ninhos de aves ou de morcegos, esses animais devem ser removidos e, depois, calafetam-se os locais onde se alojam. Nas frestas e móveis dentro das casas, recomenda-se o uso de inseticidas nos esconderijos dos insetos. Abrigos de animais, como galinhei-ros, devem ser mantidos sempre limpos.

ESTUDO DIRIGIDO

1. Descreva as características de um hemíptero que permitem diferenciar o seu hábito alimentar. Entre eles, quais são os possíveis transmissores da doença de Chagas? Justifique.
2. Entre os hemípteros hematófagos, como é possível determinar o gênero a que pertencem?
3. Os barbeiros são hematófagos em quais fases do seu ciclo biológico? Em qual(is) fase(s) da vida o barbeiro transmite a doença de Chagas? Qual a importância epidemiológica neste quesito?
4. As ninfas se diferem dos adultos em quais características? Qual a importância desse reconhecimento para o controle da doença de Chagas?
5. Qual é a importância dos hemípteros da família Cimicidae e que medidas devem ser empregadas para o controle destes insetos?
6. Descreva as principais medidas profiláticas e de controle dos hemípteros transmissores da doença de Chagas.

PARTE IV – ARTRÓPODES

AULA EXPERIMENTAL

Para a aula experimental de hemípteros é possível coletar espécimes que vivem sobre árvores, em jardins, nas paredes das casas ou locais onde vivem animais domésticos. Atenção!!! Para manipular os hemípteros use luvas e pinças, evitando contaminações, caso estejam infectados pelo *T. cruzi*. Os livros de entomologia contêm instruções sobre coleta, morte e montagem de insetos em alfinete. Os exemplares, se corretamente conservados, poderão servir para observação em outras aulas experimentais, minimizando a captura de insetos no campo. Seguindo a descrição feita anteriormente no capítulo, separe os hemípteros capturados em fitófago, predador ou hematófago (que por sua vez podem ser separados nos gêneros *Triatoma*, *Panstrongylus* e *Rhodnius*). Também podem ser adquiridos exemplares de criação feita em Institutos de Pesquisa ou Universidades.

CAPÍTULO 38

Dípteros: Nematocera (Mosquitos)

A ordem Diptera engloba os insetos que possuem um par de asas funcionais. Debaixo de cada uma dessas asas anteriores existe uma pequena estrutura em forma de clava (ou palito de fósforo), denominada halter ou balancim. Essa estrutura representa a asa posterior atrofiada, funcionando como órgão de equilíbrio no voo.

A ordem Diptera possui duas subordens: Nematocera (são os dípteros com antenas formadas por mais de seis segmentos) e Brachycera (são os dípteros com antenas formadas por três segmentos), que serão abordados no próximo capítulo. Os nematóceros possuem duas asas e as antenas são formadas por seis ou mais segmentos (*nematos* = longo + *cera* = antena). São insetos pequenos e delgados, cujas fêmeas são hematófagas e os machos se alimentam de líquidos vegetais e secreções de pulgões e cochonilhas. Já os Brachycera, são dípteros de corpo robusto e com antenas curtas (*brachi* = curto + *cera* = antena), formadas por 3 segmentos.

Existe certa controvérsia em se usar o termo "mosquito" para se designar todos os nematóceros, e não apenas os Culicidae, como querem alguns. Mas como chamamos de "mosca" a todos os Brachycera e obedecendo à moderna classificação dos Diptera, preferimos usar a palavra "mosquito" para todos os Nematocera.

A ordem Diptera é uma das mais numerosas da classe Insecta (Hexapoda), sendo encontrada nos mais diversos ambientes, climas e altitudes. Possuem aparelho bucal de dois tipos: picador-sugador, nos hematófagos, e lambedor-sugador nos demais. A maioria das espécies é muito útil na polinização das flores, na decomposição e na reciclagem da matéria orgânica animal e vegetal, e na cadeia alimentar de peixes, anfíbios, répteis, aves, morcegos e outros mamíferos. Algumas poucas espécies têm grande importância como transmissoras de doenças ou como agentes de miíases (ver Capítulo 39, Moscas).

Todo Diptera é holometábolo, pois no seu ciclo biológico encontramos as fases de ovo, larva, pupa e adultos, sendo que as larvas têm alimentação diferente dos adultos.

Neste capítulo, estudaremos os mosquitos, nos quais encontramos as mais importantes espécies transmissoras, não só dos agentes de doenças parasitárias (leishmanioses, malária, filarioses), como também dos agentes de doenças virais (arboviroses) (febre amarela, dengue, Zika, chikungunya, febre do Nilo Ocidental, vírus Mayaro etc.).

Os mosquitos estão presentes no mundo todo, e são conhecidas mais de 3 mil espécies, distribuídas principalmente na faixa tropical do planeta. Conhecer sua biologia e comportamento é fundamental para evitar sua reprodução e proceder ao seu controle, pois muitas das doenças transmitidas por estes insetos não apresentam vacinas para imunização da população.

Em seguida, vamos apresentar o estudo dos mosquitos, mostrando os aspectos fundamentais de cada família que tem importância na parasitologia.

Culicidae

Nessa família estão presentes os verdadeiros mosquitos ou pernilongos. Existe um grande número de espécies, com comportamento, colorações e biologia peculiares, mas algumas características são comuns: apenas as fêmeas são hematófagas, todos se reproduzem em água e são holometábolos. O dimorfismo sexual é nítido: as antenas dos machos são plumosas (isto é, com muitos pelos) e as das fêmeas são pilosas (isto é, com poucos pelos) (Figuras 38.1 e 38.2).

A família Culicidae apresenta três subfamílias: a) Anophelinae, com uma tribo: Anophelini; b) Culicinae, com quatro tribos: Culicini, Aedini, Mansoniini, Sabethini; c) Toxorhynchitinae (essa última não tem interesse médico, pois não é hematófaga). Os culicídeos têm espécies zoofílicas (alimentam-se preferencialmente em animais), antropofílicas (alimentam-se preferencialmente em humanos) ou ecléticas (alimentam-se tanto em animais quanto em humanos) (Figura 38.5).

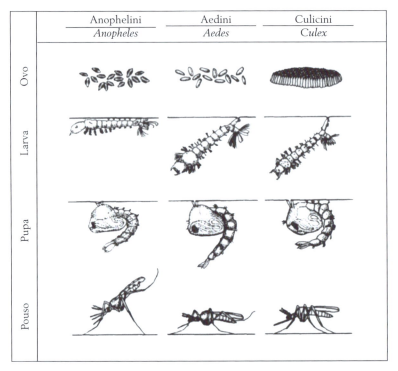

Figura 38.1. Fases de desenvolvimento de Culicidae (mosquitos verdadeiros): notar que o ciclo biológico se passa na água e observar em cada fase as diferenças existentes entre os gêneros *Anopheles*, *Aedes* e *Culex*.

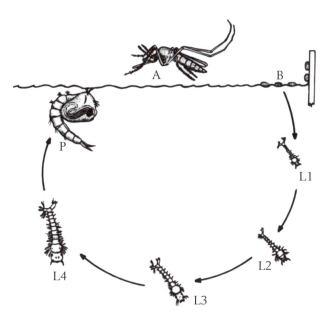

Figura 38.2. Ciclo biológico de Culicidae: A. Fêmea ovipondo; B. Ovos sobre a água (a grande maioria das espécies bota os ovos sobre a água, mas o *Aedes aegypti* ovipõe na parede do recipiente); L1 até L4: estádios larvares; P: pupa. (O período de incubação dos ovos varia de 2 a 4 dias; o período de L1 até L4 demora cerca de 10 dias; a fase de pupa demora cerca de 1 a 3 dias; o adulto vive de 20 a 30 dias.)

As espécies mais importantes na parasitologia humana e/ou veterinária brasileira são descritas a seguir.

Anopheles darlingi

É o principal transmissor da malária no interior do Brasil; o *A. aquasalis* é o principal transmissor nas regiões costeiras do país e o *A. cruzii*, é mais importante nas matas de São Paulo para o Sul. Esses mosquitos picam ao crepúsculo vespertino e matutino, preferentemente dentro das habitações, mas podem fazê-lo na parte externa das casas e dentro das matas. Têm como criadouros a água limpa, sendo que o *A. aquasalis* prefere criadouros que tenham alguma salinidade, e o *A. cruzii*, a água acumulada nas folhas de bromélias. São mosquitos pequenos, medindo cerca 5 mm, com as asas manchadas de preto e branco; os adultos pousam perpendicularmente à parede, daí o nome popular de "mosquito prego". As fêmeas, logo após o repasto sanguíneo, copulam e procuram um criadouro para ovipor. Botam cerca 300 ovos, com estruturas flutuantes, dos quais nascem as larvas 2 a 4 dias depois; essas passam por quatro estádios (durante 10 dias) e se transformam em pupas; essas, cerca de 3 dias depois, dão origem aos adultos. Esses mosquitos podem voar muito, até 5 km, mas preferem picar perto dos criadouros. Em geral, os mosquitos vivem de 20 a 30 dias (Figura 38.3).

O controle dessas espécies é muito difícil, pois a maioria dos criadouros é silvestre; como podem invadir o domicílio, uma forma de combate é a pulverização de casas e acampamentos com inseticidas de efeito residual (piretroides), além de telar as janelas e portas. O uso individual de repelentes é recomendável em áreas de risco.

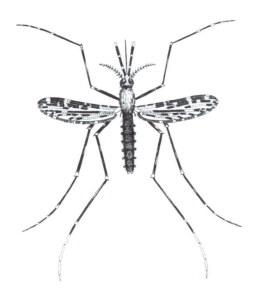

FIGURA 38.3. *Anopheles darlingi*, principal transmissor da malária no Brasil.

Aedes aegypti

É o principal transmissor do dengue e da febre amarela urbana (a febre amarela silvestre, que circula entre macacos, é transmitida pelo *Haemagogus sp.* e *Sabethes sp.*). Além disso, transmite também a zika e chikungunya, e possivelmente outras arboviroses. Esse mosquito tem como criadouro água limpa presente em pneus, latas, vasos, piscinas abandonadas, caixas d'água destampadas ou mal tampadas etc. Pica preferentemente durante o dia, dentro das casas, e as fêmeas alcançam distâncias de até 2.500 metros. O ciclo biológico assemelha-se ao dos anófeles, sendo que aqui as fêmeas depositam os ovos aderidos na parede do recipiente, enquanto os anófeles botam os ovos, flutuantes, na água. Os adultos vivem também cerca de 20 dias ou mais. Em épocas mais quentes e chuvosas, como no verão, o ciclo pode ocorrer mais rapidamente, entre 8 e 10 dias. O *A. aegypti* possui como característica morfológica marcante o desenho de uma lira no dorso do tórax. Essa "lira" advém de quatro linhas branco-prateadas, duas delas retas no centro e duas curvas na periferia do tórax. Os mosquitos *A. aegypti* e *Aedes albopictus* são muito parecidos, sendo de cor escura e apresentando listras (manchas) brancas distribuídas pelo corpo e patas. A principal diferença é que o *A. albopictus* apresenta apenas uma única linha reta no centro do tórax. Tanto o *A. aegypti* quanto o *A. albopictus* ocorrem no Brasil, sendo que as epidemias de dengue até então têm sido associadas apenas ao *A. aegypti* (Figura 38.4).

Sobre as já conhecidas arboviroses transmitidas pelo *A. aegypti*, podemos citar, além do dengue e febre amarela urbana, a zika e chikungunya. O vírus dengue (vírus DENV) tem quatro sorotipos e duas diferentes manifestações clínicas: clássica e hemorrágica. O combate a essa doença tem sido uma preocupação de governos e pesquisadores, buscando incessantes alternativas para seu controle. Já existem vacinas no mercado para dengue, mais ainda não é acessível, financeiramente, para a maioria da população. O Zika vírus (ZKV), além da sua transmissão para seres humanos pelo *A. aegypti*, pode também ser transmitido via sexual, transfusão sanguínea e congênita. Uma gestante pode transmitir o vírus para o feto durante a gravidez, podendo ocasionar microcefalia e outros defeitos cerebrais graves do feto. O vírus chikungunya (vírus CHIKV) também transmitido pelo *Aedes*, *A. aegypti* e *A. albopictus*, causa doença parecida com o dengue. No entanto, diferente do dengue, pode levar ao comprometimento das articulações, com dores que duram por meses e até mesmo anos.

O combate ao *A. aegypti* depende muito mais do cidadão que dos serviços sanitários. A esses cabe o esclarecimento, a divulgação dos métodos de controle por meio de uma intensa campanha em jornais, rádios, televisão, escolas etc.; ao cidadão cabe cuidar de sua casa e de sua vizinhança. Casa limpa e sem criadouros, não tem mosquito! Assim, a principal estratégia se concentra no combate ao vetor, o *A. aegypti*. A soltura de machos geneticamente modificados (transgênicos),

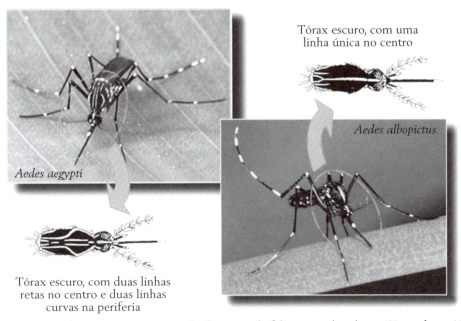

Figura 38.4. *Aedes aegypti*, transmissor do dengue e da febre amarela urbana. *(Fonte: https://www.mdsaude.com/2012/04/fotos-mosquito-dengue.html.)*

que são capazes de fecundar fêmeas nativas, as quais produzem descendentes ápteras e machos transgênicos é uma possibilidade em estudo. No entanto, ainda não foi comprovada sua eficiência no campo e se é financeiramente viável. Por outro lado, pesquisas usando o controle biológico através da bactéria *Wolbachia* sp. têm se mostrado promissoras em zonas endêmicas e relativamente menos custosas que os transgênicos. Essa bactéria é comum em várias espécies de insetos e não atinge seres humanos ou animais. Uma cepa de *Wolbachia* foi adaptada a populações de *Aedes*, a qual invade e se coloniza em diversos tecidos, inclusive nas glândulas salivares e órgãos reprodutivos do mosquito. Os *Aedes* "contaminados" são atingidos de três formas: se tornam impróprios, reduzindo a replicação do vírus no seu organismo, as fêmeas têm sua fertilidade reduzida e a prole mantém a bactéria, perpetuando a infecção pelas futuras gerações do mosquito. Isso ocorre porque a fêmea do *Aedes*, que possui a *Wolbachia* em seu organismo, irá transmiti-la a todos os seus descendentes. Além disso, quando apenas o macho possui a *Wolbachia*, e estes se acasalam com as fêmeas sem a bactéria, os óvulos fertilizados morrem. Dessa forma, a bactéria é transmitida naturalmente para as novas gerações de mosquitos. Mas enquanto essa inovação ainda não está factível na prática, o controle do *A. aegypti* continua dependendo da ação consciente de cada cidadão. Se mesmo havendo uma intensa campanha educativa o mosquito continuar a se reproduzir nas casas, o poder público tem que promover leis que permitam impor multas pesadas ou até prisão para as pessoas omissas, pois o bem público, isto é, a saúde pública, está acima do bem particular.

Culex quinquefasciatus

É uma espécie que ocorre no mundo todo, sendo um grande perturbador do repouso noturno dos seres humanos, pois picam no crepúsculo vespertino e à noite. No Brasil, tem diferentes denominações: carapanã, na Região Norte, muriçoca, no Nordeste e pernilongo na Região Sul do país. Além de ser um grande perturbador do sono, é o transmissor do parasito causador de uma filariose, a *Wuchereria bancrofti*. Ainda, podem transmitir arboviroses como a febre do Nilo Ocidental, vírus Mayaro e encefalite de Saint Louis. Até mesmo o Zika vírus já foi detectado no *Culex*. É muito comum nas cidades, em locais aonde estão presentes água empoçada nas ruas, bueiros e córregos poluídos por esgoto doméstico. Tem como criadouros preferenciais água rica em matéria orgânica: fezes e lixo jogado nos córregos que, obstruídos por detritos, formam remansos e ambientes lênticos, com milhares de larvas e pupas. Os ovos são marrons, colocados na superfície da água e justapostos, aderidos uns aos outros, formando uma jangada (Figura 38.1). Esses mosquitos voam muito, podendo entrar nas residências situadas há mais de 8 km de distância dos criadouros.

O combate a esse mosquito depende basicamente de cuidados com o ambiente nas casas e no peridomicílio, além do correto trabalho de coleta de lixo (para não poluir os córregos ou servirem de criadouros) e tratamento do esgoto urbano. Ou seja, depende de educação sanitária, cívica e ambiental, para que cada cidadão cuide de sua casa e de sua cidade. Muitas vezes, para se combater esse mosquito, a limpeza de um córrego poluído é muito mais importante do que jogar inseticidas em toda uma cidade!

Para o controle das larvas dos Culicidae, cujos criadouros não podem ser extintos mecanicamente (derramar, cobrir, aterrar), ao invés do uso de inseticidas, recomenda-se usar o controle biológico (que não agride o meio ambiente) a partir de culturas de *Bacillus thuringiensis* e *B. sphaericus*.

Psychodidae

Nessa família estão presentes os insetos transmissores das leishmanioses, arboviroses e bartoneloses, pertencentes a dois gêneros: *Phlebotomus*, encontrado no Velho Mundo, e *Lutzomyia*, presente no Novo Mundo. São insetos pequeninos, bastante pilosos, medindo cerca 1 a 2 mm de comprimento; a fêmea tem a extremidade posterior do abdome arredondada e o macho apresenta essa parte (genitália) com "digitações ou forma de garras", isso permite "segurar" a fêmea durante a cópula. Apresentam as asas sempre levantadas, dando o aspecto de uma "cangalhinha". Além de cangalhinha, são também conhecidos popularmente como mosquito-palha, tatuquira e birigui. São insetos de hábito crepuscular ou noturno, que podem ser atraídos pela luz e que picam, com avidez, aves e mamíferos (as aves não se infectam com as espécies de leishmânias). Os machos não são hematófagos, pois se alimentam de seiva vegetal e secreções de pulgões e de cochonilhas (Figura 38.6).

Quando as fêmeas se aproximam dos humanos para picar, ficam dando pequenos e saltitantes voos sobre a pele do hospedeiro, tentando achar o melhor ponto para sua

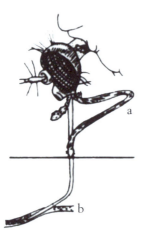

Figura 38.5. Modo como a fêmea de um mosquito suga o sangue: deposita uma gota de saliva (que tem as seguintes funções: anestésica, anticoagulante e vasodilatadora) na pele e depois atinge um capilar sugando o sangue. a: Aparelho bucal; b: Capilar sanguíneo.

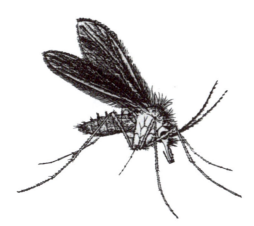

FIGURA 38.6. Fêmea de *Lutzomyia*: notar corpo revestido de "pelos", cabeça colocada debaixo do tórax, asas abertas, terminando em ponta; abdome arredondado (no macho o abdome apresenta uma terminália com digitações).

hematofagia. Sugam o sangue rapidamente, mesmo sendo sua picada bastante dolorosa em virtude das substâncias vasodilatadoras presentes em sua saliva.

O ciclo biológico dos *Lutzomyia* passa pelas fases de ovo, larva, pupa e adulto. Diferem de outros vetores, como os mosquitos, pois seu ciclo se dá no ambiente terrestre, daí o nome *sandfly* ("mosca da areia") em inglês. Após fecundadas, as fêmeas botam os ovos em matéria orgânica úmida, tipo húmus (folhas em decomposição), esterco etc. Cerca de 6 a 8 dias depois eclodem as larvas, que após 20 dias se transformam em pupas e essas, 10 dias depois, dão origem aos adultos. Esses voam pouco, talvez uns 500 metros, e vivem cerca de 20 dias.

As principais espécies são: *Lutzomyia longipalpis*, transmissora da leishmaniose visceral ou calazar. No Brasil, as espécies *L. whitmani*, *L. intermedia*, *L. umbratilis* (calha norte do Rio Amazonas), *L. wellcomei* e *L. flaviscutellata* são transmissoras de diferentes formas clínicas da leishmaniose tegumentar.

O controle desses insetos é muito difícil em função do local das posturas dos ovos, e quase nada pode ser feito com relação aos criadouros. Além disso, é desconhecido pela maioria da população, que não os reconhecem nem dentro das residências. Os ovos dos flebotomíneos são depositados dispersos na matéria orgânica (terra úmida e adubada) ou húmus florestais, e os adultos, dependendo da espécie, durante o dia se escondem em buracos, frestas de árvores ou grutas de pedra, por exemplo. Em áreas urbanas, os adultos podem ser atingidos por inseticidas, pois se escondem em frestas de muros, galinheiros, canis ou dentro das casas. Para leishmaniose visceral, por exemplo, não conseguir eliminar os criadouros da *L. longipalpis* é um grande desafio para o controle dessa espécie, que continua se dispersando pelo Brasil e América do Sul. Aquelas espécies que ocorrem em domicílios podem ser combatidas pulverizando-se inseticida nas paredes do domicílio e no peridomicílio, principalmente galinheiros, para controle dos adultos. O uso de repelentes, vestimentas adequadas, mosquiteiros (com malhas menores que 2 mm) ou de coleiras inseticidas nos cães, ajudam a afugentar esses flebotomíneos.

Simuliidae

Os simulídeos, borrachudos ou piuns, são mosquitos muito pequenos (cerca de 2 a 4 mm de comprimento), escuros e que ocorrem no mundo todo, sempre associados a águas encachoeiradas e corredeiras. Em algumas regiões são tão numerosos e picam com tanta avidez, que impedem a agricultura, o turismo ou qualquer outra atividade humana nas proximidades. As fêmeas, assim que nascem, são fecundadas e passam a fazer a postura dos ovos sobre pedras, troncos ou folhas, junto das cachoeiras; 2 a 3 dias depois as larvas eclodem e migram para a água e se fixam no substrato (plantas, pedras, troncos etc.), forrando-o como se fosse um tapete

PARTE IV – ARTRÓPODES

felpudo; cerca de 15 dias depois transformam-se em pupas, das quais, cerca de 5 dias após emergem os adultos. Esses podem voar grandes distâncias, mas preferem picar próximo aos criadouros.

As espécies mais importantes entre nós são: *Simulium guianense, S. oyapockensee, S. incrustatum, S. amazonicum, S. roraimense*, entre outras. Além de importunarem muito as pessoas e os animais, podem transmitir a filária *Onchocerca volvulus*, também conhecida como a causadora da "cegueira dos rios", entre os Yanomami. O *S. argentiscutum* é vetor da *Mansonella ozzardi*, ao longo dos rios Solimões e Madeira. A taxonomia da família Simuliidae está sendo modificada, tendo algumas espécies mudado o gênero *Simulium* para *Edwardsellum*, *Cerqueirellum*, *Notolepria* etc. Neste livro ainda optamos por usar o gênero *Simulium*.

O controle desse inseto é muito difícil, mesmo porque os simulídeos vivem em ambientes estritamente naturais, com água corrente e bastante oxigenada. O certo então é evitar os locais de ocorrência desse díptero ou usar repelentes.

Ceratopogonidae

O principal gênero da família Ceratopogonidae é o *Culicoides*, que ocorre no mundo todo; outro gênero bastante comum entre nós é *Leptoconops*. Todos os ceratopogonídeos são mosquitinhos diminutos, quase imperceptíveis a "olho nu", medindo cerca de 1 mm de comprimento. Atacam, vorazmente, os humanos e os animais.

Os culicoides são popularmente conhecidos como maruins, mosquito-pólvora ou mosquitinhos-do-mangue. Têm como criadouros a lama presente nos brejos, nos alagadiços e no mangue. Entre os humanos, além da picada dolorosa e desproporcional ao tamanho do inseto, podem transmitir a *Mansonella ozzardi*, e arboviroses entre os animais. Transmitem também o vírus Oropouche. Este vírus, já conhecido na Região Amazônica, pode causar febre aguda e, eventualmente, encefalites e meningites (meningoencefalites). Além da incômoda coceira e doenças, reações alérgicas mais fortes podem ocorrer. Em seres humanos essas picadas podem levar a lesões fibrosas e escuras, que podem durar anos. Na veterinária, transmitem a "língua azul" entre bovinos e ovinos. As espécies mais conhecidas são: *Culicoides maruim*, *C. amazonicum* e *C. paraensis*. O controle dos culicoides é uma tarefa ainda não resolvida, pois os criadouros são lama, mangue ou vegetação gramínea rasteira e úmida, beira de lagoas e rios. Os adultos usualmente picam fora de casa, em qualquer hora do dia, principalmente ao entardecer. Assim, nas áreas afetadas, a única solução é o uso de repelentes.

ESTUDO DIRIGIDO

1. Que características um inseto deve possuir para ser considerado um mosquito?
2. Associe as espécies de mosquitos da família Culicidae com a sua importância, horário de hematofagia e criadouros.
3. Complete o quadro a seguir, estabelecendo as diferenças entre as fases de desenvolvimento e os mosquitos das tribos Anophelini, Culicini e Aedini.

	Anophelini *Anopheles*	**Aedini** *Aedes*	**Culicini** *Culex*
Ovo	Isolados, com flutuador lateral, postos sobre a água		
Larva			Perpendicular à superfície da água; sifão longo
Pupa	Trombeta respiratória curta com uma abertura ampla (funil)		Trombeta respiratória longa e delgada com abertura estreita (cilíndrica)
Cabeça (macho e fêmea)		Fêmea – antenas pilosas, palpos curtos Macho – antenas plumosas, palpos longos	
Pouso	Perpendicular à parede		

4. Qual é a importância dos dípteros da família Psychodidae e as dificuldades no controle desses insetos?
5. Comente sobre a importância e a biologia dos dípteros das famílias Simuliidae e Ceratopogonidae.

AULA EXPERIMENTAL

É possível adquirir lâminas fixadas com fêmeas e machos de *Aedes* para observação das características morfológicas e diferenciação dos sexos através dos palpos e antenas. Para a visualização das faixas torácicas, é necessário observar os exemplares em lupa estereoscópica. Os insetos adultos podem ser obtidos em centros de pesquisa, e a montagem deve ser feita seguindo as orientações descritas em livros de entomologia. Em função das campanhas educativas, kits com as etapas do ciclo biológico dos mosquitos podem ser adquiridos em universidades, laboratórios de pesquisa ou secretarias de saúde.

Dípteros: Brachycera (Moscas)

CAPÍTULO 39

Apresentação

Definimos moscas como sendo dípteros braquíceros, isto é, insetos possuidores de duas asas (*di* = duas; *ptera* = asa) e antenas formadas por três segmentos (*brachi* = curto). São insetos usualmente mais robustos que os mosquitos, porém existem mosquinhas muito pequenas (medindo apenas 1 mm). Entretanto, as espécies de importância médica são maiores, medindo cerca de 5 mm ou mais.

Entre as moscas existem dois tipos básicos de hábito alimentar: hematófagas (machos e fêmeas) e lambedouras (também machos e fêmeas). Neste último processo, as moscas, para se alimentarem, regurgitam saliva, rica em enzimas digestivas, no alimento para dissolvê-lo. Depois disso, ingerem o alimento liquefeito, repetindo o processo seguidamente, dando a impressão que estão lambendo.

Entre as moscas hematófagas, a maior importância delas em nosso país está relacionada com a medicina veterinária, porém, na África, algumas moscas hematófagas têm grande importância médica como a *Glossina*, que é transmissora do *Trypanosoma brucei* (*Trypanosoma brucei gambiense*), agente da "doença do sono", e a mutuca ou Tabanidae, transmissora da filária *Loa loa*.

As moscas lambedouras, no mundo todo e inclusive entre nós, têm grande importância em saúde pública, as quais, de acordo com sua biologia, podem ser:

- **Sinantrópicas,** ou seja, são capazes de voar grandes distâncias, circulando entre ambientes rurais, urbanos e silvestres, podendo ser veiculadoras de patógenos; temos como maior exemplo a *Musca domestica*.
- **Agentes de miíases**, ou seja, suas larvas podem provocar doenças em humanos ou animais.

Assim, em seguida, estudaremos as moscas sinantrópicas e as produtoras de miíases.

Musca domestica

É uma espécie cosmopolita, isto é, ocorre no mundo todo. Nas cidades está sempre associada à sujeira doméstica e urbana, como acúmulo de lixo nos quintais e ruas, além da deficiência na coleta de lixo ou, pior ainda, aos aterros sanitários mal manejados. Em granjas e fazendas, sua presença se deve ao acúmulo desordenado de fezes de bovinos, equinos e aves. É uma mosca altamente sinantrópica, isto é, circula entre os ambientes rurais, silvestres e urbanos, levando nas patas

PARTE IV – ARTRÓPODES

(vetor mecânico) ou no aparelho bucal grande quantidade de patógenos (vírus, bactérias, fungos, protozoários e helmintos). São mais de 50 doenças já catalogadas que podem ser transmitidas pela mosca doméstica e que acometem os seres humanos.

A mosca doméstica mede cerca de 6 a 8 mm de comprimento; a probóscida é flexível, do tipo lambedor-sugador. Como todo Diptera, possui ciclo holometabólico, passando pelas fases de ovo, larva, pupa e adulto. Os ovos são brancos, semelhantes a diminutas bananas e colocados num total de 500 a 800, em diferentes posturas. Lixo e esterco úmidos e em decomposição são os criadouros preferenciais para essa mosca. Cerca de 24 horas depois eclodem as larvas L1 que, após três mudas, em 8 dias, transformam-se em L4, as quais migram para uma parte mais seca do criadouro e transformam-se em pupas; cerca de 4 a 6 dias depois emergem as moscas adultas. Essas voam muito, mais de 5 km em 1 dia, vivendo cerca de 30 dias (Figura 39.1).

O controle dessa "importante máquina disseminadora de patógenos" depende basicamente de higiene doméstica, urbana e rural. Em restaurantes, as lixeiras devem ser mantidas tampadas, os pratos devem ser recolhidos e o ambiente deve ser mantido sempre limpo, livre de resíduos de alimentos. Aliás, se você desejar saber se uma cidade, vila, fazenda, residência ou restaurante são limpos, é só averiguar a quantidade de moscas presentes. Quanto mais moscas, pior a qualidade ambiental, mais gastroenterites e outras enfermidades poderão ocorrer na população.

Cochliomyia hominivorax

Essa é a principal mosca causadora de miíase ("bicheira") nas Américas, também conhecida popularmente como "mosca varejeira". Ocorre desde o sul dos Estados Unidos até o norte da Argentina. É uma mosca robusta, maior que a *M. domestica*, possuindo uma cor verde-azulada, metálica,

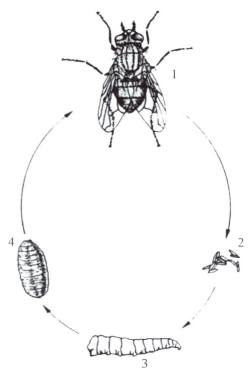

Figura 39.1. Ciclo biológico da *Musca domestica*: 1. Fêmea fazendo a oviposição em esterco ou acúmulo de lixo urbano; 2. Ovos, semelhantes a minúsculos grãos de arroz cozido; 3. Larvas; 4. Pupa. (O período de incubação dos ovos é de 6 a 12 horas; o período de L1 até L3 é de 4 a 8 dias; o período de pupa é de 4 a 8 dias; o adulto vive cerca de 30 dias.)

com três faixas negras longitudinais no tórax (é muito frequente as pessoas confundirem essa mosca varejeira, com outra mosca verde e robusta, que fica "voando parada" no ar; essa é a *Ornidia obesa*, que é uma mosca útil, pois as larvas decompõem a matéria orgânica e os adultos polinizam as flores).

A mosca varejeira voa muito, cerca de 10 km em 1 dia, procurando algum local para ovipor: feridas (inclusive na cabeça, provocada por pediculose) ou arranhões recentes, umbigo de crianças ou de animais, narinas, comissuras labiais etc. Bota uma massa de 10 a 300 ovos brancos e aglutinados. Em sua vida de cerca de 60 dias, podem ovipor cerca de 2.800 ovos, dos quais,

10 horas após a oviposição (e por serem as varejeiras, ovovivíparas), emergem as larvas que vorazmente iniciam a destruição (ingestão) dos tecidos (são necrobiontófagas). Cerca de 6 dias depois transformam-se em L3 (medindo 1,3 cm de comprimento) e caem espontaneamente ao solo para se transformarem em pupas; após cerca de 10 dias emergem os adultos.

Podem, ao se alimentar, atingir tecidos nervosos, e as lesões são de difícil cicatrização e malcheirosas, pela presença de necrose bacteriana.

Em decorrência da voracidade das larvas, quando o paciente se apresenta parasitado, necessita ser prontamente atendido: o local atingido muitas vezes precisa receber uma anestesia por infiltração e, com uma boa iluminação, as larvas devem ser retiradas com pinça, uma a uma. Aplicar antissépticos no local após a remoção. Avaliar a necessidade de antibioticoterapia nas lesões infectadas. A ivermectina administrada por via oral (200 µg/kg) tem sido utilizada com sucesso para a morte e remoção de larvas presentes em feridas mais profundas ou orifícios naturais (cavitárias), onde o éter não pode ser utilizado.

O controle da *C. hominivorax* é uma tarefa muito difícil; nos Estados Unidos, é uma grande praga na pecuária. O controle é feito pela esterilização de machos em laboratório, que depois são soltos aos milhares, de avião, nas áreas afetadas. Esses machos estéreis copularão com as fêmeas normais, mas os ovos dessas fêmeas não produzirão larvas, interrompendo o ciclo biológico.

Dermatobia hominis

Essa é a mosca berneira, ou mosca-do-berne, que ocorre do México até a Argentina. É uma mosca grande, medindo 1,2 cm de comprimento; tem o tórax marrom, o abdome azul-metálico, patas amarelas e as asas fumê. É uma mosca que voa pouco, alimenta-se apenas de líquidos e vive cerca de 15 dias em florestas ou capoeiras. Não bota os ovos diretamente nas pessoas ou nos animais mas, engenhosamente, pega um inseto de menor porte (mosca ou mosquito) e deposita sobre o abdome deste uma massa de dez ovos (a mosca berneira bota um total de 400 a 800 ovos na sua curta vida). Esse inseto veiculador de ovos (forésia) voa, então, até um humano ou animal para se alimentar e aí o calor do corpo do mamífero estimula as larvinhas a saírem dos ovos e penetrarem na pele do hospedeiro (Figura 39.2).

Nesse momento, o pequeno berne mede cerca de 1 mm e penetra ativamente na pele; cerca de 40 dias depois o berne já está maduro, tendo a forma de um pingo d'água

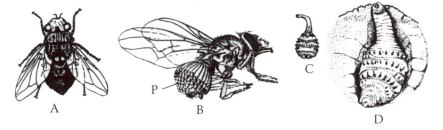

FIGURA 39.2. *Dermatobia hominis* (mosca berneira) – morfologia e ciclo biológico: A. Mosca adulta; B. Mosca veiculando ovos da *D. hominis* na parte externa de seu abdome; C. Berne pequeno, medindo cerca 3 mm, poucos dias depois que penetrou na pele de algum humano ou animal; D. Berne maduro, medindo cerca de 1,5 cm, 30 dias depois que penetrou na pele do paciente. Notar que o berne adulto possui vários espinhos voltados para cima, que o aparelho bucal permanece voltado para dentro dos tecidos e que o aparelho respiratório (estigmas respiratórios) permanece em contato com o ar (orifício cutâneo).

PARTE IV – ARTRÓPODES

e medindo 2 cm de comprimento; a parte mais fina contém o aparelho respiratório e fica no nível da pele; a parte mais larga contém o aparelho bucal e fica mergulhada nos tecidos. Quando o berne está maduro ele cai espontaneamente ao solo para se transformar em pupa, da qual 30 dias depois sai a mosca adulta.

O berne causa um tipo de miíase furunculoide onde cada lesão apresenta um orifício central, de onde flui uma secreção, semelhante a um furúnculo mas, menos purulenta. A retirada da larva é relativamente simples, podendo ser realizada por meio de um dos seguintes processos: 1) enquanto novo, basta uma pequena compressão bilateral com os dedos e depois tracionar a larva para cima, que ela sairá inteira; 2) quando o berne está maduro esse procedimento é mais difícil, pois ele costuma fixar os espinhos que possui em torno do corpo nos tecidos que o envolvem. Assim, recomenda-se matar o berne por asfixia (colocando-se um pedaço de esparadrapo sobre o orifício ou um pouco de vaselina) ou matando-o por ação de gotas de éter ou de nicotina (obtida pela fervura de um pequeno pedaço de fumo); depois de morto, o berne será retirado conforme indicado no item 1. A ivermectina, assim como nas "bicheiras", pode ser utilizada no tratamento do berne, causando a morte da larva e facilitando a sua remoção.

O controle da mosca berneira é muito difícil e continua desafiando a argúcia humana.

Chrysomya megacephala

Moscas que utilizam a matéria orgânica em decomposição para a postura dos ovos (lixos e cadáveres) mas, na sua ausência, podem procurar por feridas infeccionadas e com odor forte, causando miíases humanas e animais, denominadas miíases secundárias. São moscas robustas e de cor verde-azulada e metálica com faixas negras transversais no tórax e/ou abdome e olhos salientes, que dão a impressão de terem uma cabeça muito grande. A C. *megacephala* é a espécie comum na área urbana, frequentemente encontrada em açougues, sendo também atraída por carnes expostas em churrascos ou na produção artesanal de carnes de sol. São também veiculadoras de patógenos porque circulam em diferentes tipos de ambientes, inclusive domésticos, transportando-os em suas patas e aparelho bucal.

Sarcophagidae

As espécies de moscas desta família são cinzentas não metálicas, geralmente robustas e que possuem como principal característica um abdome axadrezado (cinza com manchas negras). São larvíparas, sendo atraídas por lixo, fezes e cadáveres em estágio avançado de decomposição. Podem depositar suas larvas, facultativamente, em feridas necrosadas, causando miíases secundárias em humanos e animais. Atuam como importantes veiculadoras de patógenos, pois frequentam ambientes com a presença de muitas bactérias, e também entram nos domicílios transportando consigo vários agentes patogênicos.

Lucilia

Em nossa região encontramos três espécies que têm sido frequentemente encontradas no domicílio e no peridomicílio: *L. cuprina*, *L. sericata* e *L. eximia*, sendo causadoras de miíase secundária (já foram relatados alguns raros casos de miíase primária envolvendo algumas dessas espécies). São moscas metálicas de menor porte do que as demais aqui apresentadas, sendo que *L. cuprina* tem cor de cobre e as espécies *L. eximia* e *L. sericata* são verde-metálico, sem faixas negras transversais ou longitudinais visíveis no tórax ou no abdome.

Por outro lado, larvas de moscas desse gênero, provenientes de biofábricas, têm sido usadas no tratamento de úlceras de pés diabéticos e outras lesões. Esse uso, para tratamento de feridas infectadas por bactérias e de difícil cicatrização, é denominado terapia larval. É um tipo de desbridamento biocirúrgico que consiste na aplicação de larvas de moscas, como a *Lucilia sericata* (*Phaenicia sericata*) sobre feridas para que removam o tecido necrosado.

Outro lado positivo para utilização de larvas de moscas e outros artrópodes é sua aplicação na ciência, denominada entomologia forense. Muito usada pela polícia técnica, consta da aplicação do conhecimento da biologia de insetos e outros artrópodes em crimes. Essa ciência é comumente associada a investigações de morte, auxiliando a determinar local e tempo dos óbitos, de acordo com o estádio larval, forma evolutiva e fauna associada ao cadáver.

ESTUDO DIRIGIDO

1. Descreva as características morfológicas dos dípteros braquíceros.
2. Qual é a importância das moscas para a saúde pública?
3. Associe as espécies, os gêneros ou as famílias de moscas com a sua importância, a biologia e as medidas de controle.
4. Quais são os procedimentos para a remoção de larvas presentes em miíases cutâneas (bicheira e berne) e cavitárias?

AULA EXPERIMENTAL

As moscas podem ser coletadas utilizando armadilhas simples com diferentes tipos de iscas (açúcar, carnes) para que possa ser capturada uma maior variedade de espécies.

Para criação de uma armadilha ecológica feita com garrafa plástica transparente de refrigerante (tipo PET, de 2 litros e com tampa), siga o seguinte procedimento: 1) Corte uma garrafa de plástico ao meio; 2) Coloque o atrativo no fundo da metade inferior; 3) Coloque a parte do funil virada para baixo, dentro da outra metade da garrafa (parte inferior); 4) Enrole a garrafa com a fita adesiva preta (ou pinte), apenas na parte inferior, e coloque em algum local ventilado. As moscas coletadas podem ser mortas por congelamento, sendo deixadas (isoladas) em refrigeradores por 24 horas.

A montagem dos espécimes deve ser feita seguindo orientações de livros de entomologia. Usando uma lupa esteroscópica e uma chave para identificação, tente separar as espécies de importância em saúde pública.

Moscas adultas também podem ser obtidas da coleta de larvas de terceiro estádio vivas, retiradas de miíases ou coletadas em matéria orgânica como lixos. Após a coleta, devem ser colocadas em um recipiente contendo serragem de madeira lavada e fervida (para retirar produtos químicos tóxicos), que podem ser obtidas em madeireiras. Tampar com uma tela de pano, presa com elástico, levar para o laboratório, umedecendo diariamente e removendo as larvas mortas. Dentro do período de tempo de cada espécie, elas irão transformar-se em pupa, das quais eclodirão os adultos.

CAPÍTULO 40

Ectoparasitos:
Piolhos, Pulgas e Ácaros

Apresentação

Entre os artrópodes que atingem externamente os humanos e os animais, sendo por isso denominados ectoparasitos, estão os piolhos, as pulgas, os ácaros e os carrapatos. Esses ectoparasitos podem ser permanentes ou temporários, isto é, residir ou infestar temporariamente sobre a corpo (pele) do hospedeiro. As espécies mais importantes, do ponto de vista parasitológico, e mais frequentes entre nós, são descritas a seguir.

Piolhos

Esses insetos pertencem à ordem Phthiraptera, subordem Anoplura, a qual apresenta duas famílias de importância em parasitologia médica: 1) Pediculidae, na qual encontramos o piolho da cabeça (*Pediculus capitis*) e o piolho do corpo (*P. humanus*); 2) Pthiridae, onde encontramos o chato (*Pthirus pubis*) (Figura 40.1).

Os piolhos e os chatos são insetos ápteros, pequenos (de 3 a 5 mm) e achatados dorsoventralmente. O ciclo biológico passa pelas fases de ovo, ninfas (1 a 3) e adultos, sendo, portanto, paurometabólicos. O aparelho bucal, tanto das ninfas quanto dos adultos (machos e fêmeas), é do tipo picador-sugador. As patas são fortes e adaptadas para se fixarem aos pelos, onde habitam (cabeça ou região pubiana).

Todos esses insetos são ectoparasitos permanentes, ou seja, não sobrevivem fora do hospedeiro. Seus ovos são conhecidos popularmente como lêndeas. Tanto os machos quanto as fêmeas e as ninfas são hematófagas, incomodando muito o hospedeiro (prurido e até dermatite), pois picam várias vezes ao dia. O piolho do corpo pode veicular, pelas fezes ou pelo seu esmagamento entre os dedos, as seguintes doenças: o tifo exantemático (*Rickettsia* rickettsii), a febre das trincheiras (*Bartonella quintana*) e a febre recorrente (*Borrelia recurrentis*).

Em seguida, teceremos comentários importantes sobre esses ectoparasitos.

Pediculus capitis

É um inseto pequeno (3 a 4 mm de comprimento), que vive aderido aos pelos da cabeça, onde as fêmeas põe seus ovos (lêndeas) bem fixados no cabelo, por meio de um pedúnculo. Botam cerca de 5 a 6 ovos por dia, num total de 150 ovos durante sua vida, que é de 40 dias para as fêmeas.

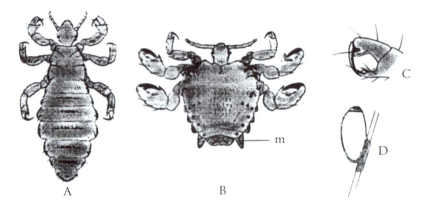

Figura 40.1. Subordem Anoplura (piolhos e chatos): A. *Pediculus capitis* ou piolho da cabeça; B. *Pthirus pubis* ou chato (m: metapódios ou falsos pés); C. detalhe das garras, indicando como esses insetos ficam presos aos pelos da cabeça ou da região pubiana; D. Ovos ou lêndeas.

O período de incubação dos ovos é de 8 a 9 dias, e o tempo requerido para o desenvolvimento de ninfa 1 até adulto é de 15 dias. Fora do corpo humano os ovos "esfriam" e se tornam inviáveis.

A transmissão dos piolhos ocorre por contato de pessoas parasitadas, principalmente crianças, com outras pessoas, em escolas, creches e na própria casa. A transmissão se dá através de contato direto ou fômites (objetos), tais como pentes e escovas.

A pediculose pode trazer várias consequências negativas para as crianças, tais como interferir no aprendizado escolar, causar coceira, feridas, infecção bacteriana, favorecer miíases e, por fim, *bullying*.

Para se evitar a infestação por piolhos, é muito importante evitar contato com pessoas infestadas, além da higiene pessoal como lavar a cabeça com frequência, manter os cabelos curtos, trocar de roupa para dormir.

Para o tratamento dos piolhos da cabeça a recomendação é a seguinte:

1) Aplicar o piolhicida na cabeça e colocar um turbante ou toalha, que deverá ficar por 30 minutos envolto na cabeça.
2) Passados os 30 minutos, retirar o turbante ou toalha e lavar bem a cabeça com água e sabonete.
3) Repetir essa operação por três vezes, com intervalo de 5 dias cada (esse procedimento é necessário porque o piolhicida não mata as lêndeas).

Pediculus humanus

É um piolho muito semelhante ao anterior, porém vive nas dobras das roupas, e suga o sangue migrando para a pele do hospedeiro, sendo conhecido como "piolho do corpo". Bota os ovos nas dobras das roupas, as quais, se forem trocadas com higiene adequada, esfriarão e matarão os ovos (por isso, o piolho do corpo é mais encontrado entre mendigos e soldados em período de guerra prolongada). Causam coceiras e dermatites.

Pthirus pubis

É conhecido popularmente como chato ou piolho-do-púbis, e causa a fitiríase. Esse inseto habita e ovipõe nos pelos pubianos, sendo usualmente transmitido durante o contato sexual. Daí ser considerado uma DST. A fitiríase é uma infecção semelhante à que ocorre na cabeça, quando infestado por piolhos. O principal sintoma é uma intensa coceira na região pubiana, podendo ocasionar feridas.

Pulgas

As pulgas são insetos que pertencem à ordem Siphonaptera e apresentam duas famílias de interesse médico: Pulicidae, com as espécies *Xenopsylla cheopis*, *Pulex irritans*, *Ctenocephalides canis* e *C. felis*, e Tungidae, com a espécie *Tunga penetrans* ou bicho-de-pé (Figuras 40.2 e 40.3).

As pulgas são pequenas, medindo entre 1 e 3 mm, ápteras, de cor castanho-escuro, com o corpo achatado lateralmente, o que permite sua locomoção rápida no meio dos pelos do hospedeiro. O último par de pernas é muito forte, adaptado para dar grandes saltos. O parelho bucal é do tipo picador-sugador, exercendo a hematofagia várias vezes ao dia.

As pulgas são insetos holometábolos, passando pelas fases de ovo, larva, pupa e adulto. Os ovos, usualmente, são colocados nos ninhos dos hospedeiros (ratos, cães, gatos, frestas de assoalhos etc.); usualmente, botam cerca de 500 a 600 ovos durante sua vida, que varia de 1 a 3 meses, conforme a espécie. O período de incubação é de 2 a 3 dias, quando emergem as larvas; essas passam por três estádios durante 10 dias, quando se transformam em pupas, e 5 a 10 dias depois nascem os adultos.

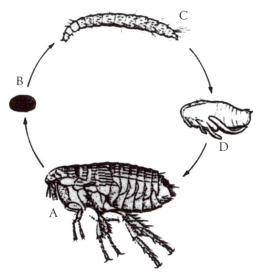

Figura 40.2. Ciclo biológico das pulgas: A. Fêmea adulta; B. Ovos colocados em frestas de assoalhos ou ninhos dos animais sobre os quais os adultos (machos e fêmeas) se alimentam; C. Larvas, que se alimentam de detritos e sangue dessecado, presente nas fezes de pulgas adultas; D. Pupa, usualmente envolta por um casulo, o qual foi retirado aqui. (O período de incubação dos ovos é de cerca de 3 dias; o período de L1 até L3 é de 10 dias; o período de pupa é 5 a 10 dias e o adulto vive de 1 a 2 meses, dependendo da espécie.)

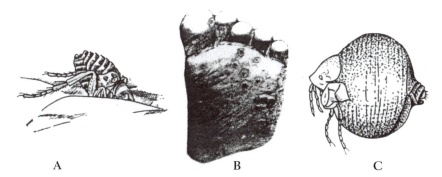

Figura 40.3. *Tunga penetrans* ou bicho-de-pé: **A**. Fêmea penetrando na pele; **B**. Pé, cheio de fêmeas grávidas, vendo-se as tumorações com um ponto negro central que é o ovipositor; **C**. Fêmea grávida retirada inteira.

PARTE IV – ARTRÓPODES

Tanto machos quanto fêmeas são hematófagos e as larvas se alimentam dos dejetos das pulgas adultas, que contêm sangue ressecado e/ou matéria orgânica. As pulgas são ectoparasitos temporários, pois visitam os hospedeiros apenas para se alimentar. A hematofagia da pulga incomoda muito, pois além do passeio que fazem no corpo das pessoas, sua picada pode provocar uma dermatite alérgica grave, especialmente em crianças sensíveis.

A *Pulex irritans* é denominada "pulga dos humanos" pois é muito encontrada em casas e cinemas malcuidados, no mundo todo. Pode picar outros animais, como cães, macacos, gambás etc. Eventualmente pode servir de hospedeiro intermediário do *Hymenolepis nana* (ver Capítulo 23).

A *Xenopsylla cheopis* é denominada "pulga dos ratos", sendo um ectoparasito habitual desses roedores. É a principal transmissora da *Yersinia pestis*, agente da peste bubônica. A transmissão desse patógeno se dá primeiramente entre os ratos e, depois que esses morrem, as pulgas buscam novo hospedeiro para se alimentar, quando então picam os humanos e transmitem o agente etiológico da peste. A *X. cheopis* é encontrada no mundo todo, tendo sido responsável por grandes pandemias e grande mortalidade humana. Na Idade Média, dizimou 1/3 da população europeia, segundo relatos históricos de grandes epidemias da humanidade. Atualmente, está confinada a focos silvestres, podendo haver urbanização, daí a necessidade de uma permanente vigilância epidemiológica.

As espécies de *Ctenocephalides* são pulgas que convivem com cães e gatos, mas podem picar os humanos com facilidade. Algumas pesquisas recentes sugerem possível envolvimento desse gênero na transmissão da leishmaniose visceral.

A *Tunga penetrans* é denominada "bicho-de-pé", porque as fêmeas, após a cópula, penetram na pele do hospedeiro humano para se alimentar e amadurecer os ovos, principalmente nos pés das pessoas. Podem penetrar também nas mãos de humanos, assim como patas de cães, de gatos e de suínos (por isso algumas pessoas também o chamam de bicho-de-porco). Assim que iniciam a penetração na pele do indivíduo, a saliva depositada provoca um prurido intenso e característico; penetram quase totalmente, deixando de fora apenas a parte final do abdome, onde estão localizados os estigmas respiratórios e o ovipositor. Ao final de 10 dias nota-se uma tumoração clara com um ponto escuro central, que é o ovipositor. Nessa fase inicia a oviposição; os ovos caem no chão úmido e sombreado (frestas de assoalho, esterco, canis etc.) dando liberdade às larvas que depois de 10 a 15 dias transformam-se em pupas, das quais, 10 dias mais tarde, nascem os adultos.

A *T. penetrans*, além de provocar um prurido intenso, pode veicular mecanicamente esporos de fungos e do *Clostridium tetani*. Para se retirar o "bicho-de-pé" há necessidade de se passar um bacteriostático local e depois, com auxílio de uma agulha estéril e com ponta fina, vai se perfurando (picotando) a pele em torno da tumoração, a qual é retirada a "bolsa" por inteiro. A pulga retirada deve ser morta no álcool (para não haver disseminação dos ovos) e o buraco deixado deve ser tratado com um antisséptico, tipo mertiolato ou álcool iodado.

O controle das pulgas domésticas e de canis pode ser feito por uso de inseticidas adequados ou mesmo usando aspirador de pó semanalmente, incinerando-se o pó recolhido, que pode estar repleto de ovos, larvas e pupas. Em cães adultos, o uso de "coleira antipulga" ajuda muito, porém atualmente existem comprimidos mastigáveis próprios para cães e gatos que, com uma única dose, eliminam as pulgas por vários meses.

Ácaros

Conforme foi dito no Capítulo 36 (Artrópodes), a classe Arachnida é representada pelos artrópodes que possuem quatro pares de patas, sendo dividida em três ordens com espécies de interesse médico: Scorpiones (*Tityus serrulatus* ou escorpião amarelo), Araneida (*Phoneutria* ou aranha armadeira; *Loxosceles* ou aranha marrom; *Lactrodectus* ou viúva-negra; *Lycosa* ou aranha-de-jardim; caranguejeiras) e Acari (carrapatos e ácaros).

Em seguida estudaremos a ordem Acari, que apresenta quatro subordens:

- **Mesostigmata:** possui as famílias Macronyssidae e Dermanyssidae, nas quais se encontram os "piolhos de galinha" ou "pixilinga" (são denominados "piolhos" mas têm quatro pares de patas); são diminutos e vivem em ninhos de galinhas, pombos e pássaros, podendo atacar os humanos vorazmente. Na família Macronyssidae se encontram os *Ornithonyssus* sp. e na Dermanyssidae os *Dermanyssus* sp.

- **Trombidiformes:** apresenta as famílias Demodecidae (onde encontramos o *Demodex folliculorum*, agente do cravo humano (acne), e o *D. canis*, agente da sarna canina) e Trombiculidae (adultos e ninfas são de vida livre (vivem em gramados), alimentando-se em vegetais, porém, as ninfas, denominadas "micuins ou mucuins" podem atacar vorazmente diversos animais e humanos, provocando dermatites graves).

- **Sarcoptiformes:** apresenta as famílias Sarcoptidae (agente das sarnas humana e animal), Pyrogliphidae e Acaridae (agentes da asma, das rinites e dermatites humanas).

- **Ixodides:** com as famílias Argasidae (carrapatos de galinha e "carrapatos do chão") e Ixodidae (carrapatos verdadeiros, encontrados em bovinos, equinos, cães e até em humanos).

Os ácaros possuem corpo achatado dorsoventralmente, tendo os adultos quatro pares de patas e as formas jovens, três pares. Os sexos são separados, com dimorfismo sexual. Apresentam uma cabeça (denominada gnatossomo) e o corpo (denominado idiossomo) que é formado pela fusão do tórax e abdome, sem segmentação. O aparelho bucal é do tipo picador-sugador, constituído pelas quelíceras (com função de cortar a pele) e pelo hipóstomo (com a função de sugar o sangue). O conjunto de quelíceras e hipóstomo forma o rostro. Para exercer a hematofagia, os ácaros injetam saliva no ponto da picada, a qual produz forte reação imunoinflamatória. Tanto as formas jovens quanto os adultos possuem o mesmo tipo de alimentação (exceto em Trombiculidae, conforme foi dito). Alguns ácaros também se alimentam de matéria orgânica e "poeira", como aqueles causadores de alergias respiratórias (*Blomiatropicalis* e *Dermatophagoides*).

Em seguida, estudaremos os agentes da sarna, da asma e os carrapatos de importância médica.

Sarcoptes scabiei (sarna)

A sarna humana é causada pelo ácaro *Sarcoptes scabiei*, um ectoparasito permanente, pequeno, arredondado e medindo cerca 400 µm de comprimento por 300 µm de diâmetro (ver Figura 40.4). As fêmeas "escavam" e vivem em túneis ou galerias na epiderme, especialmente nas mãos, região interdigital, axilas, cintura, seios, virilhas e região genital externa. Assim que as fêmeas são fecundadas pelos machos, elas penetram na epiderme, formando túneis, e iniciam a oviposição, enquanto vão aprofundando a galeria. Colocam 3 a 4 ovos por dia, num total de 40 ou 50 em toda sua vida, que é de 2 a 3 meses. Cerca de 4 dias depois eclodem as "larvas hexápodas", que podem permanecer dentro ou fora das galerias, alimentando-se de tecidos ou crostas; cerca de 8 dias depois se transformam em "ninfas octópodas" que, 3 dias depois, se transformam em machos e fêmeas, que usualmente saem para o exterior dos túneis, copulam e reiniciam o processo.

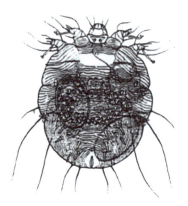

Figura 40.4. *Sarcoptes scabiei*, agente da sarna sarcóptica humana: fêmea, com dois ovos no seu interior.

A transmissão da sarna se dá por contato direto com uma pessoa parasitada, via sexual, aperto de mãos, contato em coletivos cheios, presídios, creches e até mesmo na própria casa. É de fácil transmissão e acomete inclusive profissionais de saúde, quando em contato com pacientes parasitados. A sarna provoca um prurido intenso, feridas e também formação de crostas típicas, com possíveis infecções bacterianas secundárias.

O diagnóstico é feito pelo aspecto clínico e localização das crostas e pelo prurido, mais intenso à noite. O diagnóstico parasitológico é feito raspando-se as crostas e examinando o raspado em uma lâmina contendo potassa 10% ou lactofenol. O uso de fita gomada também pode ser feito: adere-se uma fita gomada nas áreas afetadas (antes do banho ou uso de medicação) e depois se adere a fita em uma lâmina de vidro observando-a em microscópio, quando podem ser vistas as formas jovens da sarna.

O tratamento é difícil mas eficiente, porém requer um banho prévio em água morna, para se retirar as crostas, devendo ser repetido 2 a 3 vezes, com intervalo de 5 dias. Atualmente, pode se usar a ivermectina para tratamento humano e animal.

Carrapatos

Existem várias espécies de carrapatos, que picam os animais: *Amblyomma cajennense*, ou carrapato dos cavalos, *Boophilus microplus*, ou carrapato dos bovinos, *Rhipicephalus sanguineus*, ou carrapato dos cães, *Argas miniatus*, ou carrapato das galinhas etc. (Figura 40.5).

O *A. cajennense* é a espécie mais importante entre nós, sendo conhecido como carrapato rodoleiro ou carrapato-estrela. O micuim, também conhecido como carrapato-

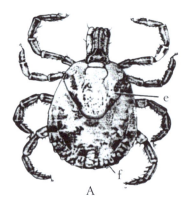
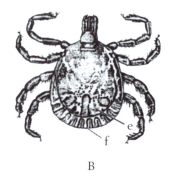

Figura 40.5. *Amblyomma cajennense*, carrapato do cavalo, carrapato rodoleiro ou carrapato-estrela. A larva ou micuim é a transmissora da *Rickettsia rickettsi*, agente da febre maculosa: A. Fêmea adulta, notando-se o escudo (e) reduzido; B. Macho, vendo-se o escudo (e) grande; f: festões.

pólvora, é a larva do carrapato-estrela. Sua importância está relacionada com as formas jovens (micuins), pois estas picam os humanos e podem transmitir a *Rickettsia rickettsii*, agente etiológico da febre maculosa. Os carrapatos adultos dificilmente picam os humanos, pois preferem equinos e capivaras.

A picada do micuim também é responsável por uma forte dermatite, causada pela saliva desse artrópode. Aliás, essa é a manifestação mais frequente das pessoas que visitam fazendas, caminham pelas matas e acampamentos, aonde esse carrapato existe. O micuim tem um comportamento interessante, migrando para as pontas das folhas, ficando à espreita na passagem de um novo hospedeiro pelas trilhas. A dermatite é causada pela penetração do aparelho bucal juntamente com uma forte reação imunoinflamatória provocada pela saliva depositada no local; mesmo vários dias depois que o micuim abandonou ou foi retirado do local, o prurido intenso continua, muitas vezes acompanhado de infecção bacteriana secundária. Em verdade, é impressionante como uma forma tão diminuta (o micuim mede menos de 0,5 mm de comprimento) pode causar uma dermatite tão forte e duradoura. Roupas compridas em caminhadas e uso de polvilho antisséptico com enxofre previne o ataque dos mucuins.

O *A. cajennense* tem um ciclo biológico assim: as fêmeas grávidas (teleóginas), repletas de ovos e de sangue, desprendem-se de seu hospedeiro e caem ao chão, onde procuram uma fresta para ovipor; botam de 6.000 a 8.000 ovos, os quais 60 dias depois liberam as larvas hexápodas (micuins), que sobem em algum capim ou vegetação onde se aglomeram, aguardando a passagem de algum hospedeiro no qual se agarram rapidamente e ficam durante 6 dias sugando o sangue; daí caem ao solo, sofrem uma muda e transformam-se em ninfas octópodas, que sobem em novo hospedeiro, no qual sugam durante 8 dias e depois caem ao solo, onde se transformam em carrapatos adultos.

A transmissão do agente da febre maculosa (que ocorre no Canadá, Estados Unidos, México, Panamá, Colômbia e Brasil) dá-se pela picada dos micuins, que podem picar diversos animais: roedores, marsupiais, coelhos etc. que, estando infectados, contaminam os carrapatinhos. Esses podem picar humanos e infectá-los, porém esses carrapatinhos fêmeas, infectados, por via transovariana, passam a *R. rickettsii* para os ovos, dos quais nascem os micuins já infectados. Conforme foi dito, essas formas podem picar os humanos e transmitir o patógeno.

A doença de Lyme, um tipo de borreliose, e transmitida por carrapatos como os ixodídeos, pode causar inchaço e dores articulares, causando artrites. A doença é causada pela bactéria *Borrelia burgdorferi*. Ocorre na América do Norte, havendo registro de casos no Brasil.

O carrapato *Rhipicephalus* (*Boophilus*) *microplus* é um ectoparasito de bovinos, que pode transmitir protozooses aos animais e aos seres humanos, a exemplo dos gêneros *Babesia* (babesiose) e *Anaplasma* sp. A babesiose causa um tipo de anemia em humanos, pois o parasito infecta hemácias.

O *Rhipicephalus sanguineus*, carrapato vermelho do cão, um ixodídeo, tem como hospedeiros preferidos os cães, mas pode acometer outros animais, inclusive os seres humanos, causando dermatites. Na veterinária, tem relevante importância.

O controle dos carrapatos depende de muito cuidado e persistência, necessitando atenção constante do criador de cães, bovinos e equinos. Existem vários produtos com propriedades carrapaticidas no mercado.

O tratamento da dermatite em humanos é feito com anti-histamínicos, e da febre maculosa é com antibióticos.

Asma e Rinite

Os agentes dessas manifestações podem ser vários, porém entre os artrópodes, a asma e a rinite são causadas por espécies da família Pyroglyphidae: *Dermatophagoides farinae, D. pteronyssinus, D. deanei* e *Pyroglyphus africanus*. No Brasil, também pode causar alergias o *Blomia tropicalis*. Esses ácaros são usualmente encontrados na poeira de camas, sofás, tapetes, cortinas, filtros de ar condicionado e, especialmente, em cômodos pouco movimentados e com umidade relativa do ar em torno de 75%, onde se acumula a descamação da pele humana.

Todos esses ácaros são diminutos (menos de 0,5 mm) e passam pelas fases (estágios) de ovo, larva hexápoda, ninfa octópoda e adultos, sendo que o ciclo biológico se completa entre 20 e 30 dias.

A contaminação humana se dá pela inalação não só desses ácaros, como também de suas fezes (bolotas) ou restos de exúvias.

Nas casas de avós, onde permanecem quartos fechados aguardando as visitas de filhos e netos nos períodos de férias, é frequente ocorrer contaminação dos visitantes nessas épocas. Para se evitar isso, é fundamental que os quartos sejam arejados diariamente e limpos com aspirador de pó com frequência.

Na família Acaridae (= Tyroglyphidae) as espécies *Tyrophagus putrescentiae* e *Caloglyphus* sp., são usualmente encontradas em produtos farináceos armazenados em depósitos pouco ventilados e com umidade relativa do ar acima de 75%. Esses ácaros podem causar uma dermatite denominada "dermatite dos especieiros". Ocorre especialmente nas mãos e nos braços dos operários que trabalham com esses produtos e nos ambientes infestados por esses ácaros, os quais atingem a pele, picando-a.

ESTUDO DIRIGIDO

1. Associe as espécies da subordem Anoplura com a sua importância e a biologia.
2. Quais são as recomendações para o tratamento de piolhos?
3. Descreva o desenvolvimento dos insetos da ordem Siphonaptera.
4. Associe as espécies de pulgas com a sua importância e a sua biologia.
5. Sobre o *Sarcoptes scabiei* descreva: a patologia causada por este ácaro, o seu ciclo biológico e as vias de transmissão.
6. Discuta: o carrapato *Amblyomma cajennense* é o mais importante entre nós.
7. Cite as etapas do ciclo biológico do *A. cajennense*.

PARTE **V**

TÉCNICAS PARASITOLÓGICAS

CAPÍTULO 41

Exames Parasitológicos

Apresentação

Os métodos usados para se fazer o diagnóstico de doenças parasitárias podem ser divididos em dois grandes grupos: os métodos diretos, empregados na visualização do parasito, e os métodos indiretos ou imunológicos, empregados na identificação da resposta imune ao parasito. Exames por imagens também podem ser úteis no diagnóstico de parasitoses. No primeiro grupo encontram-se os exames de sangue, os exames de fezes, histopatológicos e as necropsias. No segundo grupo, encontram-se a reação de imunofluorescência, imunocromatografias, a reação de hemaglutinação, o teste ELISA (*Enzyme Linked Immunosorbent Assay*), a PCR (*Polymerase Chain Reaction*), a intradermorreação etc.

Neste livro, iremos descrever os principais métodos do primeiro grupo: exames de sangue e fezes, os quais serão descritos de forma objetiva e clara, de modo que professor, alunos ou técnicos possam executá-los em sala de aula ou em laboratórios simples, em postos de saúde e universidades com cursos de saúde.

Exames de Sangue

– **Coleta:** todos os procedimentos devem ser feitos usando-se luvas descartáveis, pois sempre há o risco de contaminação, uma vez que estamos trabalhando com material proveniente de algum paciente. Em humanos, o sangue deve ser colhido com lanceta na polpa digital do anular esquerdo ou no lóbulo da orelha, locais onde há boa irrigação sanguínea e a pele é fina. Com algodão umedecido em álcool iodado, faz-se a assepsia local, espera-se secar bem (a umidade do suor ou do antisséptico pode promover a ruptura das hemácias) e, com uma lanceta ou alfinete estéril descartável, faz-se pequeno orifício na pele; com ligeira compressão sairão gotas de sangue. Essas serão recolhidas imediatamente em uma lâmina de vidro limpa e desengordurada, para se executar os procedimentos subsequentes.

– **Exame direto:** o sangue é colhido no centro da lâmina, coberto com lamínula e levado ao microscópio sob aumento 40× para observação. Caso seja necessário retardar a coagulação, deve ser adicionada uma gota de salina ao sangue ou colhê-lo com heparina.

– **Confecção de esfregaços:** existem dois tipos de esfregaços: 1) esfregaço em camada delgada ou gota estirada; e 2) esfregaço em camada espessa, também denominado gota espessa. O primeiro é o método normal de exame e o segundo é um método de concentração, pois um volume maior de sangue é distribuído em uma superfície menor da lâmina (Figura 41.1).

Para se executar os esfregaços, deve-se proceder assim:

Esfregaço Delgado

– Colocar uma gota de sangue na extremidade direita da lâmina (para os canhotos colocar na extremidade esquerda), que deve estar bem apoiada em uma mesa limpa e livre de objetos.
– Pegar outra lâmina, segurando-a firmemente com a mão direita pelo lado de cima e com uma inclinação de 45°, encostar junto e adiante da gota.
– Deixar a gota se espalhar pela superfície de contato das duas lâminas e puxar a mesma até o fim da lâmina.
– Secar imediatamente, agitando a lâmina, para se evitar hemólise.
– Fixar o esfregaço com álcool metílico (5 gotas por 2 minutos) se for corar pelo Giemsa; se for corar pelo método de Leishman ou pelo método Panótico Rápido, não há necessidade de fixar pelo álcool metílico.

Esfregaço ou Gota Espessa

– Colocar 5 mm³ de sangue no centro de uma lâmina e com o canto de outra lâmina espalhar essa gota por uma área de 1 cm².
– Deixar secar ao ar, protegido de poeira, durante 6 a 36 horas.
– Quando a secagem for de curta duração (menos de 24 horas), pode-se usar o corante diretamente, porém é mais recomendável fazer a desemoglobinização da seguinte forma: mergulhar a lâmina com o esfregaço por 10 minutos em um recipiente com água destilada; retirar a lâmina cuidadosamente e deixar secar por alguns minutos; fixar pelo álcool metílico ou não e corar como foi citado.

Esfregaço de Tecidos

– Anestesiar o local e retirar um pequeno fragmento de tecido (biópsia) da lesão ou após escarificar a borda da lesão colocar a lâmina sobre a área algumas vezes.
– Comprimir o fragmento sobre uma lâmina diversas vezes e em pontos diferentes.
– Em qualquer das duas alternativas de executar o esfregaço, o mesmo será

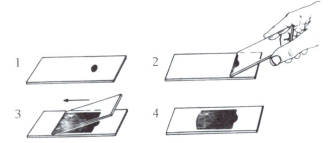

Figura 41.1. Esfregaço sanguíneo em camada delgada; notar a sequência das etapas, observando que a lâmina sobre a qual vai ser feito o esfregaço deve estar apoiada sobre uma mesa e que a lâmina que vai "puxar" a gota deve ser segurada por cima: 1. Colocação da gota de sangue na lâmina apoiada na mesa; 2. Colocar a lâmina que vai puxar o sangue adiante da gota, deixando-a espalhar-se pela superfície de contato das duas lâminas; 3. "Puxar" o sangue com movimento firme e contínuo; 4. Concluído o esfregaço, secá-lo rapidamente ao ar para evitar hemólise das hemácias, o que dificultaria o exame.

fixado ou não pelo álcool metílico conforme o tipo do corante que será usado (Giemsa ou Panótico Rápido).

Corantes

Após a confecção dos esfregaços de sangue ou tecidos nas lâminas, é necessário corá-los para haver uma perfeita visualização dos parasitos.

Os melhores corantes são derivados do Romanowsky: Giemsa, Leishman e Panótico Rápido. O primeiro demanda uma fixação do esfregaço com álcool metílico (5 gotas durante 2 minutos) e preparo dos ingredientes no momento do uso. O Leishman não precisa da fixação do esfregaço com álcool metílico, mas necessita a preparação dos ingredientes no momento do uso.

O corante Panótico Rápido é de uso mais fácil, pois não necessita fixar o esfregaço e, em 15 segundos, a lâmina está corada. Esse corante pode ser encontrado já pronto para o uso em lojas de materiais para laboratórios.

Exames de Fezes

Existem vários métodos de exame de fezes, pois alguns são mais eficientes para se detectar protozoários, outros para ovos ou para larvas de helmintos, mas existem alguns que são muito eficientes para se observar protozoários e helmintos. Assim, iremos descrever aqui esses métodos gerais, pois são os mais usados na rotina e fáceis de serem executados.

Para se executar corretamente a técnica escolhida ou indicada é fundamental responder a algumas perguntas: 1) Como coletar as fezes? 2) Como conservar o material colhido? e 3) Como executar a técnica? Em seguida responderemos a essas perguntas:

Como Coletar e Conservar as Fezes

Um cuidado especial se deve ter com a colheita das fezes, não só para a orientação do paciente, como para a segurança do laboratorista e para a confiança no resultado do exame. Assim, as fezes (ou a amostra fecal) devem ser colhidas em um penico limpo e seco, preferentemente pela manhã e, se possível, enviadas para o laboratório na mesma hora. Caso isso não seja possível, colocar as fezes em conservante (caso o objetivo do exame seja observar larvas de helmintos, para o método de Lutz o conservante não atrapalha o exame; porém, se for usar o método de Baerman-Moraes, o conservante é contraindicado, pois nesse método as larvas precisam estar vivas (Figura 41.2).

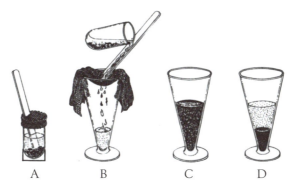

Figura 41.2. Método de Lutz ou de Hoffmann, Pons e Janer (sedimentação espontânea): A. Frasco de Borrel, com fezes diluídas em água ou conservador; B. Cálice de sedimentação com gaze dobrada, filtrando as fezes diluídas; C. Cálice com as fezes filtradas em início de sedimentação; D. Cálice após 2 horas de sedimentação.

Os melhores conservantes são: o formol 10%, o MIF ou o SAF, ou o frio (geladeira ou caixa de isopor com gelo). Em alguns casos, recomenda-se recolher um pouco de fezes em dias alternados durante 1 semana e colocar em um frasco de vidro maior, contendo conservante e homogeinizando-se bem o material.

Existem no mercado alguns kits desenvolvidos para coleta e conservação de amostras fecais, que podem ser úteis para diagnóstico de parasitoses intestinais. Um bom exemplo é o Coprotest®, que já vem com conservante, formol a 10%, muito utilizado também em trabalhos de pesquisa de enteroparasitos, e o Coproseco®, que contém vapor de formol a 10%, substituindo o líquido.

Métodos de Exame

Existem diversos métodos para exame de fezes, os quais se dividem em: técnicas de concentração de ovos ou de cistos e técnicas para exames de larvas de helmintos.

Técnicas de Concentração

Os dois métodos de concentração mais empregados são o de concentração espontânea e o de concentração por centrifugação, os quais serão descritos a seguir:

1. **Concentração espontânea**, mais conhecido como método de Lutz ou de Hoffman, Pons e Janer (HPJ). A execução do método é assim:
   - Colocar cerca de 2 g de fezes frescas ou conservadas em um frasco de plástico descartável e adicionar cerca de 5 ml de água limpa; diluir bem, com auxílio de um bastão de vidro ou palito de picolé descartável.
   - Acrescentar mais 15 ml de água limpa, homogeneizar e filtrar através de gaze dobrada em duas ou filtro descartável em um cálice cônico.
   - Deixar sedimentar mantendo em repouso por, no mínimo, 2 horas; caso necessário, descartar parte da água sobrenadante ao filtrado, completar com mais água, filtrar e deixar em repouso.
   - Recolher com pipeta parte do sedimento, colocar sobre uma lâmina, adicionar uma gota de Lugol (iodo diluído), cobrir com lamínula e examinar ao microscópio, sob aumento de 5×, 10× e 40×.

   O cálice de sedimentação é específico para esse propósito, pois tem seu fundo afunilado.

2. **Concentração por centrifugação**, também conhecida com método de Ritchie, de Blagg ou "formol-éter". A execução do método é assim:
   - Diluir 2 g de fezes frescas em 10 ml de formol 10%, homogeneizando bem ou retirar 10 ml das fezes conservadas e diluídas em conservante e filtrar o material em gaze dobrada quatro vezes.
   - Transferir 2 ml do filtrado para um tubo de centrífuga de 15 ml, adicionando 4 ml de éter; tampar e agitar o tubo fortemente, pois assim será separada a gordura do restante do material; destampá-lo cuidadosamente e colocá-lo em uma centrífuga.
   - Centrifugar por 1 minuto a 1.500 rpm, quando quatro camadas se formarão: no fundo do tubo estarão os ovos e cistos dos parasitos, em seguida teremos uma camada de formol e por cima uma camada de gordura e detritos e, por último, uma camada de éter.
   - Emborcar rapidamente o tubo assim centrifugado em uma pia, descartando as três camadas, deixando no fundo a camada com os parasitos.

– Colocar duas gotas de Lugol nesse sedimento, homogeneizar bem, depois colher uma gota e colocar entre a lâmina e a lamínula para ser examinada ao microscópio, sob os aumentos 5×, 10× e 40×.

3. Concentração por centrífugo-flutuação em sulfato de zinco, também conhecida como método de Faust. A execução do método é assim:
    – Homogeneizar as fezes em água filtrada, centrifugando por 5 minutos a 2.000 rpm.
    – Aplicar o sulfato de zinco a 33% e centrifugar novamente.
    – Os ovos e cistos leves estarão presentes na película superficial do tubo, cuja amostra deve ser colhida com alça de platina.
    – Levar a amostra da alça de platina à lâmina, adicionar duas gotas de Lugol, e está pronta para a microscopia.

Técnicas para Exame de Larvas de Helmintos

Existem duas técnicas muito úteis para se demonstrar larvas de helmintos em amostras de fezes, e todas as duas são baseadas no hidrotropismo, no termotropismo e na sedimentação das larvas. Para se executar esses métodos, as fezes não podem estar conservadas, pois estariam mortas e, aqui, trabalha-se com as larvas vivas.

Os dois métodos mais usados são o de Baermann-Moraes e o de Rugai, Mattos e Brisola. Como o método de Rugai é de execução mais simples e não requer aparelhagem especial, somente ele será aqui descrito (Figura 41.3):

– Colocar água aquecida a 40/45 °C em um cálice de sedimentação (igual ao usado no método de Lutz, descrito anteriormente).

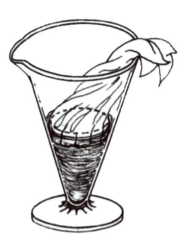

Figura 41.3. Método de Rugai, mostrando as fezes dentro de uma lata emborcada, envolta por uma gaze dobrada em 4 e colocada em contato com a água morna (45 °C). Atenção: as fezes podem ser colocadas diretamente dentro da gaze enrolada, formando uma pequena trouxa, que deverá permanecer em contato com a água morna.

– Colocar 10 g de fezes frescas em uma gaze dobrada quatro vezes, formando uma pequena trouxa, a qual é colocada dentro do cálice, em contato com a água aquecida.

– Deixar em repouso por 1 hora, retirando a trouxa cuidadosamente e descartando-a.

– Recolher com uma pipeta o sedimento do cálice, colocar em uma lâmina, adicionar uma gota de Lugol, cobrir com lamínula e examinar ao microscópio com aumentos de 10× e 40×.

Existem no mercado alguns kits que "simulam" o Baermann-Moraes, como o Parasitokit®, e que ocupam pouquíssimo espaço em "banho-maria".

Técnica de Imunocromatografia

Muitos laboratórios especializados têm usado menos as técnicas tradicionais de exame parasitológico de fezes, preferindo usar a imunocromatografia. São testes rápidos, simples de serem realizados, dispensam equipamentos, grandes espaços físicos e uso de água. Por outro lado, devido a sua sensibilidade, ainda são muito caros e economicamente inviáveis para a maior parte da população mundial. Um dos mais conhecidos e aplicados é o teste rápido para HIV, já vendido em farmácias. Já existem testes imunocromatográficos (ELISA) que, através de uma gota de fezes, já diagnostica *Cryptosporidium*, *Giardia* e *Entamoeba histolytica*, já diferenciando esta, inclusive, da *E. dispar* (Figura 41.4).

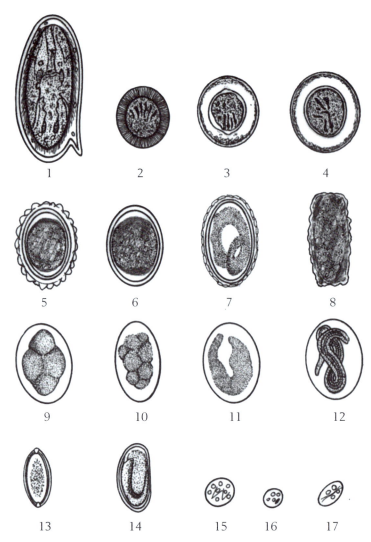

Figura 41.4. Ovos de helmintos e cistos de protozoários mais frequentes nos exames de fezes, desenhados nas dimensões proporcionais: 1. *Schistosoma mansoni*; 2. *Taenia* sp.; 3. *Hymenolepis nana*; 4. *H. diminuta*; 5. *Ascaris lumbricoides* normal; 6. Ovo decorticado; 7. Ovo larvado; 8. Ovo infértil; 9 a 12. Ancylostomidae, com massas de células; 11. Início de formação da larva; 12. Ovo larvado; 13. *Trichuris trichiura*; 14. *Enterobius vermicularis*; 15. Cisto de *Entamoeba coli*; 16. Cisto de *E. histolytica*; 17. Cisto de *Giardia lamblia*.

Exame de Hortaliças

A procura por técnicas de análise parasitológica de hortaliças vem aumentando em função dos constantes relatos de contaminação de folhosos por enteroparasitos. As técnicas são simples e de fácil execução, entretanto, o reconhecimento ao microscópio das formas encontradas requer muita experiência e, muitas vezes, a ajuda de um especialista, pois são observadas constantemente formas microscópicas de vida livre presentes no solo ou eliminadas em fezes de animais silvestres e que são pouco conhecidas de técnicos em patologia clínica, farmacêuticos e parasitologistas, podendo ser confundidas com enteroparasitos humanos.

Uma das técnicas mais utilizadas é baseada na sedimentação espontânea (segundo Takayanagui), cujos passos são:

– Colocar o pé da hortaliça em um saco plástico individual e acrescentar 250 ml de água destilada, para a realização de uma primeira lavagem, por enxague, agitando manualmente por 30 segundos.

– Recolher a água em um cálice de sedimentação, filtrando em gaze de oito dobras. Deixe em repouso por 24 horas.

– Em seguida, desfolhe o mesmo pé e esfregue cada folha com um pincel chato nº 16, em um recipiente de vidro contendo 250 ml de água destilada. Alguns pesquisadores utilizam detergentes para auxiliar na retirada dos contaminantes que possam estar presentes nas folhas.

– Recolher a água da segunda lavagem, filtrar com uma gaze de oito dobras em um cálice de sedimentação e deixar em repouso por 24 horas.

– Examinar ao microscópio óptico, nos aumentos de 10× e 40×, três lâminas de cada sedimento (uma delas corada com Lugol), por exame direto e após a concentração por centrifugação.

OBS.: para facilitar a remoção dos contaminantes na segunda lavagem, pode-se mergulhar as folhas durante 20 minutos em uma solução detergente de 0,3 mg/ml de lauriléter sulfato de sódio e 0,25 mg/ml de álcool láurico etoxilado. A solução obtida deve ser processada da mesma maneira que a água destilada.

ESTUDO DIRIGIDO

1. Os exames de sangue e o esfregaço de tecidos são indicados para o diagnóstico de quais parasitoses?
2. Quais são as dificuldades associadas ao exame parasitológico de hortaliças?
3. Qual é o método de concentração mais utilizado nos exames parasitológicos de fezes? Justifique.
4. Em quais situações as fezes devem ser colhidas em conservantes?
5. (COPESE/UFPI 2016) O exame das fezes pode ser utilizado para o estudo das funções digestivas, a dosagem da gordura fecal, pesquisa de sangue oculto, a pesquisa de parasitos e a coprocultura. Com relação ao tema, classifique as assertivas como verdadeiras ou falsas.
   I. O exame macroscópico permite, eventualmente, a verificação de tênias, áscaris, oxiúros e necátor, e orienta quanto à escolha da parte mais suspeita para ser submetida ao exame microscópico.
   II. Os trofozoítos são encontrados usualmente em fezes formadas, ao passo que os cistos são diagnosticados nas fezes líquidas, pastosas ou mucossanguinolentas.
   III. O registro de sangue ou muco não precisa ser realizado no exame macroscópico porque será registrado na análise microscópica.
   IV. A tamisação consiste em emulsionar as fezes com água, utilizando um jato fraco de água corrente, e coar a emulsão com peneira metálica.

PARTE V – TÉCNICAS PARASITOLÓGICAS

V. Vermes adultos como *Ascaris lumbricoides* e *Enterobius vermicularis* são encontrados frequentemente misturados ou na superfície das fezes. Ancilostomídeos e *Strongyloides stercolaris* podem
ser encontrados, mas a identificação requer o uso de microscópio.

Marque a opção que apresenta a sequência CORRETA.

a) V-V-V-F-F.
b) V-F-F-V-V.
c) V-F-F-V-F.
d) F-F-F-V-V.
e) V-F-F-F-V.

6. (BioRio 2014) Na análise parasitológica das fezes, frequentemente é necessário o uso de um método
de concentração, visando evidenciar a presença de formas parasitárias. Nesse sentido, identifique os
métodos a seguir:

I. É utilizado para a pesquisa de cistos, oocistos, ovos e larvas. Baseia-se na sedimentação espontânea, sendo indicado para recuperação de ovos considerados pesados.

II. É indicado para a concentração de cistos de protozoários. Fundamenta-se em centrífugo-flutuação
de cistos, oocistos, ovos leves e larvas em solução de sulfato de zinco.

III. É indicado para a concentração de larvas de helmintos. Baseia-se na migração positiva das larvas
para água aquecida.

As opções I, II e III referem-se, respectivamente, a:

a) Método de Hoffman, Pons e Janer (ou de Lutz), método de Faust e método de Rugai.
b) Método de Ritchie, método de Faust e método de Rugai.
c) Método de Hoffman, Pons e Janer (ou de Lutz), método de Ritchie e método de Faust.
d) Método de Faust, método de Hoffman, Pons e Janer (ou de Lutz) e método de Rugai.
e) Método de Hoffman, Pons e Janer (ou de Lutz), método de Faust e método de Ritchie.

Bibliografia Consultada

Livros

1. Boff L. A Águia e a Galinha. 33 ed. Rio de Janeiro: Editora Vozes 1997; 206 p.
2. Boff L. Espiritualidade. Rio de Janeiro: Editora Sextante 2001; 94 p.
3. Fleck L. Gênese e Desenvolvimento de um Fato Científico. Belo Horizonte: Editora Fabrefactum; 2010. 201 p.
4. Neves DP, Bittencourt J. Atlas Didático de Parasitologia. 2 ed. Rio de Janeiro: Editora Atheneu 2008; 120 p.
5. Neves DP, Melo AL, Linardi PM, Vitor RW. A Parasitologia Humana. 13 ed. Rio de Janeiro: Editora Atheneu 2016; 546 p.
6. Neves DP. Parasitologia Dinâmica. 3 ed. Rio de Janeiro: Editora Atheneu 2009; 591 p.
7. Melo AL, Pinto HA, Mati VLT. Parasitologia Geral Básica. UFMG – Educação à Distância; 2011.
8. Papini S. Vigilância em Saúde Ambiental. 2 ed. Rio de Janeiro: Editora Atheneu 2012; 204 p.
9. Pinna M. Conrad Gesner e a Sistemática Biológica. In: Memória Hoje. Vol. 1. Ciência Hoje, FAPERJ; 2011.
10. Ribeiro D. O Povo Brasileiro. 2 ed. São Paulo: Editora Companhia das Letras 1995; 476 p.
11. Romano O. Casos de Minas. 6 ed. São Paulo: Editora Paz e Terra 1982; 222 p.
12. Schmidt G, Roberts L. Foundations of Parasitology. 4 ed. St. Louis: Times Mirror Ed. 1989; 750 p.
13. Rosen G. Da Polícia Médica à Medicina Social: Ensaios Sobre a História da Assistência Médica. Rio de Janeiro: Editora Graal; 1980. 401p.
14. Hogan GE, Cvitkovich T. What is Global Leadership. London: Nicholas Brealey Publishing; 2011.
15. Ricklefs R. A Economia da Natureza. 3 ed. Rio de Janeiro: Ed. Guanabara Koogan; 1996.

Artigos Científicos

1. Repports of Committee on terminology. J Parasitol 1937; 23:326-329.
2. Coral, et al. Retirada de *Fasciola hepatica* da Via Biliar Principal por Coledoscopia. Rev Col Bras Cir 2007; 37(1).
3. Cavalier ST. Only Six Kingdoms of Life. Proc R Soc London B 2004; 271:1251-1262.
4. Corôa MMS, Costa Val AP. Aspectos Legais, Morais e Éticos da Eutanásia de Cães Positivos para Leishmaniose Visceral. V&Z em Minas 2013; 119:35-38.
5. Cox F. History of Human Parasitology. Clin Microbiol Rev. 2002; 15(4):595–612.
6. Espinosa OA, Serrano MG, Camargo EP, Teixeira MMG, Shaw JJ. An appraisal of the taxonomy and nomenclature of trypanosomatids presently classified as Leishmania and Endotrypanum. Parasitology 2016; 1–13.
7. Figueiredo SM, Filippis T, Santos UMP et al. Report on a balantidiasis case in a person living with HIV/AIDS (PVHA). Rev Patol Trop 2012; 41:505-509.
8. Martins LP, et al. Avaliação Inicial da Prevalência de Enteropasitoses em Berilo, MG. Rev Med MG 2009; 19(1):26-31.
9. Massara CL, et al. Viability of Ascaris lumbricoides Eggs Eliminated After Anti-helmintic Therapy. Mem Inst O Cruz 1991; 86:233-237.
10. Moreira IS, Souza FC, Santos FM et al. Eficiência de soluções antimicrobiana na desinfecção de alface tipo crespa comercializada em feira livre. Rev Verde Agroecologia Desenvolv Sustent 2013; 8:171-177.
11. Murta FL, Massara CL. Presença de Ovos de Helmintos Intestinais em Ônibus de Transporte Público em Belo Horizonte. Rev Patol Trop 2009; 38(3):207-212.
12. Paranaíba LF, Pinheiro LJ, Torrecilhas AC et al.

Leishmania enriettii, Muniz & Medina, 1948 a highly diverse parasite is here to stay. Plos Pathogens 2017; 13(5):1-5.

13. Paranaíba LF, Pinheiro LJ, Macedo DH et al. An overview on Leishmania (Mundinia) enriettii: biology, immunopathology, LRV and extracellular vesicles during the host-parasite interaction. Parasitology 2017; 10:1-9.

14. Sahu B, Mohanty M, Ravindram B. Proptective Immunity in Human Filariasis. JID. 2008; 198:434-442.

15. Schuster FI, Ramirez-Avila L. Current World Status of *Balantidium coli*. Clinical Microb Reviews 2008; 21(4):626-628.

16. Takayanagui OM, et al. Fiscalização de verduras comercializadas no município de Ribeirão Preto, SP. Rev Soc Bras Med Trop 2001; 34(1):37-41.

17. Tan KSW. New Insights on Classification, Identification and Clinical Relevance of Blastocystis. Clin Microb Rev 2008; 21(4):639-665.

Resolução

1. Agência Nacional de Vigilância Sanitária (Brasil). Resolução-RDC nº 216, de 15 de setembro de 2004. Cartilha sobre boas práticas para serviços de alimentação. Diário Oficial da União; Poder Executivo, de 16 set 2004.

Índice Remissivo

Obs.: números em *itálico* indicam figuras; números em **negrito** indicam quadros e tabelas.

A

Abdome agudo, 163
Acanthamoeba, 21, 66
Acarina, 203
Ácaro, 227, 230
    causadores de alergias respiratórias, 203
Achatinafulica, 196
Aedes aegypti, 214, 215
Agente
    etiológico, 34
    infeccioso, 34
Alóctone, 34
Amastigota, 32
Amblyomma cajennense, *232*
Ameba de vida livre, 66
Amebíase, 61
    agente etiológico, 61
    apresentação, 61
    ciclo biológico, 62
    consequências graves no homem, **40**
    diagnóstico, 64
    epidemiologia, 64
    estudo dirigido, **67**
    extraintestinal, 63
    hábitat, 61
    imunidade, 64
    morfologia, 61
    patogenia, 62
    profilaxia, 64
    sintomatologia, 62
    tratamento, 64
Ancilostomíase, 175
Ancilostomídeo, casal de, *176*
Ancylostoma, 126
    caninum, 181
    duodenale, 20, 126, 175, 177
Ancylostomidae, ciclo biológico de, *177*
Angiostrongilíase cerebral, 196

Angiostrongylus
    cantonensis, 196
    costaricensis, 196
Animais
    domésticos, 17
    silvestres, 17
Anopheles darlingi, 29, 104, 213, *214*
Antroponose, 22, 35
Apendicite aguda, 163
Artrópodes, 25
    apresentação, 201
    classificação
        Arachnida, 203
        Insecta, 202
Ascaridíase, 161
    agente etiológico, 161
    apresentação, 161
    ciclo biológico, 161
    consequências graves no homem, 41
    diagnóstico, 163
    epidemiologia, 163
    estudo dirigido, 165
    imunidade, 163
    morfologia, 161
    patogenia, 162
    profilaxia, 164
    sintomatologia, 162
    tratamento, 164
Ascaridiose, 161
Ascaris, 21
    errático, 163
    lumbricoides, 3, 20, 21, 126, 161, *162*
        ciclo biológico, *162*
Asma, 233
Autóctone, 34
Autocura, 159
Autoinfecção, 151
Autotróficos, 15, 58
Axonema, 58

B

Babesia, 120
Balamuthia, 66
Balantidíase, 75
    agente etiológico, 75

247

Índice Remissivo

apresentação, 75
epidemiologia, 78
estudo dirigido, 79
imunidade, 78
morfologia, 76
patogenia, 76
profilaxia, 78
sintomatologia, 76
tratamento, 79
Balantidium coli, 75
ciclo biológico, 76, 77
Barbeiro, 15, 92
Barreiras
específicas, 49
inespecíficas, 47
Barriga d'água, 129
Berne, 224
Besouros, 159
Bicheira, 222
Bicho-de-pé, *229*
Bicho-geográfico, 181
consequências graves no homem, 41
Biocenose, 15
Bioma, 15
Biomphalaria, 29, 31, 129
Biota, 15
Biótopo, 15
Blastocistose, 117
Blastocystis hominis, 117
Bloqueio do feixe de His, 93
"Bolsa copuladora", 176
Borrachudo, 191
Borrelia burgdorferi, 233
Borreliose, 233
Bradizoíto, 31
Bunostomum phlebotomum, 181

C

Cafua, 15
Calazar, 81
consequências graves no homem,
40
Canal ginecóforo, 130
"Canjiquinha", *145*
Caramujo do gênero *Lymnaea*, 140
Carnivorismo, 108
Carrapato, 121, 232
controle dos, 233
dos bovinos, 233
moles, 203
vermelho do cão, 233
Carunchos, 158
Cegueira dos rios, 191
Célula *natural killer*, 43
Celularidade medular, 44
Ceratopogonidae, 218
Cercária, 131, *132*
de cauda equina, 140
Chatos, *228*
Chrysomya megacephala, 224
Ciclo
biológico, tipos, 29

heteroxeno, 157
monoxênico, 29, 157
Ciclosporose, 120
Ciência parasitológica, 11
Ciliophora, 26, 60
Cílios, 57, 59
Cimex lectularius, *208*, 209
Cimicidae, 209
Cinetoplasto, 57
Cissiparidade, 31
Cisticercose, 149
agente etiológico, 149
apresentação, 149
consequências graves no homem, 41
diagnóstico, 150
epidemiologia, 150
estudo dirigido, 151
imunidade, 150
morfologia, 149
patogenia, 149
profilaxia, 151
sintomatologia, 149
tratamento, 151
Cisticercus cellulosae, 149
Cisto, 31, 58
hidático nos hospedeiros intermediários, 154
Citóstoma, 58
Citotoxidade dependente de anticorpos, 49
Clima, 14
Cochliomyia hominivorax, 222
Colecistite, 163
Comensalismo, 20
Componentes
abióticos, 12
bióticos, 12
Concentração
por centrifugação, 240
por centrífugo-flutuação em sulfato de zinco, 241
Concha das principais espécies de *Biomphalaria*, *135*
Conjugação, 58
Cor pulmonale, 132
Corantes, 239
Corpo basal, 57
Corpus Hippocratorum, 3
Cryptosporidium, 31, 118
Ctenocephalides, 230
canis, 159
Culex quinquefasciatus, 189, 215
Culicidae, 212
ciclo biológico de, 213
desenvolvimento de, fases, *212*
Cyclops, 192
Cyclospora cayetanensis, 120
Cystoisospora, 110

D

Decompositores, 16
Deficiência de absorção de vitamina A, 45
Dematite serpiginosa, 191
Demodex foliculorum, 203
Dermatobia hominis, 15, 19, *223*
Dibotriocefalose, 35, 195
Didelphis, 30

248

Índice Remissivo

Difilobotriose, 35
Diphyllobothrium latum, 195
Díptero(s), 211
    Brachycera (moscas), 211
        apresentação, 221
        Cochliomyia hominivorax, 222
        Dermatobia hominis, 223
        estudo dirigido, 225
        Musca domestica, 221
        Sarcophagidae, 224
    estudo dirigido, 218
    nematocera (mosquitos), 211
Distribuição geográfica, 34
Divisão binária, 30, 31
Doença(s)
    de Chagas, 35, 91
        agente etiológico, 91
        apresentação, 91
        consequências graves no homem, **40**
        diagnóstico, 94
        epidemiologia, 95
        estudo dirigido, **98**
        imunidade, 93
        morfologia, 91
        patogenia, 93
        profilaxia, 96
        sintomatologia, 93
        tratamento, 96
    de Lyme, 233
    denominação das, 28
    do sono, 221
    parasitárias, 40
        morbimortalidade em, 39
    tropical, 16
Dor
    de fome, 146
    epigástrica, 146
Dracunculus medinensis, 192

E

Echinococcus granulosus, 126, 153
    ciclo biológico, *154*
    hábitat, 153
Ecologia
    médica, 12
    parasitária, 11
        biocenose, 15
        bioma, 15
        biota, 15
        biótopo, 15
        cadeia alimentar, 15
        clima, 14
        ecossistema, 14
        ecótono, 15
        ecótopo, 15
        focos naturais e artificiais das parasitoses, 16
        hábitat, 15
        nicho ecológico, 15
        nível trófico, 14
        parasitos de animais domésticos e silvestres, 17
        potencial biótico, 15
Ecossistema, 14
Ecótono, 15

Ecótopo, 15
Ectoparasitos, 227
Endemia, 34
Endoparasito, 21
Entamoeba histolytica, 61
    ciclo biológico, *63*
    hábitat, 61
    trofozoítos e cistos de, *62*
Enterobíase, 35
    apresentação, 171
    ciclo biológico, 172
    consequências graves no homem, 41
    diagnóstico, 172
    estudo dirigido, 174
    imunidade, 172
    morfologia, 171
    patogenia, 172
    profilaxia, 172
    tratamento, 173
Enterobius
    vermicularis, 126, 171
    ciclo biológico, *172*
    fêmea repleta de ovos, *171*
    macho, *171*
    ovos típicos, *171*
Envelhecimento populacional, 43
Enzoose, 22, 35
Epidemia, 34
Epidemiologia, 33
Esfregaço
    confecção de, 237
    de tecidos, 238
    delgado, 238
    por aposição, 85
    sanguíneo em camada delgada, *238*
Esgoto doméstico, *65*
Esporogonia, 100
Esquistossomina, 134
Esquistossomose
    hepatoesplênica, 131
    mansoni, 129
        agente etiológico, 129
        apresentação, 129
        diagnóstico, 134
        epidemiologia, 134
        estudo dirigido, 136
        imunidade, 132
        morfologia, 130
        patogenia, 131
        profilaxia, 135
        tratamento, 136
Esquizogonia, 100
Esquizonte, 31, 100
Estrongiloidíase
    agente etiológico, 183
    apresentção, 183
    ciclo biológico, 184
    consequências graves no homem, 41
    diagnóstico, 186
    epidemiologia, 186
    estudo dirigido, 187
    imunidade, 185
    morfologia, 183

Índice Remissivo

patogenia, 184
profilaxia, 186
sintomatologia, 184
tratamento, 186
Exame(s)
de fezes, 239
de sangue
coleta, 237
confecção de esfregaços, 237
exame direto, 237
parasitológicos, 237
corantes, 239
de fezes, 239
de hortaliças, 243
de sangue, 237
estudo dirigido, 243

F

Fagocitose, 62
Fasciola
hepatica, 29, 139
ciclo biológico, 139, *140*
hábitat, 139
Fasciolíase, 139
agente etiológico, 139
apresentação, 139
diagnóstico, 141
epidemiologia, 141
estudo dirigido, 141
morfologia, 139
patogenia, 140
profilaxia, 141
tratamento, 141
Fasciolose, 139
Febre maculosa, 233
Fecundação, 58
Fenômeno El Niño, 14
Filária de Medina, 192
Filarioide de Ancylostomidae, 176
Filariose(s)
apresentação, 189
cutânea, 181
estudo dirigido, 193
imunidade, 192
Flagelo, 32, 57, 59
Fômite, 30
Forésia, 19
Fototropismo positivo, 208

G

Gameta, 58
Gametócito, 100
Giardia
ciclo biológico, 70
hábitat, 69
lamblia, 21
ciclo biológico da, *71*
morfologia, *70*
Giardíase, 35, 69
agente etiológico, 69
apresentação, 69
ciclo biológico da *Giardia*, 70
consequências graves no homem, **40**

diagnóstico, 71
epidemiologia, 72
estudo dirigido, **73**
hábitat, 69
imunidade, 70
morfologia, 69
patogenia, 70
profilaxia, 72
sintomatologia, 70
tratamento, 72
Glossina, 97
Gota espessa, 238
Granulomas hepáticos, 133

H

Hartmanella, 66
Helminto(s), 25, 125
apresentação, 125
classe
Cestoda, 126
Cromadorea, 126
Enoplea, 26
Trematoda, 125
classificação, 27
em forma de folha, 125
mais frequentes em humanos, **127**
resposta imune contra, *164*
subclasse Digenea, 125
Helmintose oportunista,183
Hematofagia, 203
Hematopoese, 44
Hemíptero
apresentação, 205
asa anterior típica de uma, *205*
biologia, 206
cabeça de um, aspecto da, *205*
Cimicidae, 298
controle, 208
espécies, 207
estudo dirigido, **209**
morfologia, 206
Hemoscopias, 104
Heteroinfecção, 151
Heterotróficos, 15, 58
Hidatidose, 35
agente etiológico, 153
apresentação, 153
diagnóstico, 155
epidemiologia, 155
estudo dirigido, 156
imunidade, 155
morfologia, 153
patogenia, 154
profilaxia, 155
tratamento, 155
Higienismo, 8
Himenolepíase
agente etiológico, 157
apresentação, 157
ciclo biológico, 157
consequências graves no homem, 41
diagnóstico, 158
estudo dirigido, 159

imunidade, 158
morfologia, 157
patogenia, 158
profilaxia, 158
tratamento, 159
Hipovitaminose A, 45
Holofíticos, 58
Holozoicos, 58
Hortaliça, 7
contaminação de, 51
limpeza e sanitização de, *52*
Hospedeiro, 20
acidental, 30
definitivo, 30
intermediário, 30
natural, 30
ocasional, 30
tipos, 30
Hymenolepis, 126
diminuta, 157
nana, 157, 230
ciclo biológico da, *158*
hábitat, 157

I

Idoso, parasitose em, 43
Imunidade
adaptativa, 49
inata, 47
Incubação, período de, 35
Infecção(ões)
fonte de, 30, 34
parasitárias dos parasitos humanos, **40**
por parasitos, 48
Interdependência, 12
Isosporas, 117
emergentes, estudo dirigido, 121
IT-LEISH®, 85

L

Lagochilascaris, 197
minor, 21
Larva(s), 32
combinadas, 176
migrans, 181
apresentação, 181
cutânea, 41, 181
estudo dirigido, 182
tratamento, 182
visceral, 181
rabditoide, *176*
Lavagem em peneiras, 146
Lei da prioridade, 28
Leishmania, 21, 29, 81
braziliensis, ciclo biológico, *84*
enriettii, 88
infantum chagasi, ciclo biológico, *83*
Leishmaniose(s), 81
agente etiológico, 82
apresentação, 81
diagnóstico, 85
epidemiologia, 85
estudo dirigido, 89

imunidade, 83
morfologia, 82
patogenia, 83
profilaxia, 86
tegumentar, 86
consequências graves no homem, **40**
tratamento, 88
visceral, 86
ciclo epidemiológico, *87*
consequências graves no homem, **40**
Lêndeas, 227
Letalidade, 34
Lisossoma, 57
Loa loa, 29, 192
Locomoção dos protozoários, 59
"Lombrigueiro", 161
Lucilia, 224
Lutzomyia, fêmea de, *217*

M

Macracanthorhynchus hirudinaceus, 197
Mal
de engasgo, 93
do caramujo, 129
Malária, 99
agente etiológio, 99
apresentação, 99
consequência graves no homem, **40**
diagnóstico, 103
epidemiologia, 103
estudo dirigido, **105**
imunidade, 103
morfologia, 100
patogenia, 101
profilaxia, 103
sintomatologia, 101
tratamento, 103
Mammonogamus laringeus, 197
Mansonella
ozzardi, 126, 189, 191
streptocerca, 192
Mastigophora, 59
Mastócitos, 49
Medicina tropical, 9
Meio de cultura, *23*
Meningite eosinofílica, 196
Merócito, 100
Método(s)
de Baerman-Moraes, 186, 239
de exame, 240
de Lutz ou de Hoffmann, Pons e Janer, 239
de Ritchie, de Blagg, 240
de Rugai, 241
"formol-éter", 240
Kato-Katz, 134
Panótico Rápido, 104
Miasma, 4, 8
Microsporídios, 120
Microtúbulo, 57
submembranosos, 59
subpeliculares, 59
Micuim, 233
Miracídio, *132*

Índice Remissivo

Mitocôndria, 57
Mitose, 20
Mixotrófico, 58
Moniliformes moniliformes, 198
Morbidade, 34
Mortalidade, 34
Mosca/*musca*
    berneira, *223*
    domestica, 15, *221*
    ciclo biológico, *222*
    lambedouras, 221
    tsé-tsé, 97
    varejeira, 222
Mosquito, modo como a fêmea suga o sangue, *216*
Mosquitos, 211
Mutualismo, 20

N

Naegleria, 66
Necator americanus, 126, 175
Necatoríase, 175
    consequências graves no homem, 41
Necrose, coliquativa amebiana do fígado, 63
Nematocera, 211
Neutrófilos, 48
Nicho
    de amastigota do *Trypanosoma cruzi* no tecido
        cardíaco, *95*
    ecológico, 15
Niclosamida, 147
Ninho de amastigota, 93
Nomenclatura, regras de, 25

O

Onchocerca volvulus, 126, 189, 191
Oncocercomas, 191
Oocisto, 58
Organelas, 57
Organismos úteis, 22
Ornidia obesa, 222
Oryzomys nigripes, 196
Ovo, 32
Oxamniquina, 136
Oxiuríase, consequências graves no homem, 41
Oxyuris, 27

P

Pandemia, 34
Panstrongylus megistus, *207*
Papiro de Éber, 3
Paradigma da microbiologia, 5
Parasitismo, 19, 20
Parasito(s), 22
    ação sobre o hospedeiro, 22
    adaptações
        biológicas, 20
        morfológicas, 20
    classificação dos, 25
    de animais
        domésticos, 17
        silvestres, 17
    estenoxeno, 21

eurixeno, 21
facultativo, 21
formas de vida dos, 31
invasor, 49
monoxeno, 21
obrigatório, 21
oportunista, 21
reprodução
    assexuada, 31
    poliembrionia, 31
    sexuada, 31
    tipos, 31
reprodução dos, 29
temporário, 21
tipos, 21
Parasitologia, 33
    fatos científicos no campo da, **6**
    história, 3
Parasitose
    dispersão das, 35
    em idosos, 43
    focos naturais e artificiais, 16
Partenogêmese, 31
PCR (*Polymerase Chain Reaction*), 237
Pediculus, 21
    capitis, 227
    humanus, 228
    pubis, 228
Piolho, 227, *228*, 361
Plasmódio
    esporozoíto, 100
    esquizonte pré-eritrocítico, 100
    esquizonte, 100
    gametócito, 100
    merócito, 100
    merozoíto, 100
    oocisto, 100
    rosácea, 100
    trofozoíto, jovem e maduro, 100
Plasmodium, *31*, 99
    ciclo biológico de, *103*
    falciparum, 103
    formas sanguíneas de, *101*
    vivax, 21
Pneumocystis carinii, 21
Poliembrionia, 31
População, 34
Potencial biótico, 15
Praziquantel, 147
Pressão evolutiva, 12
Profilaxia, 36
Protozoário(s)
    cisto, 58
    classificação, 59
    formas biológicas, 58
    gameta, 58
    heterotróficos, 58
    holofíticos, 58
    holozoicos, 58
    locomoção, 59
    mais frequentes em humanos, **59**
    mixotróficos, 58
    oocisto, 58

Índice Remissivo

respiração, 59
saprozoicos, 58
tipo de nutrição, 58
tipo de reprodução, 58
  assexuada, 58
  por esquizogonia, 58
  sexuada, 58
trofozoíto, 58
Protozoário, 3, 25, 57
classificação, 59
mais frequentes em humanos, **59**
Protozooses emergentes, 117
estudo dirigido, 121
Pseudópodes, 57
Pulex irritans, 159, 230
Pulga(s), 20, 227, 229
ciclo biológico das, *229*
dos humanos, 230
dos ratos, 230
Pyroglyphidae, 203

R

Reciclagem, 12
Regra de nomenclatura zoológica, 27
Rêmora, 20
Reprodução assexuada, 31, 100
Reservatório, 22, 30
Respiração dos protozoários, 59
Resposta imune contra helmintos, *164*
Retículo endoplasmático, 57
Rhipicephalus sanguineus, 233
Rinite, 233
Roda da vida, *23*
Rosácea, 100

S

Saprozoico, 58
Sarcodina, 59
Sarcomastigophora, 59
Sarcophagidae, 224
Sarcoptes scabiei, 27, 231, 232
Sarna, 203
de porco, 27
humana, 231
Schistosoma
  hematobium, 129
  intercalatum, 129
  japonicum, 129
  mansoni, 21, 29, 129
    ciclo biológico, *132*
    morfologia do, *130, 131*
  mekongi, 129
Sedimentação espontânea, *239*
Senescência, conhecimento sobre, 45
Sífilis, 4
Sigmodon hispidus, 196
Simuliidae, 217
Sinal de Romaña, 93
Síndrome de Löffler, 162
Singamia, 58
Singânglio, 202
Sistema de Zona de Raízes, 65

Strongyloides stercoralis, 183
ciclo biológico do, *185*
fêmea de vida livre, *183*
fêmea partenogenética, *183*
larvas de, *184*
macho de vida livre, *183*
ovário, *183*
vulva, *183*
Sucção
direta, 203
indireta, 203
Surto, 34
Syngamus laringeus, 197

T

Taenia, 128, 143
morfologia básica das, *144*
  saginata, ciclo biológico da, *145*
  solium, 30, *144*, 145
Taquizoito, 31
Taxonomia, 27
Técnica
da tamização, 146
de concentração, 240
de ELISA, 72
de imunocromatografia, 241
para exame de larvas de helmintos, 241
Telmofagia, 203
Tênia do peixe, 126
Teníase, 143,145
apresentação, 143
Teoria
da geração espontânea, 5
do germe, 7
dos focos naturais, 16
dos Miasmas, 4
Teste ELISA, 237
Timulina, 45
Toxocara canis, 181
Toxoplasma
ciclo biológico, 107
  gondii, 21, 107
    ciclo biológico e epidemiológico, *109*
    formas do, 107, *108*
    prevalência em idosos, 44
Toxoplasmose, 107
agente etiológico, 107
apresentação, 107
ciclo biológico, 107
consequências graves no homem, **40**
diagnóstico, 111
epidemiologia, 111
estudo dirigido, 112
imunidade, 110
mecanismos de transmissão do *T. gondii*, 108
morfologia, 107
patogenia, 108
profilaxia, 111
sintomatologia, 108
tratamento, 112
Transmissão
forma de, 34
mecanismo de, 34
veículos, 34

Índice Remissivo

Tríade epidemiológica, 33
Triatoma infestans, 207
Triatominae
 ciclo biológico, *208*
 duas espécies importantes, 207
Triatomíneos, 92
 cabeça de, 207
 controle dos, 208
Trichocephalus trichiurus, 167
Trichostrongylus, 178
Trichuris
 muris, 169
 trichiura, 161, 167, *168*
  ciclo biológico, *169*
Tricomoníase, consequências graves no homem, **40**
Tricomonose, 113
 agente etiológico, 113
 apresentação, 113
 epidemiologia, 114
 estudo dirigido, 115
 imunidade, 114
 morfologia, 113
 patogenia, 114
 profilaxia, 114
 sintomatologia, 114
 tratamento, 115
Tricuríase, 167
 agente etiológico, 167
 apresentação, 167
 consequências graves no homem, 41
 diagnóstico, 168
 epidemiologia, 169
 estudo dirigido, 170
 imunidade, 168
 morfologia, 167
 patogenia, 168
 profilaxia, 169
 tratamento, 169
Tripanossomíase americana, consequências graves no homem, **40**
Tripomastigota, 32
 metacíclicos, 208
Triquinelose, 35
Trofozoito, 31, 58, 62

Tropismo, 20
Trypanosoma, 21
 brucei gambiense, 97
 cruzi, 3, 15, 21, 30, 91
  ciclo biológico do, 94
  ciclo epidemiológico do, 97
  morfologia básica do, *92*
  ninho de amastigota, *95*
 rangeli, 97
 rhodesiense, 97
Tubagem, 141
Tubo de Malpeghi, 202
Tumor de Calabar, 192
Tunga penetrans, 229

U

Úlcera em botão de camisa, 63
Uncinaria stenocephala, 181

V

Valkamphia, 66
Verme do pulmão do rato, 196
Vetor
 biológico, 30
 fômite, 30
 inanimado, 30
Via de penetração, 34

W

Wolbachia, 215
Wuchereria bancrofti, 126, 189
 ciclo biológico, *190*

X

Xenopsylla cheopis, 159, 230
Xistose, 129
Xistossomas, 25

Z

Zika vírus, 214
Zinco, 45
Zooantroponose, 35
Zoonose, 22, 35

IMPRESSÃO:

Santa Maria - RS | Fone: (55) 3220.4500
www.graficapallotti.com.br